精神障碍康复与护理

崔　勇　许冬梅　主　编

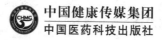

中国健康传媒集团
中国医药科技出版社

内 容 提 要

本书是一本指导精神障碍康复与护理的图书，介绍了常见的精神康复护理技术，并对精神康复护理领域的最新观点及前景进行了阐述。本书的编者主要来自中华护理学会精神科专业委员会，均具有丰富的临床一线教学经验和较高的写作水平。该书内容详实、专业、实用，适合临床及社区临床精神科护士使用。

图书在版编目（CIP）数据

精神障碍康复与护理／崔勇，许冬梅主编 . —北京：中国医药科技出版社，2018.8

ISBN 978 - 7 - 5214 - 0376 - 3

Ⅰ．①精… Ⅱ．①崔… ②许… Ⅲ．①精神障碍 - 康复②精神障碍 - 护理 Ⅳ．①R749.09②R473.74

中国版本图书馆 CIP 数据核字（2018）第 186536 号

美术编辑 陈君杞

版式设计 郭小平

出版 **中国健康传媒集团** | 中国医药科技出版社

地址 北京市海淀区文慧园北路甲 22 号

邮编 100082

电话 发行：010 - 62227427 邮购：010 - 62236938

网址 www.cmstp.com

规格 710 × 1000mm ¹⁄₁₆

印张 19

字数 282 千字

版次 2018 年 8 月第 1 版

印次 2024 年 7 月第 2 次印刷

印刷 三河市万龙印装有限公司

经销 全国各地新华书店

书号 ISBN 978 - 7 - 5214 - 0376 - 3

定价 69.00 元

编 委 会

前　言

　　随着国家对心理卫生的重视，人们对心理健康的关注力度越来越大，越来越多精神疾病得到有效的治疗与护理。精神障碍与其他躯体疾病不同，通过药物治疗后患者仍存在认知和社会功能的障碍，所以精神障碍康复训练就至关重要，这关乎到患者能否真正地回归社会和家庭，从事力所能及的工作，实现自身价值。

　　这就对精神康复临床护理工作提出了新的挑战。为更好地使精神科护理工作者掌握规范的操作，中华护理学会精神科专业委员会在中国医药科技出版社的支持下，编写了本书。

　　本书编写的原则是集实用性、科学性、具体性为一体，通过中华护理学会精神科专业委员会征集对此书有意向的编者，通过严格筛选，选出广布全国范围的数位编者，针对编者的专长分配章节，然后由秘书统一整理，再由主编和副主编完成三轮审稿，最终完成了此书。

　　本书包括概述，康复与护理，精神康复护理技术流程介绍，精神康复的评估，常见的精神康复护理技术，严重持续性精神障碍患者的康复及居家与社区康复七大部分的内容。

　　作者在编写本书过程中，得到了中华护理学会精神科专业委员会和北京回龙观医院护理同仁们的大力支持，在此深表感谢。由于时间仓促和编者水平有限，本书中如有不足之处请各位同仁批评指正。

编　者

2018 年 5 月

1

第 1 章 概 述

第一节 精神障碍的治疗历史

一、早期对精神错乱的处置

考古学家在欧洲和南非考古时发现，早在公元前 8000 年的新石器时代就有了凿开洞的颅骨。一些历史学家推测，这可能是当时社会中拥有"法术"的人以石头为工具对那些出现异常行为的人施行了"钻颅术"，以便让"邪恶的精灵"离开其躯壳，从而达到治疗精神错乱的目的。

二、古希腊和古罗马的精神病学

早期埃及、印度、希腊和罗马著作中提到的精神障碍表明，考虑到人类行为问题的医生和哲学家将精神障碍视为对神不满的反应。古希腊人一般相信精神障碍来自超自然的原因，认为患者是受了魔鬼的把持，如被女神"Mania""Lyssa"所挟持。古希腊没有为精神障碍患者安排特殊的治疗；只有少数人意识到，患有精神障碍的人应该受到人道待遇，而不是被驱逐、惩罚或放逐。

希波克拉底（Hippocrates，公元前 460～355）在他的著作中对疯癫的医学概念进行了阐述。他认为，四种体液——血液、黑胆汁、黄胆汁和黏液相互作用而产生寒、热、燥、湿。人则被划分为四种与之相应的气质，即多血质、胆汁质、忧郁质和黏液质，其有自己不同的情绪。当主客观力量的相互作用达到理想平衡时，人格的活动也就臻于最适宜的水平。这些力量之间如有矛盾，就表示有的体液过多，需要用泻剂排除。他否定了当时流行的"癫痫是一种圣神的疾病"的观点，认为这个病与其他疾病一样有其自然的原因，并断言癫痫的病理变化在大脑，病原为遗传所致。希波克拉底将各种病态的精神兴奋归于一类，称为躁狂症；将相反的情况归为忧郁症。

与希波克拉底同时代的著名哲学家柏拉图对精神障碍曾有重要见解。他认为在"理想国"中，精神障碍患者应该在家中受到亲属很好的照顾，而不应让他们在外游荡，如果家属不这样做，就必须处以罚金。如果父亲患有精神病，国家就应该为他的孩子指定保护人；精神病患者除了赔偿由他造成的物质损失意外，不应该受到其他惩罚；他还认为脑是心理活动的场所。

希波克拉底之后，医学中心由希腊转移到罗马，Asclepiades 是继希波克拉底之后的著名医学家，大约在公元前 1 世纪。Asclepiades 将古希腊的所谓"幻想"区分为：一种是患者能够看清楚事物但对它理解错误；另一种是实际上并没有任何事物而患者却感知到了。他极力倡导以音乐作为治疗手段，指导精神病患者从事各种作业，如聚精会神地计算、朗诵和记忆等。他认为通过这些方法能够将精神病治疗好，反对拘禁和放血治疗。

Aulus Corenlius Celscus（公元前 25～公元 50 年）所著《De Re media》第八章专门讨论了精神疾病。他对精神疾病早期征象有所认识，如他描述："如果忧愁和惶恐伴随着失眠并且一直持续下去，忧郁症很可能会出现"。他主张采用各种办法干预疾病过程，如按摩、水疗、音乐、放血、催吐、峻泻、运动、旅行、延长睡眠时间等，甚至认为对兴奋患者进行恫吓、责骂甚至鞭打是必要和有效的。

三、中世纪的精神病学

中世纪的欧洲进入了宗教和封建统治的时代，宗教神权是真正的统治者，在整个文化领域中，神学、迷信、巫术和占星术等反科学势力占压倒性优势，医学几乎完全由教会及巫师把持，特别是中世纪后期，精神病患者受到残酷的迫害。当时流行的观点认为：躯体疾病可能是自然因素引起的，而灵魂疾病则必定是罪恶和魔鬼附身所致，无数精神病患者被认为是"魔鬼附身"而受到拷打，甚至被活活烧死。医师用祈祷和符咒治疗精神疾病是很常见的事。

公元 8 世纪时，阿拉伯人建立了地跨亚欧非的大帝国，作为医学之一的精神病学也有了较大的发展，正式为精神病患者建立了医院。Rhazes（860～930）是阿拉伯医学的卓越代表，他尝试应用矿物药的方法，还建议用下棋治疗忧郁症患者。

在英国，只有 1247 年建立的 Bethlem 医院为这些患者服务，大多数欧洲大陆国家也同样缺乏这类医院设施。只有西班牙是个例外，在中世纪就有了一些为精神疾病患者提供服务的医院（Chamberlain，1966 年）。

Johann Weyer（1515~1588）极力反对神鬼和巫术，力图使精神病学摆脱神学和巫术的桎梏。他对巫术进行了仔细考察，发现当时被迫承认自己是"女巫"而备受折磨的人实际上都是精神病患者。

四、道义性管理

18 世纪末，在许多国家出现的私人和公立机构标准过低的公众舆论，使得精神疾病患者的保健得以改善。1793 年 Pinel 在巴黎领导了将患者从拘禁的枷锁中解放出来的重要活动。之后，他又引入了对患者照管更为人道的其他变革。在英国，公益会慈善家 William Tuke 提出类似的改革设想。1792 年他在约克郡建立了精神病患者疗养院，为患者提供了愉快的环境和适当的职业训练与娱乐设施，治疗建立在"道义的"（即心理学的）管理和对患者意愿的尊重上，这与躯体治疗（通常是放血和导泻）和当时大多数医生专制的处理方式形成了鲜明的对比。

五、胰岛素昏迷治疗、电休克治疗及药物治疗

1. 胰岛素昏迷及低血糖治疗

自 20 世纪 20 年代初，胰岛素被发现并提纯以来，迅即被引进精神科治疗领域。当时主要用以改善患者的食欲、增加体重以及扭转每况愈下的健康情况。与此同时，胰岛素治疗被发现具有良好的镇静作用，但所用剂量很小，只要求达到轻度低血糖反应的程度。

Sakel（1933）在治疗中发现个别对胰岛素较敏感的病例，即使注射量较小，亦可达到昏迷反应。当时曾认为这是一种并发症，应设法避免。但 Sakel 观察到，有些精神分裂症患者从昏迷中醒转后，其精神症状有明显改善。因此，他便有意识地将治疗深度推进到昏迷反应阶段，用以治疗精神分裂症。

1933 年，Sakel 发表了他所观察到的大组精神分裂症获益于本疗法的临床资料，并命名为胰岛素休克治疗，开创了精神病积极治疗的新篇章。这种疗法很快为世界各国精神病治疗机构相继采用。

20 世纪 30 年代和 40 年代，各国学者对本疗法做了大量的临床和实验研究，为开展本疗法打下了良好的基础。

20 世纪 30 年代和 40 年代，我国有些地区也开展了这项治疗，并取得

一定疗效。解放后，随着我国精神病防治事业的迅速发展，胰岛素治疗也广泛开展起来了，并积累了较丰富的临床经验，治愈率提高了，死亡率不断下降。在胰岛素治疗的科研工作方面，也提供了一些有益的资料。

自 20 世纪 50 年代精神药物问世以来，胰岛素治疗确有逐步退居次要地位之趋势。特别是 20 世纪 70 年代以后，许多国家的精神病院已予舍弃，或只在少数地区保留这种治疗机构，继续小规模地开展这项治疗。目前，英、美等国精神病学者认为胰岛素治疗的疗效，并不比精神药物治疗为好，这种疗法既费人力物力，又有旷日耗资之嫌，且所担风险较大，故不予采用。苏联和我国仍在继续应用，但治疗规模较 20 世纪 60 年代以前已缩小许多。

2. 电休克治疗

1938 年，意大利的 Cerietti 和 Bini 根据抽搐发作对精神病有一定的疗效，发明了用电流刺激产生抽搐的方法代替药物抽搐法，称之为电休克治疗（electro - shock therapy，EST）。因"休克"一词不够恰当，故现已统称为电抽搐治疗（ECT）。此法简单易行，很快在各国推广。随后，为减少其合并症，从 20 世纪 40 年代起很多学者开始在操作技术、机型设计等方面不断进行了改进，并提出了很多改良方法。

1940 年，Bennett 首先在 ECT 前使用箭毒，企图使肌肉松弛以减少骨折发生；以后又改用合成箭毒衍生物氯化筒箭毒。尽管有良好的解毒剂——新斯的明，但由于用药后易发生心律失常、呼吸骤停等，仍因死亡率增高而被废弃。

Impastato 使用静脉注射 Sodium Amytal，降低抽搐发作强度以减少骨折发生。但 Kalinoyvsky 等认为单用 Sodium Amytal 时，需用很大的量，否则难以达到预期效果。Planner 在整个疗程中曾用美沙酮等抗痉药，虽可使抽搐强度减弱，却仍不能防止骨折的发生。Brody（1954）在治疗中将箭毒与硫喷妥钠合并应用，预防骨折效果很好，但危险性也随之增加。

20 世纪 50 年代后，澳大利亚医师 Arnold 与 Roeck - GPreissau（1951）和瑞典医师 Holmberg 与 Thesloff（1952）先后报道了治疗前使用肌松剂——氯化玻琅酰胆碱的方法，但因注射后全身骨胳肌包括呼吸肌完全松弛，患者产生一种窒息感而未能推广。Impastato 为消除其窒息感，在注射琥珀酰胆碱后，立即给予一个亚抽搐电刺激，待肌肉完全松弛时，再给予全抽搐性电刺激。此法之缺点是亚抽搐刺激的电量太小，患者就会有电流通过大脑的刺激感，而增加其对治疗的恐惧。反之，如电量太大，则在肌肉完全松弛前即产生完全性抽搐发作。1955 年，Saltzman 等报告了在 ECT 前使用硫喷妥钠和琥珀酰胆碱的改良法，此法既消除了单用肌松剂而产生的窒息感，又能减少因肌肉突然强烈收缩而产生的一些合并症，且能减轻患者对电疗的恐惧心理。1969 年 kalinowsky 等开始将硫喷妥钠改为 0.5% Methohexital（Brevital）40～50mg 静脉滴注，患者入睡后继之滴以 0.20% 琥珀酰胆碱，待肌肉完全松弛时即行电疗。目前此法在国外已普遍应用。国内谢子康等于 1959 年首先报道了使用硫喷妥钠和琥珀酰胆碱的改良法，进行了 1629 人次治疗。以后各地虽有散在应用，但直至 1979 年后，国内才逐渐普遍开展。

3. 药物治疗

进入 20 世纪后，精神医学开始蓬勃发展。美国人比尔斯曾目睹自己有癫痫病的哥哥终日因为发作而惶恐不安导致精神失常。哥哥三年的住院经历使他体验到精神病患者的苦闷和所受的虐待，于 1908 年发表了《一颗失而复得的心》，受到社会舆论的重视；在众多学者的支持下，在美国成立了世界上第一个精神卫生组织，以捍卫精神病患者的合法权益。随着对精神药理学研究的深入，锂盐（Cade，1950 年）、盐酸氯丙嗪（Delay 和 Deniker，1952 年）、苯二氮䓬类（Sternbach，1954 年）和丙咪嗪（Kuhn，1957 年）相继问世，大大地提高了治疗效果，改善了精神病院的管理，更让众多的患者、家属乃至精神卫生工作者们看到了曙光，为精神障碍的社区治疗和康复创造了条件。

六、非住院化运动

20 世纪 60 年代开展的"非住院化运动"还使众多患者从幽闭的精神病医院返回社区和家中；精神医学的发展开始进入"加速期"，精神病患者的生存状况得到了前所未有的改善。这也是精神科康复的起源。

第二节　精神障碍的康复

一、康复医学形成及相关理论

康复医学作为一门新兴医学学科，形成于 1910—1940 年，确立于

1942～1970 年，发展于 20 世纪 70 年代后。

1910 年康复一词首次正式出现。第一次世界大战期间英国著名骨科专家 Robert Jones 首先开展了对伤员进行职业训练，以便他们在战后能重返工作岗位。1917 年美国陆军成立身体功能重建部和康复部，这成为最早的康复机构。1942 年，在美国纽约召开的全美康复会上诞生了康复第一个著名的定义："康复就是使残疾者最大限度地恢复其身体的、精神的、社会的、职业的和经济的能力。"

20 世纪 90 年代 WHO 康复专家委员会进一步明确为"康复是指综合、协调地应用各种措施，最大限度地恢复和发展病、伤、残者的身体、心理、社会、职业和周围环境相适应的潜能。"服务对象为各种长期功能障碍的患者，包括残疾人、各种慢性病患者、老年人、急性病恢复期的患者及亚健康人群。康复不仅针对疾病，更多着眼于整个人，从生理上、心理上、社会上及经济能力上进行全面康复。它包括医学康复、康复工程、教育康复、职业康复、社会康复等，这些方面共同构成了全面康复的最终目标，即提高患者的生活质量并使其能重返社会。

精神障碍是以心理（精神）活动（指感觉、知觉、记忆、思维、情感、意志活动）异常为主要表现的一大类障碍。精神障碍患者的康复又称社会心理康复，目的是使患者的生活、工作、学习、社会能力全面恢复到病前水平，而绝对不仅仅是去除疾病。

精神卫生又称心理卫生或心理健康，以增进人们的心理健康为目的。它研究精神疾病的预防、治疗和康复，即预防精神疾病的发生；早期发现、早期治疗；促进慢性精神障碍患者的康复，重归社会。

精神康复是指通过生物、社会、心理的康复措施，使由精神障碍导致的精神活动缺损表现和社会功能缺损得以恢复。受国外及港澳台地区的影响，我国出现了"恢复""复元"等康复理念。精神疾病领域的复元理念重点聚焦于精神障碍患者本身和社会等多方面，并在精神障碍患者生活的多个领域得到广泛应用，如疾病预防、工作、学习和日常生活等。

知识链接——复元理念

复元理念萌发于20世纪60年代开始的去住院化运动，20世纪70～90年代开始提倡精神障碍患者进入社区照顾，20世纪80年代，新起康复者运动提出精神障碍患者是"生还者""消费者"的观点，将精神障碍患者由之前的"疾病角色适应环境"转为"重建不同的生命"。精神康复也逐渐由传统模式向复元模式转换，由注重疾病症状的缓解，向兼顾患者的成长与发展转换，不再将精神障碍患者视为"患者"，而是普通的"人"，认可他们是自己精神康复的专家，可以处理自己的问题。

一、概念

复元理念是指个体不受精神障碍严重后果的局限，为发展生命中新的意义和目标而努力。目标是促进精神康复者的全身健康，减少精神障碍带来的各种负面影响，重新掌握自己的生活。

二、意义

复元理念强调以患者为中心，帮患者从一个崭新的角度认识自身、认识疾病；将精神障碍患者视为普通人，视为有优势的、完整的个体，认同他们的潜能，尊重他们的选择，肯定他们所取得的成绩，帮助他们发掘其个人的、社会的资源，并不断实现其预期目标，消除自卑心理，增强复元的意识和期望，从而促进其康复。

三、基本内容

复元的十项基本内容：自主自决、个体化服务、赋权、整体性、非线性、重视个体优势、同伴支持、尊重、个人责任感、希望。

二、开展精神康复的目的和意义

1. 目的 精神康复即针对患者不同程度的精神症状和不同的社会功能缺损，采取综合措施，以训练技能为主，配合必要的教育、心理干预及综合协调、环境支持，使患者尽可能恢复正常的社会功能或重新获得技能，具有独立生活的能力，最终重返社会。

2. 意义 精神康复能提高精神障碍患者生活与工作能力，使其重拾生活与工作信心，发挥其剩余能力，减轻其家庭负担，促进社会和谐稳定。

三、精神康复的基本任务

《中华人民共和国精神卫生法》第四章第五十五条"医疗机构应当为在家居住的严重精神障碍患者提供精神科基本药物维持治疗，并为社区康复机构提供有关精神障碍康复的技术指导和支持。"首次以法律的形式提出了精神康复的具体要求，医院开展精神康复工作、掌握精神康复技术、指导和帮助社区康复机构成为法律的要求。

医院精神康复的任务主要体现在精神障碍患者不同病情阶段给予的全病程综合性干预措施，包括了院内康复，社区康复。1978 年 Anthony 提出精神疾病康复的总任务是：帮助精神残疾者适宜地重返社区（或）保持精神残疾者原有的能力以便继续在社区起作用。简而言之，康复工作者要尽力减少康复对象对精神卫生服务系统的依赖性或尽力保持康复对象现存的独立自主水平，帮助患者重建功能状态。精神康复工作不是孤立的医疗、护理或康复行为，家庭成员、亲友和社会有关人士与医务人员的密切配合是精神康复顺利进行和取得成功的关键。

 知识链接——精神残疾的概念及分级

精神残疾是指各类精神障碍持续 1 年以上未痊愈，存在认知、情感和行为障碍，影响日常生活和活动参与的状况。这里的精神障碍指人的心理功能异常和社会功能的缺陷或受损。

精神残疾分为以下四个等级。

1. 精神残疾一级：适应行为严重障碍。生活完全不能自理，忽视自己的生理、心理的基本要求。不与人交往，无法从事工作，不能学习新事物。需要环境提供全面、广泛的支持，生活长期、全部需要他人监护。

2. 精神残疾二级：适应行为重度障碍。生活大部分不能自理，基本不与人交往，只与照顾者简单交往，能理解照顾者的简单指令，有一定学习能力。在监护下能从事简单劳动。能表达自己的基本需求，偶尔被动参与社交活动。需要环境广泛支持，大部分生活仍需他人照料。

3. 精神残疾三级：适应行为中度障碍。生活上不能完全自理，可以与他人进行简单交流，能表达自己的情感。能独立从事简单劳动，能学习新事物，但学习能力明显比一般人差。被动参与社交活动，偶尔能主动参与社交活动。需要环境部分支持，即所需要的支持服务是经常性、短时间的需求，部分生活需他人照料。

4. 精神残疾四级：适应行为轻度障碍。生活上基本能自理，但自理能力比一般人差，有时忽略个人卫生。能与人交往，能表达自己的情感，体会他人情感的能力较差，能从事一般的工作，学习新事物的能力比一般人稍差。偶尔需要环境提供支持，一般情况下生活不需要他人照料。

四、开展精神康复的原则

针对精神障碍患者开展全病程综合性的康复性干预措施，使患者生理、心理、社会功能全面康复，适应社会，重返社会。

（1）功能训练　主要是指精神康复的方法与手段。通过不同形式，提供针对性的功能训练，恢复或改善人体的功能活动如躯体运动、心理活动、言语交流、日常生活、职业活动和社会生活等。

（2）全面康复　是精神康复的准则与方针。全面康复是指躯体、心理及社会功能各方面实现全程、全面、整体的康复，又称整体康复或综合康复，也是指医疗康复、教育康复、职业康复、社会康复四个康复领域中获得全面康复。因此康复不仅针对功能训练，而且要使患者脱离"患者"角色，重新融入社会，这对于精神障碍患者和家庭都需要长期持续，不断强化。

（3）重返社会　这是精神康复的目标与方向。重返社会是通过改善功能和周围的环境，促进康复对象融入现有的生活，承担家庭与社会角色，从事与能力相匹配的工作，能够较为独立自主且实现自我价值感。这需要提高患者自尊与自信及主观能动性，家庭与社会对患者的支持非常重要。

五、精神障碍治疗与康复的现状

（一）康复与护理

康复护理是以康复医学和护理学理论为基础，研究促进伤、病、残者的生理、心理康复的护理理论、知识、技能的一门学科。康复护理学是康复医学的重要组成部分，是在总的康复医疗计划下，为达到全面康复的目标，与其他康复专业人员共同协作，利用康复护理特有的知识和技能对康复对象进行护理，最终使他们重返社会。

随着精神医学的发展，精神科护理技术日趋成熟与完善，精神康复从工作模式、执业人员结构、理论基础、操作技能及管理都在进行积极探索与尝试，但因精神康复专业队伍在全国尚未形成，护理人员作为这支团队中临床康复的主要力量承担起主要康复任务，从而在精神康复与护理的关系中形成了你中有我、我中有你之势。

（二）开展精神康复的内容

1. 国际　西方发达国家已经完成了对精神障碍患者的治疗阶段到康复阶段的过渡，目前的重点在于患者与社会的重新接轨，建立良好的诊疗模式。近三十年来，欧美国家开展了一系列精神医疗方面的改革，使精神障碍的治疗及康复有了明显的变化。

法国采取的分区措施则是以每 7 万人口作为一个社区，每个社区配备 1 名精神科医师，从事精神疾病的预防、诊断、门诊治疗及各种治疗后的康复。在社区开展日间治疗、团体治疗及家庭亲友的联谊活动以发挥社区的功能，并与精神病院保持联系，替代了一部分住院的功能。

英国的三级社区精神卫生体系：第一级是基层服务，由社区通科医生、社区精神科护士、社区服务工作者负责；第二级是由社区精神保健中心、诊疗所、日间康复中心负责；第三级则由精神科病房、精神病院、日间医院负责。此外，提供给精神障碍患者使用的居住设施建立在社区里面，较为广泛，也非常有效地避免了"住院设施症"。

美国的康复系统是由州立医院、封闭式辅助急性治疗、急性中转社区治疗、社区住宿医疗机构、社区住宿照顾机构、社区合作式公寓、支持房屋、独立生活构成。

意大利提倡用"紧急干预"替代"社会危险状况处理措施"，对有明显精神症状的患者作强制性治疗，在综合性医院中开展社区精神卫生服务和设立精神科诊疗点。

2. 国内 近年来，精神康复医学有了较大发展。1986年全国第二次精神卫生工作会议召开，社区精神医学作为一门学科得到了进一步的发展。各地社区精神病防治网普遍建立和健全，各项康复措施得以落实。1989年中国残疾人联合会康复学会精神残疾康复专业委员会正式成立，对推动精神康复事业的发展起了重要作用。

1991年12月制定了全国精神病防治康复的"八五"实施方案，并取得了显著效果：45万重性精神病患者监护率达到90%，显好率达到60%，肇事率下降8%，并使6000多名患者解除了精神枷锁。1996年的《中国残疾人"九五"计划纲要》提出在2亿人口中存在200余万精神病患者，对其中的120万重性精神病患者进行社会化、开放式、综合性的康复工作，已收到良好的效果。

为了完善社区对重性精神疾病的防治和管理能力，降低精神疾病患者肇事肇祸的社会和经济影响，提高医务人员对重性疾病规范化治疗能力，2004年国家财政投入686万元作为启动资金，用于加强和完善精神疾病防治队伍建设，为建立医院-社区一体的精神卫生服务体系奠定了人力资源基础，故称之为"686"项目。这一项目的原则是确保医疗质量和安全，并以建立综合预防和控制精神疾病患者危险行为为有效机制，提高治疗率，降低危险行为发生率，普及精神疾病防治知识，提高对重性精神疾病系统治疗的认识为目标。

六、精神康复开展的步骤

精神康复的目的在于通过各种康复措施及康复训练使患者恢复其社会功能，或为患者重建某种社会技能，使之能完成社会生活的要求。这项工作的开展及完成，需要有一定的工作程序和步骤，可以按照以下程序和步骤进行。

1. 康复现况评估 康复的目的之一是纠正患者的不恰当行为，建立和巩固良好的行为，因此在康复前应进行行为评估。

正常行为的判定："行为"的概念可简单地理解为每个人每天的全部活动，行为的两个品质就是"正常"和"不正常（异常）"。判定一个人的行为是否正常的方法是与正常人群公认的行为标准相比较，如果患者在具备洗漱的条件下，清晨不刷牙、不洗脸，这种行为就是不正常的；如果没有条件进行洗漱，这种行为就不能认为是不正常的，可见行为与环境条件、个人情况、知识水平以及年龄、性别都有着密切关系。总之，要根据行为出现的时间、地点、频度、不同文化背景等来判断患者的行为是否正常。

行为的评估和记录：在社区、家庭及住院情况下，有条件者都应对患者的不良个人行为的出现，进行计数、计时、观察、评定与记录。

2. 制定康复目标　根据家庭、社会对患者的要求以及患者实际存在的能力来确定康复目标。如一位精神分裂症女性患者，病前系家庭主妇，得病后不会做饭，康复评估为家庭主妇行为缺损，而其丈夫和患者本人都要求出院后能为家人做饭，那么学会做饭（恢复原来技能）就是康复目标之一。

3. 制定康复方案及实施　根据康复诊断的功能缺损的严重程度和康复目标的难度大小，以及人力、物力情况和病情、家庭、社会的需要，制定康复方案，康复疗程可短至数月，也可长至数年。具体步骤如下：

（1）明确康复措施　如使用行为矫正法还是功能训练法等。

（2）定出具体康复步骤　根据患者的病情制定出短期康复目标或长期康复目标的时间表。根据病程急性治疗期间、巩固治疗期间、维持治疗期间三个阶段康复重点的不同，制定相应的康复措施。但是无论哪个阶段，应用抗精神病药物治疗是、控制症状是康复的先决条件。

1）急性治疗期：在突出的精神病性症状（如幻觉、妄想、行为紊乱、思维形式障碍等）被控制以后，给予以恢复"人际交往能力"为主的训练，恢复或提高人际交往能力。

2）巩固治疗期：当患者急性期症状得到缓解后，进入巩固治疗期，给予以恢复"独立生活技能"和"药物治疗自我管理"为主的能力训练，以提高患者药物治疗的坚持性，为出院后的康复做准备。

3）维持治疗期：患者进入维持治疗阶段（缓解期）后给予以提高"症状自我监控""回归社会技能""工作基本技能""社交技能"为主的能力训练，帮助患者预防发作，提高或恢复社会功能，使患者能尽快地回归社会。对于一部分经过急性期和巩固期治疗后仍有残留阳性症状或阴性症状者，还需要继续治疗。

（3）康复疗程中的阶段总结。

4. 效果评价 在疗程结束时，进行康复疗效评估，即是否达到预期目标，或是否解决方案实施中存在的问题。

5. 制定下一个康复目标和康复计划 周而复始，直至患者的社会功能全部恢复。

七、精神康复的实施

精神障碍的治疗和康复一般可分为院内和社区两种。这两种相互联系，密切结合，形成了一个完整的医疗康复的整体。但是我国的精神卫生工作者、心理康复师、作业康复师等多集中在大中城市的精神病院中。从患者情况来看，仍有相当数量的精神障碍患者长期住在精神病医院，由于疾病及环境因素的综合影响，使他（她）们存在严重的社会功能缺损及精神残疾，致使无法走出医院，回归社会。因此精神康复须从院内实施转移到社区并重，以实现院内、社区循环的理想状态。

1. 医院内康复 由于至今为止尚没有找到导致精神障碍的真正原因，所以对此类疾病既难以预防，又不能针对病因进行彻底的治疗。大多数被送进医院进行治疗的患者，由于病程迁延，治疗效果不理想，因而需要较长时间地滞留在医院内接受常规的治疗。由于精神科的特殊原因和病区环境，患者的各种社会活动会受到限制，自主的生活权利被服从病区管理的义务所代替，患者的各种活动都需要在医务人员安排下进行，变得主动性缺乏、意志要求减退、兴趣丧失、社会功能退化，形成了"住院综合征"。因此，精神病专科医院对住院患者进行常规治疗的同时，需要积极开展精神障碍患者的院内康复治疗，尽可能利用各种有益的康复措施来促进患者的康复，延缓或防止患者精神和躯体功能的衰退。

（1）医院内康复的构成 可由精神卫生机构设置康复科室或是康复中心。院内的康复机构，除了有精神科医生参与外，应有心理学、社会学、专业康复治疗医师等工作人员共同参与，构成整体的康复医疗体系。

（2）医院内康复的工作内容

1）心理社会功能方面的行为技能训练：这种训练是医院内康复的主要措施，具体包括生活、学习、工作行为及社交能力方面的康复训练。

2）实行开放的管理制度，改善患者的社会生活环境：以有利于精神障碍患者康复为目的，在保证患者安全的前提下，尽可能建立适度的开放性生活环境，提供合适的病室生活设施以及配备开展康复（治疗）活动的场所和设备等。

3）健全医院内康复管理体制和有关的规章制度：建立康复管理部门如康复科（室），配备各类康复人员，建立康复管理及各种康复治疗（康复训练）的制度，制定各治疗岗位职责和各病室的康复管理要求，以保证各项康复措施的贯彻执行。

4）实行定期的康复评估工作：为了有效地开展康复治疗，逐步提高康复工作质量，必须选用合适的康复评定量表及记录表格，规定评分、记录和操作的具体要求，定期评估康复疗效，定期总结经验。

（3）医院内康复的常用方法　主要分为物理治疗、心理治疗和其他治疗。

1）物理治疗：是应用水、电、光、声、磁等物理因子作用于人体，以提高健康水平，预防和治疗精神障碍的一种方法；主要有经颅磁刺激治疗、脑电生物反馈治疗、音乐治疗、磁疗、脑循环治疗等。常用的物理治疗有以下几种。

①经颅磁刺激治疗（TMS）：是一种利用脉冲磁场作用于中枢神经系统，改变皮层神经细胞的膜电位，使之产生感应电流，影响脑内代谢和神经点活动，从而引起一系列生理生化反应的磁刺激技术；常用的有高频、低频重复两种模式。适用于神经症、抑郁症、躁狂、双相情感障碍、精神分裂症等。

②脑电生物反馈治疗：是通过电子仪器对患者脑电、肌电生理指标进行描记并转换为声、光、图像等反馈信号，患者根据反馈信号控制、调节身体的生理功能以达到治疗疾病的目的。适用于神经症、抽动障碍等。

③音乐治疗：通过音乐的疏泄原理来缓解患者受压抑的负面情绪，改善不良心境或消除自卑；通过音乐联想可以促进患者对自我的了解，唤起对现实环境的感知而提高自控能力，缓解攻击性行为或转移病态注意力的目的；利用音乐的特性可以诱导患者的情绪恢复，达到克服逃避环境和消除退缩现象的目的；利用音乐对听觉的影响和记忆的训练，可以弥补精神发育迟滞患者的智力和适应行为的缺陷。

2）心理治疗：又称精神治疗，是运用心理学的原则与方法，治疗患者的心理、情绪、认知与行为有关的问题。治疗的方法有很多，根据参加人数的不同，可分为个别治疗和集体治疗等。

①森田疗法：森田疗法是日本仁慈惠医科大学的森田正马先生于20世

纪 20 年代所创立。它以顺应自然、为所当为的基本法则，取说理、作业、生活疗法等治疗方法，打破了精神交互作用，消除了患者的思想矛盾，对神经症的疗效显著。此法运用在精神分裂症、抑郁症等重性精神障碍康复期辅助治疗上，取得了满意的社会康复效果。

②内观疗法：是一种能让人进行深刻自我洞察的心理疗法，对神经症、焦虑症、躯体形式障碍和应激相关障碍等均有治疗效果。

③认知行为疗法：是一组通过改变思维和行为方法，改变不良认知，达到消除不良情绪和行为的治疗方法。训练的目的在于帮助患者强化或弱化某一种行为，以消除不良习惯或行为，帮助患者学会处理问题，应对各种实际困难，训练内容通俗易懂，有趣味性，患者容易接受并调适自己的情绪和行为。此法以改善患者的慢性功能残缺，降低发病率和致残率，提高精神分裂症患者的生活质量为目的。

④团体治疗：包括心理、绘画、艺术等治疗方式，是以团体的形式让患者在绘画、艺术创作和相互交流的过程中，将个体的情绪和心理状态表现出来。适用于精神分裂症、抑郁症、儿童情绪障碍等。

3）其他治疗

①作业治疗：是针对患者的功能障碍，从日常生活活动和手工操作劳动或文体活动中，选择能恢复患者功能并提高其技巧的活动作为治疗手段。适用于神经症、心境障碍、精神分裂症等。

②工娱疗法：是以一种集体活动的形式，推动和发展患者间的合作积极性及加强其整体观念，改善社会交往能力而达到促进康复，减轻病情的效果。适用于精神分裂症、心境障碍、应急相关障碍、精神发育迟滞等。

2. 社区康复 世界卫生组织（WHO）提出，以医院为基础的康复不可能满足绝大多数患者的需要，而以社区为组织的康复才能使大部分患者得到基本的康复服务。

（1）社区康复的组成

1）基层专科：主要在我国的市、县、区、街道等各级医疗机构中，设立精神障碍专科，开设门诊、家庭病床、家庭随访、咨询、健康教育等，为患者制订合适的维持治疗和康复计划，使患者就近得到治疗与康复。

2）过渡性康复机构：在国外较多见，目前国内部分地区正在探索中。日间康复、夜间医院、工疗站或福利工厂等使患者在这些过渡性康复机构中得以继续进行药物维持治疗、职业训练、生活技能训练、娱乐治疗等。最终使患者能够生活自理、独立生活和完全回归社会，成为有生产能力的人。

3）自助团体：是由患者、家属、邻居及居委会组成的志愿团体和自助组织。其目的在于使患者及家庭在治疗和康复计划的实施过程中，得到自助团体其他成员的良好影响，获得充分的支持，减少对专业人员的依赖，减少对精神障碍认识上的偏见等。

（2）社区康复的形式　我国社区康复主要以三级预防的形式进行。

1）一级预防：为病因学预防，在于预防危险因素，防止疾病发生，是在发病前采取措施。服务对象为健康人群，即精神健康及心理危害发生前的人群。

2）二级预防：疾病的早期发现和早期干预是其主要内容，防止和避免疾病的慢性化发展是其主要目标。服务对象为疾病发生前期的患者。

3）三级预防：采取各种综合措施，尽量减少疾病对患者各种功能的影响，并通过针对性功能训练，补偿患者已经引起的生理、心理和社会适应的功能残损、残疾、残障，恢复患者学业、职业、人际交往、生活自我料理等病前社会角色功能。服务对象是慢性疾病患者和残疾人。

第三节　精神康复医学的发展趋势

近年来研究使人们认识到精神障碍是复杂的综合因素作用的结果，因此，对精神障碍的治疗和康复也要采用生物、心理、社会的综合处置方法。组建多学科的康复团队，在临床康复、个人康复和社会康复的共同作用下探索新模式，才能满足多元化的需求。

一、组建多学科的康复团队

多学科的康复团队包括以下主要成员。

1. 康复医生　由精神科主任医师或副主任医师担任，负责诊断、治疗、评估、制订康复计划。

2. 康复护士　由精神科主管护师担任，负责拟定家庭康复护理计划，对患者进行康复训练，使其掌握预防复发和独立生活的技能。

3. 心理治疗师　由医院医学心理室副主任医师担任，负责治疗患者及家属的各种心理问题。

4. 康复药师 由医院药剂科副主任药师担任,负责提供药学服务。

5. 其他 还可有社会学、管理学、法学等多学科参与。

多学科康复团队中的各成员根据自己的学科特点和治疗作用,能够更好地延续医院的治疗护理,通过与患者及其家属建立拟实现的目标,协调各种资源,评价患者的康复过程和护理质量,确保康复服务的连续性。这对稳定精神障碍患者的病情,缩短住院周期,降低复发率,减轻患者家庭经济负担都有积极作用。

二、临床康复

在某种意义上讲临床康复学是一种功能医学,其主要任务之一是研究患者的功能康复以及如何治疗残疾给患者带来的功能障碍。以康复医师、物理治疗师、言语治疗师、心理和社会工作者、康复护士及其他治疗师组成的康复团队,通过对患者的躯体功能、认知功能、言语功能、社会功能进行评定,采用物理疗法、作业、言语、心理、康复护理等方法,可达到预防复发、促进康复和减少残障的目的。

三、个人康复

这是一种由精神障碍患者主导,强调以患者为中心管理自己的疾病,以自我效能为基础,鼓励精神障碍患者积极参与自身的治疗过程,提高处理有关自身的健康问题的能力和信心。每位患者的需求和个体情况都是不同的。个人康复的开展是以个体的特点为基础,制订个体化的康复计划,让患者学会如何管理疾病、采取行动及面对困境如何做出选择等,使患者可以学会有效地维持健康,减少精神症状,并对精神障碍的危机做出有效的反应。

四、社会康复

这是一门综合运用医学、法学、社会学、工程学、护理学等现代科学所提供的知识与技能而形成的以应用为主的专业学科。

社会康复是社会工作者从社会的角度,运用社会工作方法帮助残疾人补偿自身缺陷,克服环境障碍,采取各种有效的措施为残疾人创造一种适合其生存、创造性发展、实现自身价值的环境,使他们平等地参与社会生活、分享社会发展成果的专业活动。社会康复工作主要通过各种康复机构和社区康复、家庭康复工作来实现。

（一）康复机构

1. 主要分布 我国的康复资源主要分布在残联系统、卫生系统、人事及社会保障系统、民政系统、教育系统以及社会机构等方面。

（1）残联系统 主要服务对象是残疾患者。除了为残疾人提供康复医疗服务以外，还可为残疾人提供残疾人用品、用具等其他服务。

（2）卫生系统 主要服务对象是急、慢性病患者等，以传统理疗和中医为主。

（3）其他系统 民政系统服务对象是老年人等特定人群，以休闲、疗养为主，兼顾部分康复；教育系统服务对象是残障儿童和青少年，康复内容大多与教育内容结合紧密，专业内容更加细化；民办康复资源的服务对象是低收入、需要康复的人群。

2. 发展趋势

（1）完善康复医疗服务体系，明确各个层级康复医疗服务的定位和功能属性，发挥各自功能。

（2）规范机构建设和服务行为，提供服务能力。

（3）加快人才培养，以康复治疗师为重点，兼顾其他类型康复人才，从纵向和横向两个方面，增加数量，提高质量。

（4）巩固发展康复服务的三级网络。

（二）社区康复

社区康复是指启用和开发社区的资源，将残疾人及其家庭和社区视为一个整体，对残疾的康复和预防所采取的一切措施。精神障碍患者的社区康复有助于预防精神残疾的发生，减轻精神障碍的残疾程度，提高患者的社会适应能力和劳动能力的恢复。社区康复仍是未来精神康复的趋势，中国社区精神卫生工作体系的建立和全面铺开，还存在相当多的困难，国家"十三五"规划提出如下要求。

1. 完善社区康复体制 各地要逐步建立健全精神障碍社区康复服务体系，大力推广社会化、综合性、开放式的精神障碍和精神残疾康复工作模式。

2. 逐步开展常见精神障碍防治 探索适合本地区实际的常见精神障碍防治模式，鼓励有条件的地区为抑郁症患者提供随访服务。

3. 积极开展心理健康促进工作 依托现有精神科医师、心理治疗师、社会工作师和护士，分级组建突发事件心理危机干预队伍，定期开展培训和演练，发生突发事件后及时组织开展心理援助。

4. 着力提高精神卫生服务能力 精神卫生专业机构承担精神卫生技术管理和指导职能，负责医疗、预防、医学康复、健康教育、信息收集、培训和技术指导等工作。

5. 逐步完善精神卫生信息系统 重视并加强患者信息及隐私保护工作。建立精神卫生监测网络，基本掌握精神障碍患者情况和精神卫生工作信息，有条件的地区每5年开展一次本地区精神障碍流行病学调查。

6. 大力开展精神卫生宣传教育 广泛宣传"精神疾病可防可治，心理问题及早求助，关心不歧视，身心同健康"等精神卫生核心知识，以患者战胜疾病、回归社会的典型事例，引导公众正确认识精神障碍和心理行为问题，正确对待精神障碍患者。有针对性地开展心理健康教育活动。

（三）家庭康复

家庭康复以家庭为基地进行康复的一种措施。它帮助患者具有适应家庭生活环境的能力，使之能够参加家庭生活和家务劳动，以家庭一员的身份与家庭其他成员相处，使家庭康复成为康复医疗整体服务中的一个组成部分。它在专业人员的指导下由家庭训练员（患者家属）负责，主要开展家庭康复训练，内容有疾病知识介绍和防治处理方法，简易康复器材的使用，康复性医疗体育训练，家务活动训练等。

五、心理社会康复模式

（一）概念

在精神障碍患者的康复过程中，采用心理、社会的处置方法参与治疗与康复，称为"心理社会干预"。心理社会干预也称心理社会处置，即采用的各种心理社会康复措施与康复手段的总称。

（二）心理社会康复程序

1. 住院环境的调整

（1）环境调整也可称为"环境治疗"，正常人有能力摆脱枯燥乏味的客观环境与人际交往，如牢房、单独监禁、与世隔绝等；同时人们还愿意摆脱过度刺激的环境，如嘈杂的声音、拥堵的汽车、拥挤的人群等。可见人们还是需要一个合乎心意的、刺激适度的环境。环境会对人的行为产生影响，如乏味的环境使人忧郁，嘈杂、拥挤的环境使人烦躁、焦虑等。

（2）不良环境对患者行为的影响　有些精神病医院封闭管理的住院环境单调、刻板，长期生活在这种环境能助长患者不良行为的发生，如环境与外界隔绝，环境不要求患者做任何事情，于是这些患者就终日无所事事，其行为受到持久的影响，而出现"住院综合征"。

（3）方法　为患者设计接近家庭与社会环境的住院环境，包括以下内容。

1）与外界保持联系的重建：对长期住院的患者来说，外界已经是一个陌生的环境，因此，要从患者锁住的病房开始，重新建立与外界的联系。如允许患者携带半导体收音机等。

2）人际交往环境的建立：医护人员要抽出时间与患者聊天，定期组织医患召开座谈会和文艺联欢会等，使患者提高与周围人交往的能力。为患者创造条件，常常给家人写信、打电话。组织患者读书、看报、看电视，鼓励及要求他们对国内外大事提出个人的看法。

3）病房设备的改造：应设有钟表、挂历、宣传栏、生活园地，提示和训练患者关心时间、年月日、一年四季，以及自己掌握自己一天的行为，经过训练，患者能对自己的起居作息有了规划和判断。

4）医院设施的重建：医院应成为能使患者进入社会的阶梯和桥梁。如设有理发店，提倡患者自己去理发；为不具备携带手机的患者设立公用电话亭。医院还应设有电影厅、娱乐厅、游艺厅，供患者活动。如有条件的医院，可设置患者炊事训练的装备，如设有厨房、燃气灶等；还可设立各种日常劳动的场所、岗位，如打扫卫生等。总之，要在医院为患者提供一个模拟的小社会环境。

2. 家庭化病房　20 世纪 50 年代抗精神病药物的广泛运用后，改变了病房的面貌，为开放管理创造了条件。特别是《精神卫生法》颁布实施后，开放式管理是维护患者合法权益的体现。

（1）家庭化病房的建立　家庭化病房的设计，应尽可能接近家庭生活内容，患者可以自己穿衣服，床铺被褥选择自己喜欢的颜色，应设有洗衣机、电视机、厨房灶具等家庭必要设施。要求医生、护士、康复师尽职尽责地对患者进行指导、督促、训练，使他们愉快生活。

（2）家庭化病房的管理：采用开放式的管理程序，让患者在住院期间保管好自己的用品，给予他一定的个人活动内容和空间；患者的合理要求应受到允许，如从医院提供的饭菜、衣服等中选择自己喜欢的；患者应有自己的衣柜，供患者自己存放衣物、鞋子、毛巾等，允许患者在住院期间拥有自己的私人财物，要使患者像在家中生活一样。开始时，患者如不具备这些能力，医生、护士及康复师要训练患者或是鼓励帮助患者，这是精神康复、训练患者生活技能的重要内容之一。

（3）协助制订出院和未来计划：是住院心理社会康复程序中很重要的环节，实际上是训练患者的责任心与计划性，这对患者的回归社会及劳动就业都极为重要。要求患者对自己的现在及出院后的生活做出积极思考和具体计划，要在医生、康复师指导下进行。在具体实施过程中可采用灵活、多样的方法，如通过模拟表演、实际角色演绎等生动活泼的形式，使患者更易接受。

（4）训练患者自己管理自己：要求患者"自己的事情自己做"，让患者在康复师的督促和指导下，掌握日常生活、职业康复等需要的技能，提高患者的社会劳动能力。

（5）家庭干预治疗：主要是教导家属对疾病正确认识，帮助患者进行社会技能训练，增进家庭成员的情感交流，提高患者服药依从性及自信心等；通过家庭干预治疗能使患者保持病情稳定、防止复发以及心理社会康复的顺利开展、延缓患者精神衰退进程、减轻精神残疾严重程度，都起到很好的作用。

六、"医院－社区－家庭"一体化精神康复模式

我国多数都是核心家庭，家庭仍是社会支持系统的重要环节。因此，探索由医院和社区卫生服务中心共同协作、家庭全程参与的"医院－社区－家庭"一体化精神康复模式，通过建立由精神科临床医生、精神科专科护士、心理治疗师与社工、社区医生、护士等多专业组成的康复团队，对精神障碍患者进行以药物管理技能、社交技能、生活技能、职业康复、兴趣活动等一体化的康复系统模式，对患者保持病情稳定、防止复发、延缓精神衰退进程、减轻精神残疾严重程度，改善社会功能都起到很好的作用。

李萍、万婷——上海市普陀区精神卫生中心
曹新妹——上海交通大学医学院附属精神卫生中心

第2章 精神科康复护理

第一节 康复与护理

康复与护理虽然分属于医学科学中的不同独立学科，但一直以来都如影随形，无法把他们完全割裂开来。两者从专业起源到定义的内涵、服务对象、服务形式、工作目标及操作技能等方面既有区别又有联系。

康复与护理的专业起源都与战争造成的伤残和疾病相关。专业的护理起源较早，18世纪中叶南丁格尔（Nightingale）在克里米亚战争中成功运用了护理技术将英国士兵的死亡率明显降低，战后在伦敦开办了护理学校，从而开启了护理学专业之门。精神科护理是1873年美国琳达·理查兹（Linda Richards）女士在伊利诺斯州市立精神病医院确立并实施的一项精神科护理计划，由此奠定了精神科护理的基础模式；而"康复"一词是1910年第一次正式应用到残疾者身上，1942年，美国康复会给康复下了第一个定义。第一次和第二次世界大战导致无数人伤残，为了改善这些有功能障碍对象的生活自理能力，提高其生存质量，一门新的、跨学科的专业应运而生，这就是康复医学。

康复与护理的内涵、服务对象不同，但均形成了与生物-心理-社会医学模式相适应的工作目标。首先，美国护士协会（ANA）1980年提出："护理是诊断和处理人类对现存的和潜在的健康问题的反应。"这个定义指出：①护理的服务对象不仅是单纯的疾病，而是整体的人，既包括患者，也包括健康人，以及由人组成的家庭、社区和社会。②护理研究的是人对健康问题的反应，即人在生理、心理和社会各方面的健康反应。③护理的最终目标是提高整个人类的健康水平。康复是指综合、协调地应用各种措施，以减少病、伤、残者的身体、心理和社会的功能障碍，发挥病、伤、残者的最高潜能，使其重返社会，提高其生存质量。所以，康复是使残疾者和功能障碍者重建（恢复）功能、提供补偿功能缺失，恢复权利的过程。康复定义明确了：①服务对象为各种长期功能障碍的患者，包括残疾人、各种慢性病患者、老年人、急性病恢复期的患者及亚健康人群。②康复研究范畴不仅针对疾病，更多着眼于整个人，从生理上、心理上、社会上及经济能力上进行全面康复。它包括医学康复、康复工程、教育康复、职业康复、社会康复等。③康复的最终目标是全面康复，即提高患者的生活质量并使其能重返社会。

康复护理是以康复医学和护理学理论为基础、研究促进伤、病、残者的生理、心理康复的护理理论、知识、技能的一门学科。康复护理学是康复医学的重要组成部分，是在总的康复医疗计划下，为达到全面康复的目标，与其他康复专业人员共同协作，利用康复护理特有的知识和技能对康复对象进行护理，以减轻残疾对患者的影响，最终使他们重返社会。

随着精神医学的发展，精神科护理技术日趋成熟与完善，精神康复从工作模式、执业人员结构、理论基础、操作技能及管理都在进行积极探索与尝试，但因精神康复专业队伍在全国尚未形成，护理人员作为这支团队中临床康复主要力量承担起主要康复任务，从而在精神康复与护理的关系中形成了你中有我、我中有你之势。

第二节　精神障碍康复护理的目的及原则

精神障碍康复护理的目的及原则是在精神康复的目的、原则大的框架下，通过精神科康复护理的技术和手段，帮助改善、补偿、重建患者的功能，促进患者回归社会。

一、精神康复的概念

精神康复是现代精神疾病治疗不可或缺的重要环节，也是康复医学中的一个重要组成部分，在发达国家已经是常规临床服务项目，并成为一个成熟的亚专业，而在国内正处于发展期。精神康复的概念受国外及我国港澳台地区不同康复理念影响，出现了"恢复""复原""复康""复健"等概念。国内较为通用的精神康复是指通过生物、社会、心理的康复措施，使由精神疾病导致的精神活动缺损表现和社会功能缺损得以恢复，即针对患者不同程度的精神症状和不同的社会功能缺损，采取综合措施，以训练技能为主，配合必要的教育、心理干预及综合协调、环境支持，使患者尽可能恢复正常的社会功能或重新获得技能，具有独立生活的能力，最终重返社会。

二、精神康复的任务

《中华人民共和国精神卫生法》第四章第五十五条 "医疗机构应当为在家居住的严重精神障碍患者提供精神科基本药物维持治疗，并为社区康复机构提供有关精神障碍康复的技术指导和支持。" 首次以法律的形式提出了精神康复的具体要求。医院开展精神康复工作、掌握精神康复技术、指导和帮助社区康复机构成为法律的要求。

医院精神康复任务主要体现在精神障碍患者在不同病情阶段被给予的全病程综合性干预措施，包括院内康复、社区康复。1978 年 Anthony 提出精神疾病康复的总任务是：帮助精神残疾者适宜地重返社区（或）保持精神残疾者原有的能力以便继续在社区起作用。简而言之，康复工作者要尽力减少康复对象对精神卫生服务系统的依赖性或尽力保持康复对象现存的独立自主水平，帮助患者重建功能状态。精神康复工作不是孤立的医疗、护理或康复行为，家庭成员、亲友和社会有关人士与医务人员的密切配合是精神康复顺利进行和取得成功的关键。

三、精神科康复护理的目的

（1）最大程度地改善患者的功能缺陷，恢复因精神疾病造成的家庭、社会功能。通过各种有针对性的康复措施，有计划、有目标地改善患者的功能缺陷，帮助患者获得代偿性的生活、学习和工作环境，使其职能角色功能得到最大程度的恢复。

（2）降低精神残疾程度。通过多种康复措施，使患病后现有的功能得到最大程度的发挥；减缓因病程及住院环境造成的功能继发性损害；减轻残留症状，预防精神残疾的发生，提高社会适应能力，减轻社会和家庭负担。

（3）预防精神疾病复发。对缓解期的患者进行心理社会康复干预可以降低疾病复发率，同时通过服药自我管理、疾病复发征兆识别、家庭干预技术等可以及时发现病情变化并进行自我疾病管理而及时就医。

知识链接——精神残疾的概念及分级

精神残疾是指各类精神障碍持续 1 年以上未痊愈，存在认知、情感和行为障碍，影响日常生活和活动参与的状况。这里的精神障碍指人的心理功能异常和社会功能有缺陷或受损。

精神残疾分为以下四个等级。

（1）精神残疾一级　适应行为严重障碍。生活完全不能自理，忽视自己的生理、心理的基本要求。不与人交往，无法从事工作，不能学习新事物。需要环境提供全面、广泛的支持，生活长期、全部需要他人监护。

（2）精神残疾二级　适应行为重度障碍。生活大部分不能自理，基本不与人交往，只与照顾者简单交往，能理解照顾者的简单指令，有一定学习能力。监护下能从事简单劳动。能表达自己的基本需求，偶尔被动参与社交活动。需要环境广泛支持，大部分生活仍需他人照料。

（3）精神残疾三级　适应行为中度障碍。生活上不能完全自理，可以与他人进行简单交流，能表达自己的情感。能独立从事简单劳动，能学习新事物，但学习能力明显比一般人差。被动参与社交活动，偶尔能主动参与社交活动。需要环境部分支持，即所需要的支持服务是经常性、短时间的需求，部分生活需他人照料。

（4）精神残疾四级　适应行为轻度障碍。生活上基本能自理，但自理能力比一般人差，有时忽略个人卫生。能与人交往，能表达自己的情感，体会他人情感的能力较差，能从事一般的工作，学习新事物的能力比一般人稍差。偶尔需要环境提供支持，一般情况下生活不需要他人照料。

四、精神康复的原则

针对精神障碍患者开展全病程综合性的康复性干预措施，使患者生理、心理、社会功能全面康复，适应社会，重返社会。

1. 功能训练　主要是指精神康复的方法与手段。通过不同形式，提供针对性的功能训练，恢复或改善人体的功能活动如躯体运动、心理活动、言语交流、日常生活、职业活动和社会生活等。

2. 全面康复　是精神康复的准则与方针。全面康复是指躯体、心理及社会功能各方面实现全程、全面、整体的康复，又称整体康复或综合康复，也是指医疗康复、教育康复、职业康复、社会康复四个康复领域中获得全面康复。因此康复不仅针对功能训练，而且要使患者脱离"患者"角色，重新融入社会，这对于精神障碍患者和家庭都需要长期持续，不断强化。

3. 重返社会　这是精神康复的目标与方向。重返社会是通过改善功能和周围的环境，促进康复对象融入现有的生活，承担家庭与社会角色，从事与能力相匹配的工作，能够较为独立自主且实现自我价值，这需要提高患者的自尊、自信及主观能动性，家庭与社会对患者的支持非常重要。

五、精神科康复护理的原则

精神科康复护理工作在遵守精神康复总原则的同时，针对患者开展康复治疗时，还需要掌握以下原则。

1. 因人而异　精神科康复护理具有针对性、个体化原则。根据患者评估情况，结合患者的动机、需求、性格特点、兴趣爱好及环境支持等制定康复治疗目标和方案。

2. 循序渐进　精神障碍患者出现功能缺陷往往不止一项，因此需要按马斯洛需要层次论，将患者的多种功能缺陷排序，合理制定康复训练计划。每项治疗训练根据难易程度、训练成效与时间的比例等安排康复治疗与训练，可以同时进行几项康复训练，但需要得到患者的配合与参与，因此制定康复目标和计划需要患者共同参与；同时在每项康复训练中，护士要引导患者重视现存功能和学习能力，有计划、有步骤地进行反复训练，不可操之过急，给予患者不断的支持和鼓励。

3. 持之以恒　以功能训练为核心的康复治疗需要持续一定的时间才能获得显著效应，有时停止康复治疗后治疗效应还会逐步消退，因此护士需要让患者了解精神康复训练是持续和坚持的过程，掌握了一定的技能后，需要积极主动使用，不断强化才能保持重建的生活、学习和工作技能。

4. 主动参与　在任何康复治疗中，患者的主观能动性或主动性参与是康复治疗效果的关键。因此护士在精神康复训练中，通过评估，调动患者主动参与，接纳患者，与患者建立信任关系，鼓励患者主动使用康复训练获得的技能非常重要。

第三节 精神科康复护理的特点

精神科护理学是研究精神疾病患者实施科学护理的一门学科。它是精神病学的一个重要组成部分，又是护理学的一个分支，即建立在护理学基础上的一门专科护理学；而精神科康复护理是精神科护理学的重要内容，它不仅包含精神疾病的护理，同时参与和指导患者进行康复训练，改善患者功能缺陷，促进患者生理、心理和社会功能恢复。精神科康复护理分为院内康复护理与社区康复护理。精神科康复护理具有强调自我护理、以"功能评估""功能训练"贯穿全工作过程、注重团队协作和配合、注重心理护理、加强健康教育和指导等特点。

一、强调自我护理

自我护理是指在患者病情允许的情况下，通过护理人员的指导、鼓励、帮助、训练，充分发挥残余功能和潜在功能，以达到功能代偿、功能补偿、功能替代，最终使患者部分或全部照顾自己，为充分适应社会积极创造条件。对于一个生活懒散、自理能力极差的精神障碍患者，康复护理的目标：每天能够自己刷牙、洗脸、整理病室内务，针对这个目标，护士会评估患者刷牙、洗脸、整理内务的能力，从开始教到观察每天完成情况直至完全主动完成，护士在教的过程是引导患者自己完成的过程，而不是帮助完成或代替完成。

二、"功能评估"和"功能训练"

"功能评估"和"功能训练"贯穿精神科康复护理全过程。对精神障碍患者进行功能评估、康复过程评估、效果评价等是保证康复治疗目标、康复计划制定、康复措施不断调整、康复效果确认的必要手段。精神科康复护理是精神科护理工作的重要分支，随着国内精神康复亚专业化的进程，同时国内目前尚无精神康复治疗师认证，精神康复工作大多由精神科医生或护士承担，因此精神障碍患者的"功能训练"就成为精神科康复护理工作的主要内容，进行"功能训练"可最大限度地减缓患者功能衰退、重建有质量的生活。

三、注重团队协作和配合

精神科康复护理是精神康复治疗团队的重要力量，全面负责治疗计划的落实和生活活动的管理，了解各项康复治疗的时间安排，掌握康复对象接受治疗后的反应。康复护士可以及时观察到有关信息与康复治疗小组成员及时沟通，及时修订康复计划，共同实施对患者的康复训练和康复指导，使康复更有效、更迅速。

四、高度重视心理护理

精神障碍护理工作重心包含了心理护理，精神科康复护理需要调动患者的主观能动性，建立主动参与性的康复模式，同时更加强调自我护理，因此心理护理将影响患者康复护理的全过程。

五、加强健康教育和指导

精神康复知识渗透到家属，生活指导延续到家庭，通过有关康复知识与康复技能讲解与指导，把康复护理技术传授给患者和家属，帮助患者改善家庭成员的康复认知，提高环境支持，鼓励患者将功能训练内容融入到日常生活活动中，如社交沟通技巧训练不能只在治疗中掌握，需要在生活环境中充分使用和不断改进，最终融入到人际交往中；家属在了解和掌握这项康复技巧后可以在生活中主动参与和引导，强化患者已掌握的康复护理知识和技术。在患者出院前，还应对患者进行自信心强化和社区相关技能的指导，提高患者自我健康管理能力和家庭、社会环境的适应能力。

第四节　护士在精神康复中的角色及素质要求

随着精神医学的不断发展，精神康复治疗在临床快速发展与运用，精神康复治疗专业技术队伍也进入由医生、护士、康复治疗师、心理治疗工作者、社会工作者等多元化、多层次人员组成的成长期。因此，对精神科康复护理提出了新要求：不仅要求护士长在科室管理、技术管理等多个层面进行方向与角色的调整，同时护士作为精神康复治疗中重要的成员，在承担传统的任务、执行直接护理及协助治疗外，护理人员的工作范围、性质、角色也发生了变化。

一、精神科康复护理中护士长的角色与职能

护士长作为病房护理工作的管理者，需要承担护理行政管理、护理业务管理、护理教育管理、护理科研管理等诸多工作内容。精神科病房护士长的职能在业务管理方面有别于其他科室护士长，不仅需要做好精神疾病的临床护理，同时还需要做好精神障碍者的康复护理。

1. 精神科康复护理中护士长的角色

（1）精神科康复护理理念的贯彻者与传播者　精神科康复护理与临床护理理念有所区别，精神科康复护理强调自我护理、持续功能锻炼的原则，精神科护士承担着精神障碍患者临床护理与精神科康复护理双重职能，有效进行护理理念转换，在不同阶段给予患者不同的护理服务，如：急性期患者受精神症状支配无法自行完成生活自理，护士要帮助其完成，在急性症状缓解后，评估患者是否存在生活自理能力缺陷，通过生活自理能力训练教会患者刷牙、洗脸、洗澡、仪表着装整理等，最终实现康复目标——自我照顾。在康复护理过程中，一种技能训练需要数十次甚至上百次的指导与反复训练，这需要护士极大的耐心与热情，同时及时给予患者支持和鼓励。这需要护士长在团队中不断强化贯彻精神康复理念，减轻精神科康复护理中护士技能训练的挫败感和无用感，同时要防止护士因怕麻烦而包办、代替的做法。护士长需要通过各种形式在患者与家属中宣传精神科康复护理知识，以取得更多的支持与认可，进而增加患者与家属的参与配合。

（2）精神科康复护理技能的传授者　精神科康复护理技能是随着精神康复医学的不断发展逐步形成的，包括自理能力、独立生活技能、服药管理能力、职业技能、情绪管理技能、压力管理、认知训练等多项。这些技能不同于护士已经掌握的基础护理或专科护理内容，护士长在结合本科室精神康复工作开展情况的基础上，需要对护士进行精神科康复护理技能培训和考核。只有督促护士掌握了精神科康复护理技能，才能在科室开展精神科康复护理工作。

（3）精神康复团队的沟通协调者　精神科康复护理工作是精神康复工作的一部分，护士长作为护理团队的带头人，需要和精神康复团队中的医生、康复治疗师、心理治疗师、社工等进行协调和沟通，合理分工、明确

责任，梳理护士在精神康复中的角色和职能，组织护士参加精神康复团队治疗计划的制定、治疗方案的讨论、治疗措施的参与等工作。

（4）精神科康复护理安全管理者　精神科康复护理的内容与临床护理工作的差异，需要护士长在精神科康复护理工作中对精神科护理安全内容有一个全新的延展与扩充。如：患者进行独立生活技能训练中，涉及到厨具使用、家用电器使用等就需要考虑用电安全、烹饪安全管理等；对于业余消遣、使用公共设施就需要考虑交通安全、外出安全管理等；对于职业技能训练需要考虑劳动保护、职业安全评估等；药物自我管理训练就要考虑药物保管安全、药物副作用发现与处理等安全管理措施。在开展精神科康复护理工作中，护士长根据本科室开展的康复护理内容制定相应的安全管理规范与要求，帮助护士在康复护理中安全有效开展康复技能训练。

（5）精神科康复护理工作的组织与管理者　护士长在精神科病房的康复护理工作中，既要在技术上组织对护士进行全面培训，又要合理安排工作人员与工作任务、工作时间，同时还要对病房的环境和设施进行合理设置和配置，因此只有发挥护士长的组织者与管理者的作用，才能保证精神科康复护理工作的顺利开展。

2. 精神科康复护理中护士长的职能

（1）组织科室开展精神科康复护理工作　护士长在精神科康复护理工作中的角色既是业务带头人又是全面管理者，因此护士长需要从工作理念、排班、日常工作安排、业务学习与培训、质量管理等方面有计划、有组织地开展精神科康复护理工作。护士长首先需要将精神科康复护理工作与临床护理紧密结合；其次精神科康复护理需要运用护理程序，从评估到护理诊断、制定护理目标、落实护理措施，最终进行评价，尤其是评估中要注重优势资源评估与环境评估；最后指导护士正确使用精神科康复护理技术，改善患者生活、学习、工作功能缺陷。

（2）有效管理精神科康复护理工作质量　随着精神康复工作与临床治疗和护理的紧密结合，精神康复治疗、护理技术不断完善，精神科康复护理工作内容、技术规范、质量要求也在尝试中逐步规范。护士长需将本科室开展的精神科康复护理工作纳入护理工作质量考核范畴，主要包括护患信任关系、患者康复参与度、精神科康复护理技术质量、康复护理相关记录、康复护理安全、团队协作等。精神科康复护理质量管理需要有总结、反馈及整改，同时通过定期召开护患座谈会、医护多学科团队沟通会以听取意见和建议，改进和完善精神科康复护理工作。

（3）合理安排人力资源承担精神科康复护理工作　精神科病房护理人员配备不足是很多精神病专科医院或精神科病房普遍存在的问题，但开展精神科康复护理工作需要护士长考虑设置康复护理班次，同时在护理评估中加入患者功能评估。护理小组或责任护士需根据护理计划开展康复技能训练，可以以团体治疗或小组训练形式开展，以增强精神康复团队的协作性，如：社交技能训练可以和社工、康复治疗师共同开展。

（4）提高科室护理人员的精神科康复护理技能　随着精神康复技术的快速发展，其在国内也已起步，同时从事精神康复技能训练的人员从多元化向专业化发展，护士成为精神康复技能训练不可或缺的技术人员。患者康复需求对护理人员提出了康复护理技能要求，因此掌握专业、规范的精神科康复护理技能成为护士从事精神科康复护理工作的岗位要求，护士长可以通过组织科室精神科康复护理相关的理论、操作学习、培训及考核，提高护理人员精神康复技能。

（5）实施安全评估框架下的精神科康复护理　精神科病房管理中的重点是安全管理，对于精神障碍患者康复护理所涉及的工作内容，护士长在管理中需要提出安全要求：护士组织康复技能训练需要对环境进行评估、外出患者需要进行安全风险评估、从事有风险康复活动时需要制定安全应急预案等，如：对于不爱活动、生活懒散的精神障碍患者进行洗漱训练时，需要对洗手池旁地面防滑情况、患者行走能力、平衡情况等进行安全评估。

（6）开展精神科康复护理科研　精神科康复护理工作作为护理工作的一部分处于起步和发展阶段。护士长在病房开展康复护理工作的过程中，要不断发现问题并摸索解决，由此积累大量工作经验，因此开展探索性研究，推动精神科康复护理工作专业化、学科化发展具有必要性。

二、护士在精神康复中的角色

1. 管理者　护士要为患者提供清洁、舒适、安全的治疗环境，维持病房秩序，及时处理患者之间的矛盾，保证患者生活在一个光线适宜、空气新鲜、整洁有序、有足够的社交互动场所及娱乐康复设施和活动场所的病区；同时对患者及其家属提供相关的管理制度和治疗、护理、康复等相关内容的宣教，有序安排患者参加康复治疗和训练。

2. 组织策划者 在精神科病房中，护士需要组织患者有序开展晨、晚间生活自理能力训练、服药训练、肌肉感官训练等；对于长期住院、社会功能衰退的精神障碍患者，需要组织患者开展有目的、有计划的团体活动；在某些特殊节日，还需要策划相关的精神康复活动，推进患者参与康复的积极性。此外，因精神障碍社区康复需求，护士角色延伸至社区，可为回归社区的精神障碍者实施康复治疗，参与精神卫生的各类活动，提供相关资料和提出建设性建议，拟定护理目标与工作计划和实施方案等。

3. 治疗者 执行医嘱，开展治疗工作是精神科护士的基本职能，在精神康复治疗中护士工作范畴增加到了康复训练技能辅以心理治疗技术开展的行为、认知等多种康复治疗。这里的心理治疗是广义的，包括心理疏导、心理咨询、心理治疗等多种技术。护士与患者接触紧密，朝夕相处，能及时准确地评估患者心理、行为上的功能缺陷，同时能够全面全程参与患者的康复训练。

4. 指导者 精神康复训练是在评估患者、制定康复目标、康复计划下进行的循序渐进式的训练，多使用示范、模仿、情景模拟、角色扮演等多种形式进行。精神科护士在康复训练中主要承担指导者的角色，尽可能地发挥患者的主观能动性，通过患者的主动参与，提高患者的自信与价值感。指导内容主要包括精神障碍患者自理能力训练、社交沟通技巧、服药管理、自我管理、情绪管理、社会回归家庭技能等，以最大限度地促进患者急性症状缓解后社会功能的恢复，同时针对减少复发做好健康教育。

5. 协同者 精神康复治疗采取团队工作方式，护士在这个团队中，既要在医疗的治疗目标下开展护理工作，还要结合患者的功能缺陷、兴趣爱好、家庭支持、社会可用资源等与团队其他人员共同针对患者的问题和需要制定计划和目标，全面解决患者的问题。团队中工作人员根据不同角色和职能，彼此密切配合、协同工作。

6. 咨询者 由于护士工作范围已经从医院扩展到社区，工作内容从疾病护理向患者的功能和生活质量扩展，同时工作对象也从精神障碍患者向健康人群扩展，近年北京回龙观医院就专门在门诊开设了不同特长的精神科康复护理咨询门诊，这标志着精神科康复护理的专业化被社会需求所认可，所以护士具有咨询者的责任。

7. 教育及研究者 随着精神康复医学的发展，精神科康复护理作为精神科护理的重要部分随之发展，但还缺乏相关的理论研究和专业技能。开展相关课题研究，培养精神科康复护理的专业人才，提高专业水平和服务能力都需要精神康复护士不断从实践到理论进行研究与升华，同时面向社区人群进行健康教育宣传与教育，对义务工作者、社会工作者及在职人员开展指导和训练的相关业务培训，大力发展社区精神卫生护理的相关研究。

三、护士在精神康复中的素质要求

1. 良好的职业道德　护士在精神康复工作中需要具备人道主义精神，以帮助患者解除病痛，促进身心健康为目的，包容接纳患者，以细心、耐心、责任心从患者利益出发建立正常的护患关系。尊重患者的人格及法律所赋予的各项权力，维护患者尊严，保守患者秘密。遵守护士仪表规范的同时，还应考虑运动康复治疗及相关团体活动中着装的安全性和便捷性。积极热情的工作态度可以增加患者的信任度。此外，护士必须具有"慎独"精神，不管是否有人监督，都能严格遵守规章制度、操作规范和流程，履行岗位职责，不能因患者不配合、不服从而简单粗暴处置。

2. 良好的心理素质　精神康复治疗贯穿于精神障碍的急性期和慢性期的全过程，急性期精神障碍患者临床症状活跃，护士需要具备识别主要症状、辨析病态行为的能力，理解和接纳患者的行为异常，避免争论，冷静处理患者的暴力行为，妥善处理敌对情绪和言行，才能开展相应的康复训练，这都需要护士具备良好的心理承受能力和情绪管理能力。慢性期精神障碍患者逐渐出现社会功能衰退、生活懒散、孤僻退缩、始动性缺乏等，部分患者经过反复康复训练，效果不明显，这需要护士具有平和的心态和不放弃的信念，调动患者参与的主动性，不断鼓励患者并给予支持和帮助，同时调动家庭支持系统的有力资源参与康复计划。

3. 全面的知识基础　精神科护士应具备护理学、精神医学、心理学、社会学、伦理学、法学、人际沟通等多方面的知识，而随着精神科护士角色的变化和精神康复治疗技术的不断拓展，护士还需要具备精神康复相关的理论知识与技能，如康复基础理论、康复评估、作业治疗、美术治疗、音乐治疗、运动治疗、职业治疗等，刻苦钻研，不断学习，掌握新知识和技能，与精神医学发展同步。

4. 熟练的专业技能　精神康复的目的在于通过各种康复措施及康复训练使患者恢复其社会功能。这要求护士除了具备扎实的护理专业理论基础和熟练的操作技能的同时准确运用护理三级评估，从多维度评估患者情况，及时发现病情变化、心理变化、安全风险征兆等，并进行及时处理。这些临床护理技术与康复相结合就形成康复动态有效评估，为康复团队提供直接有效的信息资源，制定动态管理的康复方案，为患者提供相对个性化的康复措施，护士进行专业指导和实施。只有把精神科护士的专业技能与康复所需技能紧密结合，才能不断完善和提升护士在精神康复工作中的技术水平。

5. 敏锐的观察能力 精神科护士在与患者的接触过程中，通过言语和非言语信息收集患者的病情变化、情绪变化、心理变化、自我感知变化等，这需要护士认真仔细，注意细节，耐心倾听患者表达。而对于无主诉能力，不能主动叙述病情的患者，会因护理中的疏忽大意贻误病情。敏锐的观察力首先需要护士的主动观察，保持观察与询问相伴随，发现今日的患者与往日不同，多问几个为什么，更容易发现患者变化和问题的原因。如：某位患者经过家属探视表现情绪低落，询问原因是经过社交技能训练的他，主动表达了自己住院会不会增加家庭负担的顾虑，希望康复后尽早出院，遭到家人训斥。护士通过与家属沟通，引导家属对患者进行了正向强化，提高了患者参与康复训练的积极性和主动性。护士要运用捕捉到的信息，结合康复技术帮助患者解决临床问题。曾有一位护士因观察到拒食患者听到一首歌曲微微上扬的眉毛而使用音乐治疗解决了患者的拒食。

6. 良好的人际沟通能力 护士在精神康复治疗团队中，与医生、康复治疗师、心理治疗师、社工等人员需要进行有效沟通，构建良好的工作关系和工作氛围共同参与、组织、制定康复计划并实施。同时，人际沟通能力还属于岗位专项能力，需要护士的职业情感、专业知识及技能的支持，从培养高尚的职业道德，养成良好的个性品质，加强相关知识的学习，直至掌握娴熟的沟通技巧。人际沟通具备社会性、互动性、实用性、关系性、不可逆性及习得性的特点，因此护士应树立沟通意识，自觉养成与人沟通的良好习惯，善于倾听、尊重、平等、接纳，掌握沟通技巧，培养沟通能力，建立良好的护患关系，这样才能帮助、引导患者学习有效沟通，提高社交能力。护士与患者沟通中要注意语调、语速适中，采取通俗易懂的语句，表达简单清楚、没有歧义，顾及患者感受，维护患者尊严。

第五节　精神科康复护理的组织与管理

精神科康复护理的组织与管理是在精神康复工作总任务框架下，发展技能和发展环境支持。Anthony 指出精神残疾者的技能与康复训练后果相关，精神康复的工作已由医院的医疗、护理行为延伸到社区，同时需要关注患者家庭成员、亲友和社会有关人士及社会环境等，并取得其支持和配合，才能实现患者回归社会。

院内精神科康复护理工作的对象是各类急性或者慢性精神障碍患者，他们都存在不同程度和形式的功能障碍，从急性期演变到慢性期又是功能障碍的发展过程，及早对患者进行康复，改善长期、反复住院的慢性精神障碍患者主动性缺乏、意志减退、兴趣丧失、社会功能退化等症状，需要从病房的设置、管理理念与模式、康复治疗的针对性和系统性等多方面入手，而运用治疗性沟通及支持鼓励技术、构建有效的护患信任关系，则是做好精神科康复护理的基础。

精神科康复护理的组织与管理与各精神病专科医院或科室开展精神康复工作的形式有关。国内精神康复工作开展既有以日间康复中心开展各种康复治疗项目的形式，也有以精神康复科的临床病房内开展精神康复治疗训练项目的形式，但不管何种形式的精神科康复护理都包含了护士如何对精神障碍患者进行组织和管理，又包含了科室对精神科康复护理工作的人力、物力的安排，工作计划、工作流程、操作规范、考核及人员培训等符合精神医学发展和精神康复治疗需求的组织和管理。

一、精神科康复护理的内涵与外延

所谓的"内涵"和"外延"是哲学领域的概念。简单地说，内涵其实就是概念，是具体内容，也就是能够反应事物本质属性的一个总和；外延则是概念所涉及对象的界域。

精神科康复护理是在精神科护理基础上，随着精神康复医学发展而正在形成的专业化护理分支。它既不同于普通的康复护理学，又在精神科护理常用的技术、方法、理念、关注重点、服务场所等基础上有了进一步专业化的发展。

1. 精神科康复护理的内涵　精神科护理的职能直到 20 世纪中叶才拓

宽到协助医生观察精神症状，运用基础护理技术协助精神障碍患者进行治疗。随着 1977 年恩格尔提出生物－心理－社会医学模式，精神科护理学模式也得到发展，患者社会功能康复也得到关注。

精神科康复护理的内涵、服务对象、工作模式与精神康复内涵、总任务密切相关。精神康复又称社会心理康复，运用可行手段，尽量纠正病理心理障碍，最大限度地恢复适应社会的心理功能。精神科康复护理就是在精神康复总的任务框架下所开展的护理工作，1978 年 Anthony 提出精神疾病康复的总任务是：帮助精神残疾者适宜地重返社区和（或）保持精神残疾者原有的能力以便继续在社区中起作用。1986 年，Anthony 和 LibermanR·P 指出：精神康复是通过学习（训练）措施和环境支持，尽可能使社会性及职能（职业）性角色功能恢复到最大限度；当恢复功能受到持续性缺陷与症状的限制时，应致力于帮助该个体对象获得补偿性的生活、学习和工作环境（如庇护工场、中途宿舍等），将其功能调整或训练到实际上可达到的水平。

精神科康复护理的服务对象是出现功能缺陷的精神障碍患者，不管是学习能力、工作能力、生活能力出现缺陷，都会影响到患者回归社会，因此精神科康复护理是伴随着功能缺陷存在而出现帮助改善功能缺陷或者适应功能缺陷进行相关补偿的护理过程，这可以看作精神科康复护理的内涵。它的内涵有别于护理的照顾、人道、帮助的理念，更加强调通过学习达到自我照顾的理念，主要是以引导、鼓励、支持为理念，以达到"助人自助"，这与奥瑞姆的自理理论高度契合。康复护理较之临床护理更加关注精神障碍者的功能缺陷，而不是症状，精神障碍患者的功能缺陷即使在患者的急性症状消失后，仍然会长期存在，甚至会伴随终生，所以康复护理更强调自我护理，通过护理人员的指导、鼓励、支持、训练，帮助精神障碍患者发挥潜能或通过训练重新获得相关技能。一名精神障碍患者可以在急性期带着症状康复，学习生活自理能力、症状识别与自我管理等；同时，精神科康复护理的重点不是照顾，而是通过评估患者的精神症状、躯体状况、社会功能、人际交往及家庭社会有利资源等，制定明确康复目标，通过鼓励引导患者渐进式地参与训练，最终达到患者功能缺损的改善，能够提高生活质量，促进社会回归。简单地说，精神科康复护理的重点不是护士做了什么，而是护士教会患者自己做什么。

知识链接——自我照顾模式

美国著名护理理论家奥瑞姆（Dorothea Oream）的自理模式也称自我照顾模式，强调自理的概念，认为自我照顾的需要是护理重点。奥瑞姆对4个基本概念的阐述如下。

1. 人 整体的人应具有躯体的、心理的、人际间的和社会的功能，并有能力通过学习来达到自我照顾。

2. 健康 奥瑞姆认为健康应包括身体、心理、人际关系和社会等方面的健康，健康有不同的状态，是一个连续的过程。

3. 环境 人以外的所有因素，个体生活在社会中希望能够自我管理，并对自己及其依赖者的健康负责。对不能满足自理需要的个体，社会则提供帮助。

4. 护理 克服或预防自理缺陷发生和发展的活动，并为自理需求不能满足的个体提供帮助。个体的健康状况及自我照顾的能力决定其对护理需求的多少。

奥瑞姆自理模式的主要内容由三个相互联系的理论结构组成。

1. 自理结构 是否有效将直接影响个体的健康。个体的年龄、健康状况、学习能力会影响其自理能力。同时个体所处的外界环境，如社会和家庭因素会对其自理活动产生影响。人的自理需求包括以下三种。

（1）一般的自理需求 主要包括对空气、水、食物，排泄，维持活动与休息平衡，维持独处与社交平衡，预防有害因素，努力被群体认同等六方面需求。

（2）发展的自理需求 包括不同时期特殊的需求，即在成长过程中遇到不利时预防和处理不利情况的需求两方面。

（3）健康不佳时的自理需求 可由疾病或医源性因素引起。

2. 自理缺陷结构

（1）治疗性自理需求 即某个体目前正面临的自理需求。

（2）自理力 个体完成自理活动的能力。

（3）自理缺陷 指个体自理能力不能满足治疗性自理需求。

当个体出现自理缺陷时就需要护理的帮助。

3. 护理系统结构 奥瑞姆根据个体自理缺陷的程度设计了三种护理补偿系统。

（1）全补偿系统 患者完全没有自理能力，需要护理给予全面帮助，满足其所有的基本需要。

（2）部分补偿系统 患者自理能力部分缺陷，需护理给予适当帮助。护士和患者均需参与自理活动。护士一方面补偿患者的自理缺陷，另一方面需要发挥患者的主动性，帮助其提高自理能力。

（3）支持教育系统 当患者通过学习后才能具备完成某些自理活动的能力时，护士需为患者提供教育、支持、帮助，以促进患者自理能力的提高。

（二）精神科康复护理的外延

精神科康复护理的外延与精神康复范畴有关。精神康复的范畴包括医疗康复、教育康复、职业康复、社会康复。康复是一种理念、指导思想，需要渗透到整个医疗系统，包括预防、早期识别、门诊、住院、出院后患者的医疗计划。医务工作者要具有三维的思维方式，除了治病控制急性症状，还要考虑到改善功能缺陷，提高生活质量。因此精神科康复护理的外延涉及到精神康复的每个范畴和环节。参与药物、心理治疗是医学康复的工作内容；改善患者及家属认知涉及到教育康复；提高或改善患者的职业能力属于职业康复；让患者具备自理能力、社交沟通技巧、情绪管理能力、症状自我识别能力等是患者社会康复的必要条件。

精神科康复护理的外延与康复服务的形式有关。世界卫生组织提出的康复服务方式包括三种：①机构康复（IBR）：也就是经常说到的精神科专业机构内进行的康复，特点是有较为完善的多学科康复团队，在病情控制的同时，经过专业评估，制定康复计划并进行实施，有较高的专业技术水平。精神科康复护理作为治疗团队的成员，可以借助各种资源优势及较为规范的康复规范和技术标准进行操作，同时因较为了解患者，容易及时发现患者的问题和优势资源，不断进行康复计划的调整。②上门康复服务（ORS）：具有一定水平的医生、护士走出医院，进入到家庭或者社区进行康复服务。2000 年前后，我国多省市开展的精神障碍患者家庭病床就属于上门康复服务，入户进行病情评估、服药管理、康复技术指导、家庭干预技术训练等，精神科康复护理在其中发挥着积极作用，其不足是服务数量和内容均受限制。③社区康复（CBR）：依靠社区资源（人、财、物、技术）为本社区的精神残疾人服务。发动社区、家庭和患者参与医疗、教育、社会、职业等全面康复。社区精神科康复护理是精神科医院院内康复活动的一种外展服务，是为精神障碍患者提供的一种社区后续服务，可以通过家访、面谈、电话或适当的社区团体活动等多种形式，为患者、家属及社区相关人群提供心理、生理健康服务。精神疾病的社区康复也需要多学科团队的共同参与，近年随着政府以购买服务的形式，引入更多的社会团体为社区精神障碍患者及家属提供社工专业服务，同时各地由民政投资兴建，残联进行运营的"阳光心园"也是社区精神康复的有效尝试，而社区精神康复需要精神科康复护理技术进行支撑，与精神障碍患者的接触技巧、有效沟通、服药管理等都需要精神科康复护理参与。

精神科康复护理的外延随着精神康复工作范畴的不断拓展而随之扩展，涉及的康复领域更广、内容具有多学科交叉特点。同时针对三种不同的康复形式，让精神科康复护理的外延从医院走向家庭和社区，服务对象扩大，服务范围延展，要求服务技术更加全面，精神科康复护理作为精神康复技术不可或缺的部分，将会形成独立的亚学科。

二、精神科康复护理信任关系的建立

在精神科康复护理工作中，首先需要和患者建立良好的治疗性护患关系，而随之精神科康复护理工作内涵从护理照顾患者转移到引导、帮助患者自我照顾与社会适应。建立护患的信任关系对于护士与患者进行互动性沟通、有效实施示范、模拟、鼓励、支持等技术，改善患者认知，建立主动参与性康复模式显得尤为重要。

1. 精神科康复护理信任关系具有医患关系的性质与特点

（1）护患关系是医患关系的一部分　广义的医患关系是指以医生为中心的群体（包括医生、护士、医技人员、医务行政管理人员等）与以患者为中心的群体（包括患者、监护人、与患者有直接或间接关系的患者家属、亲戚等）在医疗活动中建立的特殊人际关系。护士在特定的环境中（工作场所）运用专业知识和技能，有目的、有计划地与患者接触沟通形成的关系称为治疗性护患关系，简称护患关系。精神科康复护理信任关系是在尊重、接纳、平等等理念的基础上，护士运用共情技术，构建的高效稳定的护患关系。

（2）医患关系性质决定了精神科康复护理与患者的信任关系 医患关系是建立在平等、自愿基础上的契约关系，同时也是一种信托关系。患者在门诊挂号就诊、办理住院等就形成了医疗活动中的权力和义务。医患双方在法律地位上是平等的，各自都有独立的人格和意志，双方互相信任，没有高低、贵贱、主从之分，不存在管理与被管理、领导与被领导的关系。"信托"中的"信"就是医患相互间的信任，主要是医务人员取得患者的信任。因此医务人员需要取得患者的信任，同时不要辜负这种信任。

（3）医患关系的特点支持精神科康复护理信任关系建立 医患双方利益的根本一致性、人文性、平等性的特点，支持医疗行为围绕患者为中心提供医疗服务。因为患者和医务人员都希望实施最高水平的医疗服务，其根本利益一致，所以医患之间很容易形成亲密和互信的关系。

2. 建立精神科康复护理信任关系的基本要求

（1）接纳患者，正确认识精神疾病 精神障碍是由于各种原因导致的一种大脑功能紊乱的一组疾病。精神疾病患者的症状各异，有思维荒诞、行为怪异、有异于常人等疾病表现，和躯体疾病所具有的相应症状与体征一样，无好坏、对错之分，与品质道德无关。首先，精神康复护士要用专业知识认识患者在病态行为下的言行，不应该人为地用道德情感评判患者疾病状态下的行为，同时接纳和理解患者受症状支配出现的言行，给以合理的帮助。接纳是对患者整个人的接受，不管其是否符合护士的价值观和喜好，也包含患者的疾病表现甚至某些令人厌恶的行为。只有正确认识精神疾病，才能做到接纳患者，奠定信任关系的基础。

（2）平等与尊重 尊重患者的人格，保护患者的隐私权，对待所有患者做到平等对待，不歧视、嘲笑患者，不把患者的精神症状、疾病表现作为谈资或笑料。精神科康复护理工作中，需要和患者共同讨论康复训练方案，在观察评估康复训练效果的同时，听取患者的意见和建议，及时改进和采纳患者的意见，在这个过程中护士与患者是平等关系，首先是人格上的平等，理解并尊重患者的怪异行为或荒诞思维是疾病的表达形式，对于有些行为，患者因无法自控，也非常痛苦。其次，康复护士作为康复技能训练的指导者，应尊重患者的意见，正确处理分歧。同时，康复护士应该用扎实的理论基础、专业的操作技能和足够的亲和力赢得患者和家属的尊重和信任。

（3）真诚热情，主动以换位思考方式解决问题　护士应该设身处地为患者着想，这种做法同时要让患者感受到和能理解。真诚与患者交流，热情主动地给以帮助，对社交沟通能力不足的患者有着重要意义。患者在参加精神康复技能训练中，因为种种原因，会出现反复训练，效果不显著，患者丧失信心，参与主动性下降。这时精神科康复护理人员真诚的鼓励、耐心的引导、有效的支持都非常重要。因此体会患者的心境、感受和需要，站在患者的角度考虑问题，可帮助护士更加理解和尊重患者，从而尽量满足患者的合理需求，增进精神科康复信任关系的稳定性。

（4）持续性和一致性的态度　护患之间的信任关系是逐步建立的，应该以了解、接纳、平等、尊重为基础，在不断的接触中，真诚、热情、设身处地地为患者着想，帮助患者循序渐进地形成认同与情感共鸣。精神康复信任关系的建立就需要在态度和行为上保持一致性和持续性。一致性是指护士对同一患者应前后一致或对不同患者始终以一样的态度对待，还要以一致性方式处理患者的问题，不能厚此薄彼。持续性是指在为患者提供康复护理过程中，由相对固定的护士与患者经常接触沟通。

（5）具备良好的自身素质、职业道德和高度责任感　护士在精神科康复护理中起着主导作用。一名具备良好自身素质、高尚职业道德和高度责任感的护士会对患者具有较大影响力，从而可以更好地发挥护士的主导作用。同样一位患者的康复技能训练，由不同护士来做，患者参与、配合程度截然不同，这时护士应该积极寻找原因，有时改善护患关系会比操作技巧更重要。护士对患者影响力与护士自身素质密切相关，护士自身的仪容、仪表、言语、行为、情绪、知识、技能等都会给患者以直观的感受而形成影响力。因此护士在精神科康复护理工作中仪表整洁、情绪愉快、精神饱满、具有亲和力、善于观察和鼓励，会让患者感到愉快、舒适、亲切、有动力；护士操作技能娴熟、动作简洁明了、表达清晰易懂，会让患者乐于接受康复技能训练。

3. 建立精神科康复护理信任关系的过程　精神科康复信任关系建立在治疗性护患关系的基础上，贯穿于整个治疗性护患关系的过程中，从患者入院就已经开始。Paplau 将整个过程分为介绍期、认同期、工作期、结束期四个阶段，这四个阶段按照顺序发展，但无明显时间界限，会有彼此重叠。

（1）介绍期　精神科康复治疗与护理贯穿于患者从入院到出院的全过程，护士与患者最初接触阶段称为介绍期。护士应从患者入院时的自我介绍、环境介绍、科室情况介绍等入院介绍、健康教育、护理评估、制定护理计划等方面，建立相互了解与沟通的基础；同时需要根据患者情况，耐心进行说明与沟通，尤其对于因精神症状的原因对护士有敌意、违拗、淡漠、不理睬等行为表现的患者，要反复沟通。护士应通过反复沟通评估患者，寻找有效的沟通方式；患者也会通过护士言行判断护士对自己的关心、好恶，是否可以信任。护士要表现出可靠与安全，这将消除患者因陌生而产生的焦虑与回避，这是建立相互信任的关键期。

（2）认同期与工作期　认同期是信任关系建立期，护士可通过有计划、有目的地帮助患者解决问题的过程，赢得患者信任，从而进入护患关系相对稳定的工作期，主要治疗、护理、康复工作都在此期。首先，在精神科康复信任关系建立中，主要是护士引导患者建立指导－合作型或共同参与型护患关系模式，让患者参与治疗目标与计划制定，尤其是康复目标的制定；其次，评估并和患者讨论其功能缺陷、改善功能缺陷的意愿及对精神康复技术的认知；最后，通过有效康复技能训练，正视现在自我，提供更多适应性训练，实现自我护理。随着治疗性护患关系的建立，患者对护士从接受到认可到信任，同时行为也从配合到依赖到主动参与，这时护士就要掌握精神康复训练原则：循序渐进、先易后难、先慢后快、生活技能优先、不断重复、引导鼓励、建立自信。同时，在精神科康复护理中，护士要与患者遵守承诺，互相监督，这可以帮助患者在精神康复训练中持之以恒。

（3）结束期　治疗性护患关系随着患者的出院即结束。在患者出院前，护士需要再次对患者现有的精神康复状态和自我护理能力进行评估，并共同制定出院康复计划；同时，建立分离事实，共同探讨分离感受及分离面临的问题并给予帮助，如：患者出院后发生病情变化可以门诊就医或电话咨询；遇到生活困难，应该找社区进行帮助等。患者各种症状逐步得到控制的过程就是精神科康复护理工作逐步深入的过程。随着病情稳定，护患关系即将面临解除，精神科康复护理工作应该调整工作节奏与方式，逐步减少康复技能训练中的示范与模拟，而更多地让患者自我训练，同时减少护患之间讨论与会谈的时间，鼓励患者自我训练或与其他患者交流共同训练。对于在精神科康复护理中建立起的信任关系，护士必须进行面对和处理，出院前针对患者存在的功能缺陷及其对出院后生活、工作的影响，与患者及其家属共同讨论出院后的康复训练计划及自我护理方式。对于因分离而出现情绪变化的患者，护士要给予积极沟通，帮助患者看到自己的进步并树立信心。

三、建立精神科康复护理信任关系的技巧

精神科康复护理信任关系是护士在与患者及其家属间信息、情感交流的基础上，在患者治疗、护理、康复过程中共同参与，不断进行支持和鼓励建立起来的。良好的精神科康复护理信任关系决定着精神障碍患者的康复护理效果，因此，在精神科康复护理工作中，护士有必要学习治疗性沟通技术和支持鼓励技术。

1. 治疗性沟通技巧　护士以治疗为目的，进行收集资料、满足患者合理需求、解决和促进健康的语言和非语言沟通称为治疗性沟通，在临床上主要以切题会谈的形式进行。精神科康复护理工作中的治疗性沟通除了进行信息传递、收集资料进行评估等作用，还是认知治疗的重要手段。

（1）治疗性沟通的要求

1）沟通目标明确、态度端正：护士在整个治疗性沟通过程中应该制定完整的目标和环节，以目标为导向开展治疗性沟通。在治疗性沟通中护士需要以接纳的态度对待每位患者，对于各种精神症状支配下出现的言行不做评价、不进行争辩，对于有暴力倾向的患者，可以有患者家属陪伴，尽可能减少言语及非言语刺激。

2）沟通时间、环境适宜：护士在治疗性沟通时，应选择安全、安静、舒适的环境进行，时间不宜与其他治疗重叠，也不宜在患者情绪不稳定时进行。沟通时间需要根据内容、交流情况而定，不可因时间不足，简单武断，草草了事，否则容易给患者造成缺乏重视感和安全感。

3）保护患者权益：保护患者的隐私权和知情权，这是医务人员的责任。护士与患者及其家属接触时间较多，同时在进行精神科康复护理过程中，因评估可利用资源过程中会涉及到患者的家庭成员及关系等内容。这些都使护士比其他医务人员有更多机会了解和发现患者的生活、疾病、家庭关系等隐私，无论是患者坦诚相告的还是护士无意间发现的，护士都应遵守保密原则，不在治疗护理需要之外扩散，同时患者对自己的病情、治疗、护理等具有知情权。护士及时告知患者并取得其同意，是开展治疗护

理康复等工作的前提。

4）适当运用参与技术：建立信任护患关系中，有时需要护士换位思考和适当自我暴露，以引导、鼓励患者进行自我暴露，加强沟通交流中信息的传递与反馈，增强患者对自身疾病的认识能力与解决问题的能力。

（2）切题会谈　在精神科康复护理中，有目的、有计划的治疗性沟通称为切题会谈，包含了摄入性会谈、治疗性会谈等内容和技巧。主要分为四个阶段：准备阶段、会谈开始阶段、会谈展开阶段、会谈结束阶段。

1）准备阶段：熟悉患者资料、了解患者沟通交流能力、明确会谈目的、制定会谈计划、安排时间、选择场地等。

2）会谈开始阶段

①减少环境压力：会谈开始时，患者进入会谈环境，让患者自行选择自己感觉舒适的座位，减少患者的陌生感与紧张感，护士与患者相邻而坐。会谈开始护士需进行自我介绍，并说明本次会谈的目的和时间，征得患者同意。对于症状较为活跃或沟通交流能力较低的患者，确有需要，在征得患者同意后，可邀请患者家属共同参与，但会谈前需要和家属提前沟通，在会谈中不可随意打断或否定患者，不要与患者发生争辩，患者表达完毕后进行补充。

②以开放式提问引导患者进入正式会谈阶段：在会谈开始阶段，以开放式提问会让患者选择自己愿意交流的问题而打开交流通道，引导患者放松，主动进行沟通交流。

3）会谈展开阶段：此阶段是切题会谈的核心部分，是能否达成会谈目的，完成会谈任务，建立信任护患关系的关键所在。不管何种形式的会谈，关键只有"说"与"听"，善于听比说更重要；同时会谈中护士的态度将决定会谈成败，护士从表情到语言都要体现一种非评判性的真诚交流的态度。护士以"同理心"理解患者，感受患者，可拉近护患关系，为切题会谈奠定基础。

①提问技术：提问是围绕主题进行信息收集与交流的主要方式，如何提问是信息交流能否有效进行的一项技术。提问可分为封闭式提问和开放式提问。

a. 封闭式提问设定方向，可以用"是"或"不是"回答，这是一种限定式提问，如："早晨您吃药了吗"。封闭式提问的优点：患者直接回答，答案明确、信息准确、效率高；缺点：信息量不足、患者被动作答，护士具有主动地位，不是平等交流，患者不能充分表达自身情感和感受。

b. 开放式提问未设定方向，问题范围广，未限定患者的回答，以引导患者主动谈论自身感受、情绪、观点、想法等，如："您这几天感觉怎么样""您对康复治疗有什么看法"。护士在提问时，要尊重、接纳患者，避免使用"为什么"质问性的词语提问。开放式提问优点：患者能发挥主观能动性，有充分表达的机会，谈话内容信息量大，减少了信息的暗示性和不准确性；缺点：所需时间较长。

②倾听技术：倾听是沟通交流的基础，是人际交往过程中的一项重要技术。倾听是在接纳与尊重的基础上，积极地听、认真地听，并在倾听时适度参与。

首先，在开放性提问后，患者进行充分表达、宣泄过程中，不论是正面、积极的表述还是负性、消极的情绪，护士都要善于倾听，学会辩证、客观看待问题，换位思考，不要指责或打断患者。

此外，要认真倾听，不以护士个人喜好而对患者所谈问题选择性关注，倾听中走神、突然插入不相干话题都会影响患者的谈话兴趣，降低患者对护士的信任度。

在倾听中，适当参与、适度反馈，有利于引导、鼓励患者进行深入表达。如："我在听，继续""然后呢"，也可以点头示意或发出"嗯""噢"等声音。倾听不仅要用耳朵听，还要用心听；不但需要通过言语交流，还需要通过非语言交流（如表情、动作等）收集有效信息，解决患者问题。

③阐释与内容表达技术：阐释是阐明陈述并解释，在切题会谈中，主要是解答患者疑问，提供患者需要的治疗、护理、康复目的、治疗反应、操作方法、预后等多方面信息。阐释的基本步骤包括：收集患者表达的信息，理解后归纳总结反馈给患者。

在阐释过程中需要适当运用核实技巧，对患者表达模糊不清或者高度概括的内容可使用重述、归纳、澄清等方式不断核实患者所表达的信息。重述是不加判断地重复患者的原话；归纳是在患者交谈告一段落时，将患者所述内容按照事情的轻重或发生的先后顺序进行简要总结，帮助患者理清思路同时，还有助于患者反省自身问题；澄清是对含糊不清、模棱两可问题的确认。在核实信息时，护士要给出患者反应时间以进行修正，核实技术良好运用可增强护患信任关系。

在阐释的基础上，可使用内容反应技术，即护士在会谈中通过提问、倾听后获取大量患者信息的同时，参与并给予患者相应影响的过程。如：给患者提出建议，指导患者提高对疾病的认识，通过适当自我暴露引导患者进行自我开放，提高患者主动参与治疗、护理、康复的程度，为患者提供参与选择的机会等。

④非言语行为观察与运用技术：在会谈中言语表达是交流信息、沟通感情、建立护患关系的基本条件。而非言语行为有时能够作为言语的补充，通过非言语行为传达的共情态度比言语还多，影响更大。因此护士在切题会谈中，正确运用眼神、表情、声音、身体语言、空间距离等非言语行为，将帮助我们在建立信任的精神康复护患关系的同时还能收集到更多可信、有价值的信息。

保持适当的眼神接触，会让患者感受到被聆听。一般来说，当一方倾听另一方叙述时，目光往往直接注视对方双眼，但不是直盯着；而当自己讲话时，这种注视的接触会比听对方讲话时少些。目光注视以对方面部为好，可给对方舒适、很有礼貌的感觉，表情以自然轻松为宜。若患者眼神有躲避、散漫、心不在焉等行为，护士就应对谈话及时做出调整。

观察患者嘴巴、鼻子、眉头等面部表情并与言语行为对照，可真实感受到患者的情感与内心反应，同时护士通过自身表情也可给患者传达真诚、热情与关注。

声音伴随着言语产生，对言语起着加强或削弱的作用。如果声音所传达的信息与言语的信息一致，则肯定、加强言语所传递的意思，反之则起否定、削弱的作用。护士在会谈中保持语速中等、语气平和、声音不宜过重或过轻，给患者以稳重、自信、可靠的感觉，有助于较快建立信任的精神科康复护理关系。同时通过对患者声音的观察，可以掌握患者情绪、情感的变化及对会谈的态度。在交谈中，对过于偏激或固执的精神障碍患者使用沉默，可化解紧张气氛，但护士要把握好沉默的时间。

护士与患者的身体、手势的运动和位置在相互沟通中起着重要作用。如果患者身体紧缩、僵硬转为松弛、自在，紧靠在一起的双腿开始分开，交叉的双手放了下来，表明患者内心由紧张、害怕、封闭变得平静、轻松、开放，这时更适合进行深入交流与探讨；反之，护士则要查找自身身体语言是否让患者感受到压力与不安。如果患者在座位上坐立不安、反复扭动或者不停地敲击桌子或椅子，目光空洞、答非所问，护士就需要调整谈话内容和方式。

空间距离也是非语言行为的特征，在切题会谈中，距离以 1 米为宜，最好呈直角或钝角而坐，这样可以避免太多的目光接触所带来的压力。同时在交谈过程中，护士微微前倾的身姿能使患者感受到被接纳和被尊重。

⑤不同精神症状患者的沟通技巧：对于妄想患者，启发患者述说，但不予评论与争辩；对于缄默不语患者，护士以陪伴为主；对于攻击行为倾向患者，以家属陪伴，护士站或坐在侧面，距离以超过单臂距离为宜；对于情绪抑郁患者，可播放轻松的音乐，同时引导患者表达内心感受，以安慰、鼓励为主。

4）会谈结束阶段：会谈根据事先约定时间、内容及目的在接近尾声时，需要护士适当提醒，同时与患者共同对本次会谈进行简要的小结，肯定和鼓励本次会谈成绩，预约下次会谈。

（二）支持与鼓励

在精神障碍患者康复护理过程中，护士使用支持与鼓励技术不仅对建立护患信任关系至关重要，同时对完成切题会谈和调动患者参与和配合康复护理有积极作用。通过支持与鼓励可提升患者自信心，满足患者自尊需要，实现共同参与型康复模式，改善患者功能。

（1）支持与鼓励的内容　护士对精神障碍患者的言语行为都可以进行支持和鼓励。对于新入院患者，通过介绍医院环境、科室人员、病友等，减少患者的陌生感；对于孤单、不善与人交往的患者，调动其积极性，组织其参与团体活动，改善人际关系；对于过于担心自身疾病的患者，给予解释和安慰等，均属于一般性心理支持。及时给康复训练患者一个正向评价；给对自身问题进行积极探索与解决的患者一个肯定；对合理控制情绪的患者报以真诚的赞扬，这些都是鼓励的内容。总之，支持与鼓励是在不损害他人利益的基础上，对患者给予的精神或行动上的肯定与支持。

（2）支持与鼓励的形式　支持与鼓励是建立在理解、接纳和包容患者的基础上，是护士共情的一种体现。形式分为言语和非言语，言语主要以安慰鼓励性语言为主，非言语包括倾听时的微笑、前倾的姿势、及时的回应、赞赏的目光、友善的动作、喜悦的声音等。护士在与患者密切接触的过程中，及时对患者治疗、护理、康复中的进步进行支持与鼓励，会成为患者康复的动力。

四、精神科康复护理组织管理

精神科康复护理组织管理既包括院内精神科康复护理人员的管理、患者的组织管理，又包括社区精神科康复护理的组织管理。

1. 院内精神科康复护理组织管理 目前我国精神病专科医院或精神科病房的管理模式既有开放式管理，又有封闭式管理，而对于住院患者而言，每个病房既是治疗场所、又是生活场所，病房就是一个大集体。患者不仅需要清洁、整齐、便捷、舒适的生活环境，还需要和谐、有序、温暖、关爱的心理环境，因此病房内对精神障碍患者的组织管理就非常重要。同时，通过加强对精神科康复护理人员的管理，规范工作程序、明确工作目标、制定工作职责、完善规章制度，为患者提供优质的康复护理服务，帮助患者掌握生活、学习技能，建立社交沟通平台，可促进患者早日重返社会。

（1）履行精神康复治疗与护理告知义务，取得知情同意是精神科康复护理组织管理的基础。

1）在患者入院时，签订《精神康复治疗知情同意书》，告知患者及其家属精神康复治疗的目的、必要性、存在的风险。取得配合与支持是精神科康复护理的前提，尤其是患者在急性症状得到控制后进行体能训练、独立生活技能训练、社会技能训练、职业技能训练等可能存在风险的康复训练项目时。

2）康复护理是执行康复医嘱的过程，国内各地精神康复治疗项目各有不同，既有自理能力训练、行为矫正治疗、作业治疗等，又有工疗、娱疗等传统项目，但康复护理均需根据护理程序，关注多学科团队的康复评估，制定并落实康复计划，进行康复护理相关记录。

（2）完善精神科康复护理人员管理要求是精神科康复护理组织管理的关键。

1）精神康复护士职责

①在病区护士长领导下开展精神科康复护理工作，熟练掌握精神科康复护理技术。

②根据医嘱对患者开展康复治疗与训练，按照护理工作程序完成患者的康复护理。

③在康复治疗与训练中，以建立治疗性信任关系为基础、构建主动参

与型康复模式为推动力，关注患者功能改善或补偿情况，提高患者生活、学习、职业能力。

④在康复治疗与护理中，严格遵守《精神科康复护理安全工作规范》，保证患者安全。

⑤关注患者病情和情绪变化，善于使用支持和鼓励技术，引导家属参与并给予患者支持。

⑥及时满足患者的合理需求，正确处理患者之间、护患之间的问题和矛盾，提供良好的心理、社会康复环境。

⑦做好多学科团队的协作，善于听取团队其他成员的康复理念、分析意见和建议及康复计划，结合康复护理工作，为患者提供科学合理的康复。

2）精神科康复护理安全工作规范

①患者参加康复治疗和训练项目必须根据病区医嘱和患者的实际情况。

②康复治疗和训练过程中，指导人员应每15～30分钟巡视一次，发现病情变化及时向医生报告。

③接送康复治疗和训练患者时，由病区工作人员和负责训练人员进行交接并登记，包括患者人数、病情、治疗和训练情况，确保患者衣着得体、鞋子防滑、无危险物品。

④带患者外出康复治疗、训练时，均以2名（前后各一名）工作人员为宜，只有1名工作人员时必须走在队伍后面且不可脱离队伍。

⑤进行室外康复活动时，负责组织活动的部门检查环境安全后患者方可进入。对于开放性环境，安排活动以患者不离开视野和可控为原则。

⑥对于室外及体育运动，组织者需事先以通知文件形式发至参与科室并评估患者躯体状况、运动强度、安全风险等。

⑦进行院外康复活动时，组织方要对车辆、目的地、餐厅进行考察，以安全、实用、方便为原则；活动过程中应将患者进行分组，每组人数不超过10人，分别由两名工作人员负责。

⑧康复治疗和训练中，患者如发生损伤，应及时报告病区医生并协助处理。

⑨每周固定一次对康复治疗室、训练场所内所有区域及门、窗进行安全检查，及时清查危险物品并登记，出现问题及时反馈并修理。

⑩加强康复设备设施（如手工制作室、缝纫室、家居料理室、运动器材等）的管理，每日治疗结束后，认真清点训练用具并登记。

⑪康复治疗、训练均应做好水、电、暖的管理，避免患者独自使用刀、剪等利器和开关电器。电器使用后关闭开关，拔下插座。

⑫康复治疗训练中，康复护士行为仪表要规范，着软底鞋，不化浓妆、不留长指甲、不使用过浓烈的香水。

3）精神科康复护理工作程序

精神科康复护理程序是康复护理中一个完整的工作过程，是一种有计划地、系统地实施康复的程序，是具有综合、动态地决策和反馈功能的过程。该过程是以促进、改善、补充患者功能为目标所进行的系列护理活动。

①精神科康复护理评估：评估是精神康复工作开展的关键。评估需要了解患者既往的经历，目前社会功能，所处的家庭、社会环境，躯体及精神状况；还需要了解患者对疾病和未来的态度和希望，同时注意评估患者的优势资源。

②精神科康复护理计划：全面、有效的康复评估是制定康复计划的基础，康复目标是制定康复计划的方向。护士应根据患者存在的功能缺陷，结合患者所具备的优势资源和家庭、社会对患者的要求制定康复计划。康复目标要明确、可测量、可实现，康复计划需要患者参与制定。

③精神科康复护理实施：护士要根据康复计划制定具体的实施步骤。护士在进行康复技能教与学的过程，要逐渐弱化引导作用，强化患者主动意识，最终使患者适应生活、学习和工作。同时，在康复计划实施中，要重视家属资源利用，使用支持、鼓励技术使之与护士形成合力。

④精神科康复护理评价：康复效果评价不是护理人员单独作出的，但根据护理计划和实施情况进行过程评价和最终评价是有必要的。护理评价要与医生、康复治疗师评价相结合，使用动态、连续评价过程，不断调整康复计划，完善康复措施，保证患者得到及时、有效的康复。

（3）建立与医院、科室发展相适应，满足患者需要的病房管理模式是精神科康复护理组织管理的重心。

1）开放式管理

①开放式管理的目的及适应类型：开放式管理病房适用于稳定期患者适应性康复过程，用以培养和锻炼患者的自我管理与照顾的社会适应能

力，满足患者回归社会的心理需要，调动患者的主动性与积极性，满足患者的自尊需求，提高患者自信，促进患者早日回归社会。对精神障碍患者实施开放式管理需要经过医疗护理病情、风险评估：病情稳定，风险在0级的精神障碍患者（如康复期出院前的精神障碍患者）；安心住院、以康复治疗与训练为主的患者；部分神经症患者等。此外，还需要告知开放式管理的目的、意义和风险，取得患者及其家属的同意，并签订知情同意书。

知识链接——重型精神病患者危险性评估及分级(共分6级)

0级：无符合以下1-5级中的任何行为。

1级：口头威胁，喊叫，但无打砸行为。

2级：打砸行为，局限在家里，针对财物，能被劝说制止。

3级：明显打砸行为，不分场合，针对财物，不能接受劝说而停止。

4级：持续打砸行为，不分场合，针对财物或人，不能接受劝说而停止。

5级：持管制性或危险性器具针对人的任何暴力行为，或者纵火、爆炸等行为，无论在家还是在公共场合。

②开放式管理类型：开放式管理在国内有两种形式：全开放式管理和半开放式管理，主要区别在于患者在住院环境中的自我管理的自由度不同。半开放式管理是精神障碍封闭病房的住院患者在病情允许的情况下，由医生开具医嘱，每日完成常规治疗后，在家属陪同下外出活动或者在医疗护理共同风险评估并确定患者家属同意情况下，在一定时段内在某一固定职业康复岗位进行开放性的职业康复训练。开放式管理的精神障碍病房与综合医院病房管理模式基本相同，科室大门不加门锁，患者可以自由出入，消除了患者与社会环境的隔膜感，有利于患者与外界的接触和沟通交流，减少患者的情感和社会功能的衰退。但开放式管理病房的患者多为主动接受治疗，有较为完整的自知力和定向力。如果患者自知力和定向力缺乏，原则上需要转入封闭式管理病房，家属执意要求住入开放式管理病

房，则可进行半开放式管理，同时需要患者家属陪同外出，以避免患者走失或发生意外。

③开放式管理的实施：开放式管理首先要确定收治对象的范围并严格遵守，可以由门诊经过评估直接收入，也可以由其他科室转入。入科后的评估是安全管理的基本要求，签署各类知情同意书是明确责任，也是进行安全管理宣传的过程。其次，进行病情动态评估，当开放化管理患者出现病情变化，出现严重冲动、伤人、毁物、自伤自杀危险时，立刻汇报至科室护士长、主管医生进行转介或调整管理方式。再次，开放式管理需要建立完善的管理制度。开放式管理增加了患者的自我管理权力，也给科室安全管理带来了很大困难，如患者药物、个人物品、环境管理、治疗时间、在院安全等。因此建立开放式管理知情同意书、陪护管理制度、外出请假制度、个人物品管理制度等，可帮助护士在组织管理中有章可循。此外，在开放式病房开展健康教育、组织喜闻乐见的团体活动，可加强对患者的组织管理。开放式管理患者自由度较大，周围环境安全隐患相对增加，因此需要对患者进行入院时和阶段性健康教育，帮助患者熟悉环境、明确管理要求、掌握外出安全、饮食安全和行为安全等方面的知识和操作技能。开展各类具有治疗和训练目标的团体活动，可帮助患者更好地适应和配合科室的开放式管理。因为患者时间相对自由，接触外界信息量较大，科室在组织患者开展各类团体活动难度增加时，可以选择喜闻乐见的活动形式和内容，寓教于乐，结合患者兴趣爱好开展健康教育讲座、家庭干预技巧、服药管理情景剧、处理不良生活实践分享会、患者外出开心乐等活动，提高患者技能，增加患者自我管理信心，减少安全隐患。

2）封闭式管理

①封闭式管理的目的及适应类型：封闭式管理是指精神障碍患者治疗、护理、康复及生活均在相对封闭的科室内进行。这种模式属于传统的精神障碍病房管理模式，便于组织管理、观察和照顾精神障碍患者，可以有效防止意外事件的发生；但封闭式管理相对影响了患者的自我管理，无法让患者与周围社会环境有效融入。封闭式管理更适合于精神障碍急性期、严重冲动、伤人、毁物、自杀自伤及病情波动、无自知力的患者。

②封闭式管理的实施办法：封闭式管理需要护士更多的组织与融入，首先需要制定相对完善的规章制度，让患者了解管理要求，调整生活作息习惯，对于新入院患者需要给一定的适应时间。封闭式管理病房的就餐、

睡眠、服药、洗澡等通常为某一时段集体进行，建立良好秩序、患者间互帮互助非常重要，同时护士需要关注患者个人需求，不能一概而论。此外，要注意观察病情变化，以高度的责任心及时发现并解决问题，防范意外事件发生。

其次，鼓励建立同伴支持的患者关系。安排患者床位时，要关注患者的性格、兴趣及语言沟通能力等，尽可能以相似性吸引原则安排病房室友，使之发挥更好的陪伴和支持作用。封闭式病房因患者不能随便出入病房，活动范围、活动内容受限，患者被动服从，缺乏自信与积极、乐观的心态，不安心住院，因此护士需要关注患者需求，及时解决合理需求，经常使用鼓励和支持技术，帮助患者适应住院环境，发挥自身潜能，建立自我管理和康复意识，使之尽快回归社会。

此外，鼓励开展丰富多彩的科室康复活动，提供患者康复技能训练成果展示的平台，提高患者的在院生活质量。精神科康复护理工作者对封闭式管理需要有清楚的认识：封闭式管理不是完全把患者锁在病房里，而是可以通过有序组织和合理安排，让患者在病房以外的环境进行社会融入、康复训练、外出体验及运动参与。首先，美化住院环境、布置科室环境可征询患者的意见，组织有特长的患者参与自行手工制作装饰物，提高患者的归属感和自信心。其次，在患者进行自理能力训练、社交技能训练、服药训练等等康复训练项目时，科室可以组织多种形式的竞赛或情景剧表演，以示范、扮演、榜样等作用带动其他患者。同时，可在科室开展行为强化代币治疗，帮助患者建立正确的行为习惯和方式，提高患者生活、学习、职业技能。最后，应在封闭式病房开展分级康复训练，根据患者功能不同，分为若干项目团体小组，进行康复技能训练，同时建立阶梯式康复训练程序和患者管理模式的动态转介，让封闭式病房患者在治疗护理康复达到一定效果时，转入开放化管理病房，形成全程综合性康复模式。

知识链接——代币行为强化治疗

　　代币行为强化治疗属于行为治疗的范畴，是以 Pavlov 经典条件反射学说、Sknner 的操作条件反射学说、Bandura 及 Watson 的学习理论、Jacom 的再教育论等为理论基础，以减轻或改善患者的症状或不良行为为目标的一类心理治疗技术的总称。它的发展已有上百年的历史，具有针对性强、易操作、疗程短、见效快等特点。

首个代币系统出现在美国伊利诺斯州的一家精神病院，现在被较为广泛地使用于家庭、教育、休闲环境、监狱、医院、工商业中。代币行为强化系统是用来帮助调整精神障碍患者的行为的，此系统可以增加良好的行为，抑制不良的行为。一个有效的代币系统包括：①明确定义需要调整的行为；②确定虚拟强化物；③确定实际强化物；④确定虚拟强化物与实际强化物的兑换公式；⑤记录；⑥逐步停止代币。治疗师需要知道如何来评估和调整代币系统，代币治疗最好的效果是达到在不用提供代币时也可以提高良好的行为表现——包括逐步停止的应用。

2. 社区精神科康复护理组织管理　精神疾病的社区康复护理服务是精神病专科院内康复活动的一种延伸服务，是为精神障碍患者、家属及有相关需求的人群提供的一种社区后续服务。社区康复护理服务包含在社区精神卫生服务的内容中，主要由专业精神科医生、护士、康复治疗师、社工、心理工作者等团队共同提供社区精神康复所需服务。

（1）社区精神科康复护理目标

1）为患者提供全病程干预的康复护理服务。

2）提高患者的疾病自我管理能力，掌握服药管理技巧，提高患者对疾病的正确认知，降低复发率，促进心理、生理健康。

3）提高患者的社会适应能力，支持患者进入社区精神卫生服务站及相关机构，参加社会回归性康复。

4）做好家属心理支持，帮助家属掌握家庭干预技巧，处理应急事件等。

5）帮助社区康复站对患者进行评估、制定康复计划、指导社区工作人员掌握精神康复技能和组织管理技巧。

6）增强患者与社区康复服务站、社会相关团体、医院之间的联系，为患者提供全方位照顾与康复服务。

（2）社区精神科康复护理服务对象

1）精神障碍患者。

2）精神障碍患者的家属、亲友、单位领导、同事等。

3）有精神卫生需求的社会各界人士。

（3）社区精神科康复护理工作职责

1）对辖区内精神障碍患者及时建档、及时访视，提出护理康复监管意见，动态掌握辖区精神障碍患者基本情况。针对不同患者情况定期随访，随访间隔时间以掌握底数清、去向清、精神状态清、治疗情况清为原则。

2）与社区多学科团队合作开展社区康复工作。每周至少1次在社区康复站开展精神康复活动，需要有组织、有策划、活动目标明确。社区精神科康复护理主要涉及患者服药管理、情绪管理、病情自我观察、生活自理能力训练、社交沟通技巧、职业能力提升等。

3）指导完成免费服药工作。根据社区康复服务站的管理要求，每周或半月开展免费发药相关工作，并对康复站工作人员进行药物观察与管理的技能培训。

4）开展社区精神障碍患者护理评估，开展个案管理工作。对于已经明确诊断、病情基本稳定的患者制定阶段性生活、学习、职业康复训练计划，并指导康复站工作人员实施和进行阶段性效果评价。

5）加强公众精神卫生知识宣传和健康教育，提高普通人群心理健康知识和精神病预防知识的知晓率，每月一次面向社区开展精神卫生、心理卫生宣传教育活动，借助"世界精神卫生日""世界孤独症日""全国助残日"等重大节点，开展宣传与展示活动，推动全社会对精神障碍患者的关注。

6）加大重点人群心理问题的关注与干预，参与重大灾害、突发事件后精神卫生干预与心理救助服务。

7）参与每月辖区内从事社区精神卫生管理工作人员的沟通与协调会，积极协调解决工作中遇到的问题和困难。

8）完成对本辖区患者、家属、康复站工作者、非医疗人员等的业务培训和技术指导。

知识链接

1. 世界精神卫生日　由世界精神病学协会（World Psychiatric Association WPA）在 1992 年发起，时间是每年的 10 月 10 日。世界各国每年都为"精神卫生日"准备丰富而周密的活动，包括拍摄、宣传促进精神健康的录像片，开设 24 小时服务的心理支持热线，播放专题片等。2000 年我国首次组织世界精神卫生日活动。

2. 全国助残日　是中国残疾人的节日。1990 年 12 月 28 日第七届全国人民代表大会常务委员会第十七次会议审议通过的《中华人民共和国残疾人保障法》第 14 条规定："每年五月第三个星期日，为全国助残日。"《中华人民共和国残疾人保障法》从 1991 年 5 月 15 日开始实施，"全国助残日"活动即从 1991 年开始进行。全国每年都进行"助残日"活动。

3. 世界孤独症日　2007 年 12 月 18 日，联合国大会通过第 62/139 号决议规定，从 2008 年起，每年的 4 月 2 日被定为世界提高自闭症意识日（World Autism Awareness Day），简称为"世界孤独症日"。联合国鼓励各国政府和相关组织在这一天举行活动，提高人们对自闭症的认识，同时宣传早期诊断和干预治疗自闭症的重要意义。

第**3**章　精神康复护理技术流程介绍

第一节　设　　置

一、精神康复护理技术设置的目的及意义

康复护理技术遵循"功能训练，全面康复，重返社区，提高生活质量"的康复宗旨，帮助患者重塑处理日常生活的能力、自我管理能力、正常的工作习惯，协助及教导患者恢复自信、自尊，培养患者的兴趣、爱好，提高其适应社会能力，改善其职业功能水平，最终让患者达到适应及重新融入社会的目的，对减轻患者痛苦，提高患者生活质量具有极其重要的意义。

二、精神康复护理技术设置的原则

医院精神康复是以医院为基础的精神康复，为目前我国精神疾病患者康复的重要形式之一。鉴于各级各类精神病院的功能不同，其开展的院内康复护理技术也可以不同。选择何种康复护理技术，原理与躯体疾病康复护理相一致，即运用一切可采取的手段，尽量纠正精神障碍患者的病态表现，使患者尽快适应社会和家庭的工作、学习和生活，最大限度地恢复适应社会生活的精神功能，减少或降低精神残疾的发生率。

因此，康复护理技术的设置基于以下三项基本原则，即功能训练是康复的方法和手段，全面康复是康复的准则和方针，回归社会是康复的目标和方向。

三、精神康复护理措施和方法

精神障碍康复是重整患者的人生目标，适应精神障碍给他们带来的影响。当代急性精神病住院治疗的模式是短期、多次收住医院精神科病房，如果能够配合适当的康复措施，可降低复发风险、减少药物治疗剂量及住

院时间，提高治疗依从性，有助于患者的躯体康复、心理康复、社会康复和职业康复等。因此，根据精神疾病患者病种、病情、病前社会角色和文化程度等方面的不同，制定不同的康复训练内容并采取相应方法，使他们尽快适应相应的康复训练，尽快回归社会，显得尤为必要。

对急性治疗期的患者，突出的精神病性症状（如幻觉、妄想、行为紊乱、思维形式障碍等）被控制以后，就应该进行技能训练，包括鼓励患者参加集体活动，恢复或提高人际交往能力等。当急性期症状缓解后，患者进入巩固治疗期，可以酌情给予独立生活技能训练，如药物治疗自我处置能力的训练，以提高患者对药物治疗的依从性，为出院后康复做准备。巩固治疗结束后进入维持治疗期，此时疾病已处于缓解状态，会面临出院后的许多问题，如自我管理药物治疗问题、独立求医问题、回归社会问题、求职问题和自主处理自己的收支问题以及在社会中独立生存的技能问题等。这些和康复者的心理、社会功能有着密切的关系，因此在康复过程中进行技能训练也是重要的内容，在本书中也进行了详细介绍。具体康复措施和方法有以下几个方面。

1. 心理教育　人们对精神疾病患者多持负性态度，认为患者具有危险性、不可预见性和暴力倾向，尤其是精神分裂症患者。这种态度不仅会加重患者病情，也会影响患者及其家属的心理健康，使之产生自卑、退缩、病耻感等心理问题。患者症状减轻后，一般主要在社区和家里接受治疗，但是，患者及其家属对疾病的认识是有限的，比如常常会问："应当如何治疗、护理？复发的征兆是什么？"因此，对患者及其家属进行教育特别是心理教育是必要的，内容不仅包括疾病的病因、诊断、症状、治疗和预后等，还涉及家庭支持、危机干预等方面的知识。

心理教育的核心是通过教育增及其患者和家属有关精神疾病的知识，帮助其正确认识疾病，维护和增强患者及其家属的心理健康。心理教育可以在医院、社区或患者家中进行，可以仅家属参与，也可以患者及其家属共同参与。

2. 家庭干预　家庭关系与家庭支持的好坏是影响精神障碍患者康复结局的重要因素。家庭干预应把治疗重点放在改变家庭成员的人际关系上，治疗的过程是发现与个体心理障碍发生、发展有关的家庭内部因素。这些因素主要包括：提高家庭对疾病的认识；支持、关心家庭中的照顾者；促进家庭中其他成员的成长；教会家属一些具体的应对措施；促进家庭内部的交流；提高服药的依从性等。

归纳起来，目前家庭干预有心理教育性家庭治疗、危机取向家庭干预、行为模式的家庭治疗、降低情感表达的治疗等治疗模式。家庭干预是一种综合的家庭干预，干预对象得到了扩展，不仅限于患者本人，也包括其家庭照顾者。干预方式也发生了转变，从以专业人员提供为主过渡为在专业人员（如社区精神卫生护士）指导下的患者家庭之间的互帮互助及同伴为主导的互助。与单个家庭干预相比，这种集体家庭干预形式效果更为积极。通过家庭干预治疗，可改变患者原来不适应的家庭关系，有利于患者有一个良好的居住环境。另外，良好的家庭干预治疗，还能给医生及时提供患者在院外的信息，以便及时调整治疗方案，并保证药物维持治疗的有效完成。

3. 生活和社交技能训练 精神障碍患者因长期住院而与社会隔离，其社交功能严重下降，对这些患者的训练涉及的内容较广，主要包括生活技能训练、社交技能训练、学习技能训练、职业技能训练等。训练患者通过语言、书信等方式表达自己的愿望和感受，学习不同场合的社交礼仪，学会分析解决交往过程中出现的问题，锻炼自己的交往能力，不断鼓励患者并与家庭成员保持情感上的联系。

社会和独立生活技能训练目前有两种较为成熟的模式：①Liberman R. P 的社会独立生活技能训练程式，该项训练程式包括基本交谈技巧、娱乐休闲、药物自我管理、症状自我管理 4 个模块；②社交技能模式（social skills model）将社交技能总结为以下三方面：接受技能、处理技能和表达技能。

生活自理能力训练主要针对长期住院、生活自理能力下降、病情处于慢性衰退期的患者；重点培训其个人卫生和生活自理能力，如洗漱、穿衣、吃饭、排便等；目的是使患者学会自我料理。训练需要持之以恒，并不断地强化。

4. 认知行为治疗（CBT） CBT 是一组通过改变思维或信念和行为的方法来改变不良认知，达到消除不良情绪和行为的结构性短程心理治疗方法。该方法由治疗师和患者一起制订共同目标，然后根据目标安排具体日程。这种结构式日程在治疗的开始即制订好。CBT 治疗方式有两种：个别治疗和小组治疗，通常采用个别治疗，CBT 的时间和频率要视患者个体情况及病情而定，经典治疗时间共 15～20 小时，频率为每周或隔周 1 次，每次进行 30 ~ 45 分钟。

5. 认知矫正 认知功能是指使用和综合基本技能的能力，这些基本技能包括知觉、记忆、思维等。认知功能的损害是影响患者社会功能康复和疾病预后的重要因素。因此，改善认知功能，可改善社会问题的处理技巧，促进社会功能，提高生存质量，是康复治疗的重要目标。

认知矫正就是通过各种方法恢复或改善认知功能。可以采用一对一的训练，也可以是以小组形式开展治疗；可以是单纯认知技能训练，也可以是认知技能训练与其他康复训练相结合。其治疗原则是早期开展简单任务训练，以后循序渐进，不断增加任务难度。它包括多种训练模式，如认知增强治疗（CET）、神经心理教育式矫正治疗（NEAR）、整体心理治疗（IPT）、社会认知训练（SCT）、计算机辅助认知功能康复（CACR）等。

6. 艺术治疗 艺术疗法是以艺术活动为中介的一种非语言性心理治疗，通过艺术让患者产生自由联想来稳定和调节情感，消除负性情绪，为精神疾病的康复服务。艺术治疗包括美术治疗、音乐治疗、舞动治疗、陶艺治疗、心理剧治疗等治疗形式。艺术疗法有其独特的优点，重点是培养患者参与群体活动，扩大社会交往，患者在其中容易找到生活的乐趣，促进身心健康，消除或减轻药物可能带来的不良反应，适用于绝大多数精神疾病患者的训练。

训练内容与安排应根据患者的病情、兴趣爱好、受教育程度、躯体健康状态等而定，包括一般性娱乐与观赏活动，如听音乐、看电视、看演出等；带有学习和竞技的参与性活动，如歌咏、舞蹈、体操、球类、书画等。患者可根据自身特点选择最合适的活动。训练方法有音体治疗、歌咏、舞蹈、乐器演奏、健美、形体等训练，以及参与性的体育活动，如体操、球类、扑克牌、桥牌等比赛，这些训练要根据患者的体能来确定。

7. 职业康复 职业康复又称工疗，可循序渐进地进行简单的作业训练、工艺制作训练和就业前训练。就业行为技能训练帮助患者训练工作和社会技能，对精神障碍患者获取和维持职业，获取收入，增强自信和自我认同，提升生活质量，重返社会具有重要的意义。

职业康复不仅是一种治疗方法，还是一个系统，是帮助残疾人就业的重要领域。在西方，大部分的研究者认为就业是康复的重要指标。职业康复方法包括以下几种：日间治疗、庇护性就业、职业俱乐部、过渡性就业、支持性就业等。

8. 支持性教育 患上精神疾病而无法继续学习的情况很严重，不但让人感到失败、羞耻和失望，而且竞争力低、缺乏就业机会。精神疾病患者接受教育和就业训练，目的是通过技能训练的学习，妥善应对和处理各种实际问题。可采取的方法有两种：一是进行较普通的教育性活动，如科普知识的教育、常识教育、药物和疾病知识的教育，通过系统的教育，提高患者的常识水平，培养其学习新知识的兴趣；二是定期开展针对性较强的学习班，如传授患者文化知识、简单书画练习等。患者在回归社会前，进一步地学习相关技能，如家庭料理、采购物品、烹饪技术、交通工具的使用等，或使其在重返社会后能更好地履行家庭职能，改善家庭关系。

9. 支持性居住 这个模式的精髓是让患者可以在自己选择的社区里独立生活，强调社区融入和正常化，并同时得到持续和有弹性的专业支持，这些支持包括：每时每刻都有职员帮助处理危机、经济援助、金钱管理协助、购买家具等。支持性居住可降低患者的住院率、增加希望、增强社会角色功能和加快正常化、提高生活质量。在中国，人们往往看重家庭与人伦关系，因此只有建立新家庭的人才会脱离父母，过着独立的生活。所以，目前居住问题对国内精神疾病患者尚未形成一个问题。

四、精神康复护理技术的实施

精神康复技术的开展，应该关注怎样使康复对象在其选择的特定环境中拥有使他感到成功和满意的生活、工作、学习、社会交往。康复治疗的形式主要有医院内康复和医院外康复两大部分。医院外康复主要包括家庭康复、工疗站及其他职业康复等。

1. 医院内康复 一般是指住院治疗过程中的康复。为了使患者尽量避免长期脱离家庭与社会从而导致功能衰退与精神残疾，精神专科医院大多设有康复科，配备各种康复设施和场所，如音乐放松系统设备、运动治疗器材、感官治疗设备、日间病房设施、多种音乐器材、书法绘画设施、职业技能训练场所等。医院内康复的主要方法有日常生活技能训练、文体娱乐活动训练、社交技能训练、职业技能训练、学习行为技能训练等，可根据患者病情有针对性地进行。医院内康复可帮助患者学会处理、应付各种实际问题，为出院后能尽快适应环境、适应自己的社会角色打下基础。需要强调的是，活动中要保证康复对象活动的隐私和自由，注意培养患者的自主与独立能力，定期对康复效果进行评估，修订进一步的康复计划。

2. 医院外康复　将院内与院外的治疗无间断地连接起来可能是对精神障碍患者进行完整治疗的有效措施，但由于疾病及环境因素的综合影响，精神障碍患者存在严重的社会功能缺损及精神残疾，致使无法走出医院、走向社会。因此精神康复需从院内实施转移到社区并重，以实现院内、社区循环的理想状态。院外康复主要包括日间医院、家庭康复、社区康复等，综合协调应用医学、教育、社会、职业和其他一切可能的措施，让精神障碍患者在医院外得到全面服务。

第二节　操作流程

精神康复的目的在于通过各种康复措施及康复训练使患者恢复其社会功能，或为患者重建某种社会技能，使之能适应社会生活要求。这项工作的开展及完成，需要有一定的工作程序和步骤。精神康复护理技术的操作流程，遵循护理程序五个步骤，即评估、诊断、计划、实施和评价，现分述如下。

一、评估

精神康复从业者并不需要特别关注症状或临床评估诊断标签；相反，更需要收集特定的信息——生活、学习、工作中一个人需要的功能，这样可以确定需要哪些技能和资源功能有效地选择环境。因此，必须根据患者的整体康复目标进行评估，内容包括功能性评估和资源评估。

功能性评估是评估患者在特定环境下拥有或缺少的技巧，Charles Rappo 和他的同事（1997 年）强调，精神康复医生把注意力聚焦在患者的长处上比聚焦在缺陷上更重要。资源评估指一些能够帮助患者达到目标的资源，譬如交通工具、特殊训练等。对于某些人而言，直到他们准备确定一个有意义的目标，并致力于实现这一目标的工作，康复诊断才能成立，因此，患者入院一周时间内，主管医师、护士、康复治疗师要从不同角度对患者进行评估，包括患者康复就绪评估、参与活动、促进准备等。评估表具体的使用方法在本书有关章节会进行详细的介绍。

1. 临床症状及存在风险的评估　患者入院 24 小时内，由主管医生对其病情进行评估。根据评估结果，决定该患者是否可以参加康复训练。若病情严重，无法完成康复训练，则以药物治疗为主。主管医师要每周给患者进行病情评估，当他们达到康复训练标准后，再进行全面评估和康复训练。临床中常用的症状评定量表有：简明精神病量表、阴性症状量表、阳性症状量表等，主要评估患者目前的主要症状，以及症状对患者行为的影响，有无冲动、外逃、自伤、自杀等风险。

2. 躯体状况的评估　躯体健康评估可以使用《躯体健康状况评估表》，评估周期为每周 1 次，评估者依据患者的血压、血脂、体质指数（BMI）、躯体疾病等实际情况填写相应的信息。

3. 生活自理能力评估　生活自理能力评估使用的工具为《日常生活能力量表》（activity of daily living，ADL），评估周期为每周 1 次，评估者根据患者实际的生活自理情况给出具体的分值。

4. 社会功能评估　社会功能评估主要使用的评估工具为 Hall 和 Baker 的康复评估量表和《社会适应功能评估量表》，评估周期分别为一个月和三个月，为保证评估标准的统一性，评估人员相对固定，评估者依据患者的实际社交情况给出相应的分值。

5. 对疾病认知的评估　评估患者的服药态度，有无自知力，是否愿意接受服药训练以及精神医学常识掌握程度等，评估者根据患者实际的认知情况给出具体的分值。

6. 行为评估　康复的目的之一是纠正患者的不恰当行为，建立和巩固良好行为，因此在康复前应对患者行为做康复前的检查和评定，评估者根据实际情况记录患者的行为表现。

（1）行为的判断　"行为"的概念可简单地理解为每个人每天的全部活动。判断一个人行为正常的唯一方法是与正常人群公认的标准相比较。如果精神分裂症患者在具备洗漱的条件下，清晨不刷牙、不洗脸，这种行为就是不正常的；但如果没有条件进行洗漱，这种行为就不能认为是不正常的，可见行为与环境条件、个人情况、知识水平以及年龄、性别都有着密切的关系。总之，要根据行为出现的时间、地点、频度、不同文化背景等来判断患者的行为是否正常。

（2）行为的评估和记录　在社区、家庭及住院情况下，有条件者要对患者不良行为的出现，进行计数、计时、观察、评定与记录，如某一精神分裂症患者有尿床的不良行为，要记录患者（康复者）每周尿床几次或是每天的尿床次数。只有这样，当经过行为康复训练后，才能通过对比显示出疗效。

7. 资源评估（家庭评估） 作为患者主要的照护者和监管者，家庭成员对疾病的认知程度与心理状况直接影响到患者的治疗依从性和康复水平。另外，由于社会上对精神疾病的一些偏见和误解，使得精神疾病患者的家属在经济上和心理上都承受着很大的压力和负担。因此，除了解患者家属的各种需求外，还应该从更细的角度了解更详细的信息，例如确定家庭成员、家庭各组成部分之间关系的性质（情感支持性的、冲突性的、竞争性的）、互动的特征（管制性的、互惠的）、沟通模式及敏感的家庭问题等。

8. 精神康复准备 康复准备指的是患者个人的愿望和动机参与康复过程。如果没有这样的意愿或动机，个人就不会采取行动来实现一个目标。因此康复治疗前需要评估患者预备进入治疗的程度，继而制定康复方案。Cohen（1992 年）建议，就绪评估应该包括以下五个因素：①改变的需要；②改变的承诺；③对环境的意识；④自我意识；⑤与康复师的关系。康复对象的就绪评估分数越高，康复成功的机会便越高。

二、诊断

对于某些人，直到他们准备确定一个有意义的目标，并致力于实现这一目标的工作时，康复诊断才能成立。因此，根据患者的整体康复目标，谨慎、认真地评估与康复治疗相关的各种临床因素至关重要。评估时，应注意内在、限制因素与外在传统因素的区别。内在因素是指某些既成事实的临床环境，它们往往很难改变。而外在因素（这些因素渐渐传统化或政策化）则并非固定不变，对它们进行调整是治疗师力所能及的。

需要注意的是，以上几个方面评估的作用除了评估患者某一阶段的康复水平以外，更重要的是发现患者不同时间段的康复能力的变化（进步、倒退或无改变），据此对康复活动计划进行调整。

有以下情况者，可暂缓参加康复活动：①有严重自杀风险者：有自杀观念，近 4 周内曾有过自杀行为，情绪极度低落、悲观绝望等；②有冲动风险者：有较高程度的兴奋，有冲动毁物行为，症状丰富且行为受症状支配，情绪易激惹等；③有逃跑风险者：对住院治疗有明显抵触情绪，自知力不完善，有逃跑企图或行为等；④有严重躯体疾病者：年老体弱，行动不便，有比较严重的心脑血管病或明显的药物副反应等。

三、计划

康复计划是指康复对象生活上需要拥有的一些技巧和目标方案，是经过全面评估，由医师、护士长、康复治疗师与患者共同商讨并制定，其内容包括康复对象选择的生活环境、功能评估和资源评估、康复对象达到康复目标的最佳途径。其长期目标应该是按照一定的顺序逐渐减少特定的任务，逐步引导康复对象实现整体康复目标。虽然有些人可能需要学习和练习很多技巧，掌握大量的资源，才能达到整体康复的目标，但最好的办法通常是在几个技能或资源上开始，因此康复目标要明确，不能含糊不清，最终目标要与患者达成共识。主要步骤如下：

1. 汇总评估结果 由主治医师主持，主管医师、护士长、康复治疗师参与讨论。各评估者将评估的结果提供出来，各自发表意见，提出各自发现的问题。最终，由主治医师总结，决定该患者应该参加哪些康复训练。

2. 与患者协商康复训练计划 首先，由康复治疗师根据整体评估结果，告诉患者目前存在的问题有哪些，告诉患者我们为其安排的康复训练有哪些，包括康复训练的内容、康复训练的好处、康复训练的要求等，帮助患者认清个人喜好、优点、兴趣等的优先顺序，认识患者可获得的支持与可能遇到的困难等，从而建立自己的康复计划。患者可以提出自己的看法和要求，与治疗师共同商量康复训练的基本计划。

从康复目标的选择、开发到策略的实施，患者都应积极参与到精神康复过程的每一个环节。医生设定的目标，如果没有真正从康复对象的角度来考虑，即使再好的意图，也不可能激励他们完成康复计划。所以，医生应该与患者拥有一个共同的康复目标，这是一个选择的过程，有助于激发患者对其完成康复计划的成就感。

3. 确定康复计划 康复计划是指康复对象在生活中需要拥有的一些技巧和目标方案，其内容包括康复对象选择的生活环境、功能评估和资源评估、康复对象达到康复目标的最佳途径，同时也应该列出一些在功能和康复评估中发现的关键技术和资源的缺陷，以确保康复过程从诊断阶段到实施阶段的连续性。

首先，要制定整体的康复目标。原则一是根据家庭、社会对患者的要求，二是基于患者实际存在的能力来确定。如一位精神分裂症女性患者，病前系家庭主妇，得病后不会做饭，康复诊断为家庭主妇行为功能缺损，而患者丈夫及其本人要求出院后能为家人做饭，那么学会做饭（恢复原来技能）就是康复目标之一。另一位长期住院的严重精神残疾的患者吃饭不会用筷子，护士要求一律不能用手抓饭吃，那么这位患者的功能诊断是不会用筷子吃饭，康复目标之一是学会用筷子吃饭。

对功能较好的康复者也应当制定切实可行的康复计划和目标。如一个在读高年级大学生，因为患有精神分裂症曾两次住院治疗，他计划在大学毕业后考硕士研究生，再进一步读博士学位，但由于他有认知功能障碍，难以通过考试，屡试屡败而出现抑郁。经过康复者、家庭成员和康复师共同制定康复方案，适当降低近期的期望标准后，该康复者在毕业后顺利通过求职面试，找到了合适的职业，职业功能良好，抑郁症状也随之消失。

其次，要确定康复疗程。根据康复诊断的功能缺损的严重程度和康复目标的难度大小，以及人力、物力情况和病情、家庭、社会的需要，确定康复疗程。康复疗程可短至数月，也可长至数年。

最后，与患者共同协商制定长期和短期康复目标时间表，根据计划进度安排具体康复步骤，包括康复计划的时间安排、康复措施（如使用行为矫正法还是功能训练法等）、康复内容的大致介绍及参加训练期间的注意事项等，并发给其相应训练手册。注意康复干预措施不宜过多，四至五项为合适，并具有可行性。

精神障碍患者在很多方面非常具有个人特色或天赋，如绘画、音乐、书法、运动等，我们不要仅把关注的焦点集中在药物治疗上，而缺乏对患者优势的挖掘、肯定和利用，久而久之患者也会对自己缺乏认同感。精神康复护理就是要着眼于患者的个人优势和资源，以开发和利用患者的潜能为出发点，在认知重塑过程中，让患者逐渐发现和肯定自我优势，学会接纳自我，增强自信心。

4. 评估与修订 康复过程中除了每周常规评估康复训练的进度外，每个月都要与康复对象深入讨论整个康复计划，评估每个进行康复训练患者的康复状态，及时反馈给患者，并与患者商讨进一步的康复计划。康复治疗师通过临床观察、量表复评和阶段性的小结，确认康复目标、计划是否合理，是否需再次修订或进行完善等。

但是应当指出的是，进展评估和康复计划的评价时间不是固定不变的，应取决于康复对象的个人需求以及康复机构的规定。如果短期目标是客观的、有时限的、容易量化和可衡量的，则评估康复进程是否取得进展就非常容易了。

四、实施

康复干预措施是指获得所需技巧、行为、资源的策略,选择的康复方法、方式需具体、客观、可测量,并包含时间描述。根据康复训练计划,患者和康复治疗师共同确定和采用特定的干预策略,以支持实现确定的康复计划目标。康复干预的主要内容是技能发展和支持或资源的开发。精神康复过程中的一些干预方法将在本书后面章节内容中进行描述。

实施康复活动,在各项训练过程中及时做好康复活动记录,可用表格记录或者用文字描述,包括患者整个活动过程及活动中的主要表现,注意保存记录,并与患者的评估资料、康复计划存放在一起。

康复活动记录表

活动名称
活动时间
参加人员
活动目标
准备过程
活动过程
患者的主要表现
活动存在的主要问题
改进计划和建议
记录人签字

五、评价

定期评估康复进程是康复过程的重要组成部分，以了解短期目标是否不断接近整体康复目标。如果康复对象和康复治疗人员共同判定康复进程朝着一个目标，那么，可以对康复进度给予积极的肯定，让康复对象感到自身的进步，并可以讨论设置新的目标。如果康复进程未取得进展或太慢，达不到预期目标，会让康复对象和治疗人员感到沮丧，但关键的任务是需要明确造成这种情况的原因。除了提供的干预不适合外，还有很多其他原因，比如康复对象不明白所要达到的目标与整体目标之间的关系，其可能对特定的目标失去了兴趣；或者，它可能是康复对象想要达到的目标，但还没有做好准备；有时也难以确定为什么尚未取得进展。康复治疗人员和康复对象应当深入探讨，进一步明确缺乏进展可能的原因，不应该妄下结论。

康复训练进度评估的频率原则上每周一次，每个月与康复对象深入讨论整个康复计划，以确保他们持续追踪和对康复计划做必要的更新。

但是应当指出的是，进展评估和康复计划的评价时间不是固定不变的，应取决于康复对象的个人需求以及机构政策和地方政府规定。如果短期目标是客观的、有时限的、容易量化和可衡量的，那么评估康复进程是否取得进展就很容易，并且能给康复对象提供清晰的反馈。如果经过康复训练，还存在未达标的项目，则与其协商可以再次进行有重点的训练。如患者的评估结果均已达到康复目标，则可以结束训练，并制定新的康复目标，制定新的康复进程。

第三节　康复方法

康复治疗师要了解患者的情况与康复需求类别，根据康复条件的不同制定各类不同的康复方案，其中主要还是通过各种技能的训练、心理治疗等方式恢复患者的社会功能，通过从会谈技能、交友技能、自信表达技能、求职面谈技能、家庭适应技能、预防复发技能等方面的训练帮助患者认识以及建立健全的社会支持网络。训练方式一般采取个别指导和集体康复训练相结合的措施。

一、团体治疗

团体治疗，又称小组治疗，是由一个或者更多的治疗者为两个以上患者同时实施的治疗，旨在改善患者的认知模式以矫正其适应不良的行为。由于它可以在同一时间对一群人进行治疗，因此，相对于个体治疗，团体治疗具有省时省力的特点，比个体治疗有着更大的优越性；而且团队治疗的氛围有利于成员之间建立合作、互相帮助的关系，通过相互之间的帮助，达到解决问题的目的，其本身就有促进治疗的作用。团体治疗是安全的、合乎成本效益的一种治疗方法。

1. 团体治疗的分类

（1）结构式团体与非结构式团体　结构式团体是指事先做了充分的计划和准备，有预定的目标，安排有固定程序的活动让成员来实施。它的优点是团体早期就能增加团体成员的合作，减低参加者的焦虑，容易聚焦；缺点是成员自主性与自发性的行为相对减少。非结构式团体是不安排有程序的固定活动，根据团体动力的发展状况及成员彼此的互动关系来决定团体的目标、过程及运作程序，多以非指导方式来进行。

（2）同质团体与异质团体　同质团体由于成员在人格特质、受教育程度、成长背景、个人经验等方面相近或相似，沟通起来比较容易，有助于成员之间的交互作用及彼此的相容性，一般适合应用在学习团体、成长团体和专业人员训练团体。异质团体成员的经验、背景、特质、条件不同，呈现出多样性，通过成员丰富的多样性及不同的人格特质，可以互相刺激，彼此观摩学习，让团体的发展更具多样性。

（3）开放式团体与封闭式团体　开放式团体中成员会有所变化，成员的随时更替可以为团体带来新的刺激，注入新的资源，但是彼此由于熟悉度不够，会影响相互的认同与接纳，团体的发展会受到影响。一般适用于主题性的研讨和工作团体，此时成员的新老对团体影响不大。封闭式团体自始至终成员固定不变，彼此熟悉，信任感高，安全感强，团体有凝聚力，团体发展顺畅，团体目标容易达成；但是由于缺乏外来刺激，创新程度会减低，凝聚力过强会导致团体思考的僵化，一般适用于情感度高、凝聚力强的训练团体。

（4）自愿性团体与非自愿性团体　自愿性团体指团体成员是因个人兴趣和需要主动要求参加团体，所以在团体中成员学习意愿高，参与动机强，有心去改变自己。非自愿性团体的成员是被迫来团体的，缺乏学习的动机，团体学习的效果不佳。带领非自愿性团体，要先尝试与成员建立互动关系，才能开始带领团体。

2. 团体治疗设计

（1）教育取向　从疾病的生理学与现象学层面（如幻觉、妄想等）着眼，团体目标是帮助患者学习如何应对疾病的症状，以及这些症状造成的实际问题，将患者自主性提到最高，提升患者药物知识，建立支持系统，强化治疗同盟，然后提高其对治疗的依从性。

（2）心理动力取向　从疾病的心理学层面着眼，团体目标是帮助患者了解长期的心理问题和不良适应行为如何干涉他们的生活，以便减少这些问题及行为对其生活的冲击，并改善自我功能。

（3）人际取向　从疾病的人际层面着眼，团体目标是协助成员变得不太孤立，鼓励成员在团体中互动，并且改善与他人建立联系的能力。

（4）整合式取向　整合教育取向、心理动力取向、人际取向，主要目标是学习精神病症状的处置方法（但对于心理社会层面的策略强调要多于药物层面的策略），讨论主要聚焦患者的需求，依据与当前问题的关系，来评估长期以来的不良适应问题，鼓励成员在团体间与其他成员互动，使之变得不太孤立以及改善与其他人的关系。

3. 团体治疗流程

（1）明确小组目的　营造一个封闭、安全、支持、信任的小组环境，利用小组氛围和团队动力，唤醒组员的认知意识，通过改变患者对己、对人或对事的看法与态度来改变所呈现的情绪和行为。

（2）制定小组目标

1）总目标：在现有临床状况的限制下建立合理可行的目标，帮助组员重新认识自我，提升自我觉察和自我管理能力，提高自信心。团体治疗的目标并不在于消除精神病性抑郁、精神病性惊恐、幻觉或妄想，也不在于让躁狂患者平静下来。所有这些与团体治疗无关，这是病房治疗的目标，尤其与精神药物学领域紧密相关。如果将这些任务强加给团体治疗，那么既不现实；也不合理，注定会以失败而告终。

2）具体目标：制定清晰、合理目标的重要性自不待言。它可能是治疗工作中最重要的一步，没有什么比缺乏适当的目标更容易导致失败，因此根据不同临床情境、不同时间段制定一系列相应的目标非常必要。①帮助组员了解自我个性与特点，认识自己的优势和特长，学会自我激励，增强自我概念，提高自我认同感；②帮助组员体察和了解自己的情绪状态，懂得表达情绪和适时疏解情绪，学会自我情绪管理和调整，消除情绪障碍；③增进组员间的互动和沟通，训练组员倾听与表达的技巧，增强主动交往的能力和兴趣；④帮助组员认清现状，明确自己目前的角色，修正藏药行为，同时培养组员积极乐观的心态，以坚强的信心面对自己、面对未来。

（3）小组特点

1）小组性质：根据团体治疗的目的选择半开放或者封闭式治疗型小组、同质或异质的团体。主要以改变为最终目标，营造一个相对稳定和安全的环境，增强组员间的凝聚力和归属感。

2）小组构成：一般来说团体的容量不能太大，一般不超过20人，以8～12人为最佳，否则就很难操纵。

3）小组频次：团体治疗每周1～2次，贯穿患者整个住院时期，出院时结束。精神障碍患者是非常特殊的服务对象，因为疾病特征的影响，其注意力和耐力比较有限，一般持续时间在1小时左右，时间过长则会出现随意走动、紧张、嗜睡等行为，不利于小组继续开展。

4）活动地点：小组活动室场地空间要求能足够进行游戏，配有音效设施，有利于游戏中烘托氛围，场地布置舒适、宽敞、明亮，安全且相对安静，减少非必需人员在场。

（4）实施过程 团体治疗由接受过系统团体治疗理论及实践培训的康复治疗师来实施，每次由一位治疗师、医生及护士共同组织进行。在治疗过程中，团队的成员通过互相讨论关心的问题，以认识自身的问题并从中寻求到改善的办法。实施过程分四个阶段。

1）团体治疗前阶段：需要治疗师单独会见每一位患者（1.5～2小时），会谈中治疗师主要了解患者的不良症状及其存在的问题：人际关系缺乏、技能缺失等，向患者解释可能是哪些问题会影响患者的不良情绪及今后的生活、康复等。选择其中最主要的问题作为治疗目标，治疗内容设计以改善认知、矫正行为和控制情感为原则，包括知识讲解、角色转换、表演、组员讨论、做游戏、社交模拟等。向患者解释治疗运作的过程，确定患者是否愿意加入治疗，请患者阅读并签署知情同意书，注明日期。

2）团体治疗第一阶段（第1～3次团体治疗）：治疗师说明团体目标

和规则，成员们相互介绍，尽量使成员们感到舒适，放松；向患者们解释团体中的每位成员都患有精神疾病，希望他们在治疗过程中能够相互帮助；向成员解释，是由于他们患有该疾病和精神症状的存在，帮助患者回顾病情，并提示是哪些精神症状及现有的不良情绪、情感状态或思维方式才让他们自身状况不如从前，并让他们谈论个体原来是如何处理这些问题的，治疗期间记录每个人的所有情况。

3）团体治疗中间阶段（第4~10次团体治疗）：继续创造轻松、舒适的团体氛围，把当前的人际问题和每个人的患病症状联系起来，帮助他们相互倾听各自的问题，并相互提供解决问题的方法，帮助成员们用关怀的态度对待团体中的其他成员。工作人员应用倾听、共情、支持等一般性技术以及促进团体互动和讨论的团体治疗技术进行治疗，帮助患者澄清他们不良的行为和思维模式，并尽量使患者做出改变。在治疗时可以分解成一个个单元或者一系列教育学课程，分别进行训练和学习。患者掌握每一个单独的单元之后，再练习将它们进行整合，流畅自然地使用。也可以针对其中某一个单元进行训练，练习过程中治疗师不断给予反馈、建议和正性强化，最后共同讨论治疗的效果和优、缺点，各自在治疗过程中的不足及错误的认知方式等，练习结束后要完成一定课后作业。

4）团体治疗终止阶段（第11~12次团体治疗）：在最后一次团体治疗之前数周，提醒成员团体即将结束，以便让他们有机会表达对团体结束的想法与感受。帮助成员们谈论治疗及生活中的改变及对这些改变的看法；帮助每个成员谈论哪些症状消失了，哪些不好的症状还保留着；学会了哪些生活技能，对未来有什么担忧的事情等并做记录；帮助每个成员谈论生活还有哪些需要改变的事情及应对策略；最后共同谈论对整个团体治疗过程及结束时的感受并做记录。

（5）团体治疗技巧

1）治疗师的态度：治疗师尽可能地协助团体成为一个安全的地方，强调保密来减少患者的戒备和猜疑，积极且指导性地使团体成员聚焦在团体治疗目标话题上，介入时要清楚、一致且具体，评论时要具有支持性和社交技巧，开放且有意愿提供适合当时讨论的意见与忠告，鼓励患者与患者间（而不是患者与治疗师间）的互动，通过彼此开放性讨论自己的问题而学到更多知识，要求团体成员准时出席、尽可能参与讨论、自我克制。

2）治疗的操作流程：发展一个特殊的治疗团体，一般分成以下三个重要步骤：①评估临床状况：全面评估患者的精神症状、躯体状况、日常生活、社会交往、经济状况、工作/学习状况、家庭情况、社会资源等，尽早发现不可避免的限制因素；②制定目标：与患者沟通协商制定康复计划，在现有临床状况的限制下建立合理可行的目标，循序渐进地将认知治疗、行为训练与心理健康教育等活动融为一体；③调整传统技巧：一方面，坚持团体治疗的基本原则，保留疗效因子；另一方面，治疗师必须根据临床状况及特殊人群的行为对传统技巧做一些相应的调整。多与患者进行沟通互动，每次小组干预结束前让患者相互安慰、鼓励，约定下次活动的时间与内容，结束后根据需要布置与本次小组内容相关的家庭作业，并在下次活动时反馈。

3）团体治疗的疗效：团体治疗工作的疗效不能将眼光局限在小组内容，而是要关注内容过程中所反映出的双方互动情形，因此每次活动的开始和结束，治疗师都要回顾小组活动过程，很好地引出和总结每一次活动和游戏，使团体治疗效果更趋于完善。

（6）常见的团体问题及策略

1）患者在治疗初始阶段会感到沮丧和困惑，主要原因是治疗目标的不一致感。他们无法领悟团体目标（团体的整体性、信任的气氛以及人际互动等）与自己的个人目标（痛苦的解除、行为的建立等）之间的一致性。

2）在团体初始阶段，成员们频繁流动是影响团体发展的最大障碍。治疗师从开始就应该劝阻成员任意出入房间和提前离场。与个体治疗相比，团体治疗中的这些问题显得更为紧迫。在个体治疗中，患者可以对缺席和迟到做有建设性的探究和解决，而在团体治疗的初始阶段任意出入团体将造成一个支离破碎的团体形象。较为理想的方式是，等到团体全部成员到场后再准时开始团体治疗，而且中途不得有任何中断，一直持续到治疗结束。作为治疗师，必须想方设法尽可能地保证治疗时间的恒定性。

3）团体治疗不像个体治疗，往往不能提供立即的满足。在最初的几次团体治疗中，患者可能会因为没有获得足够的"表达时间"而产生挫败感，甚至团体中直接的人际互动所唤起的焦虑使他们原先的焦虑情绪雪上加霜。

4）被认为是"团体治疗的致命弱点"的小团体及团体外交往等现象可能在团体的任何阶段出现。

对于以上常见问题，最简单有效的方法是，治疗师在最初与患者接触时，就应该在患者加入团体之前的会谈中明确团体规范，预留足够的时间来全面系统地给患者提供所有必要的治疗信息，以帮助其以最佳的状态进入治疗团体。

需要强调的是，因住院患者治疗持续时间短和精神病理学的迥异性，治疗团体面临高度不稳定性，所以团体治疗的效果甚至团体的存在都需要仰仗病房的行政支持，治疗技巧也需要大幅度地调整，循序渐进地开展，并在治疗过程中不断提高患者的期望，慢慢培养其治疗信心。团体治疗目标任重而道远，我们希望改变的是患者根深蒂固的态度和行为。

二、个体化治疗

个体的精神障碍或者心理行为问题与其功能不良性的思维有关，也就是说个体的认知、情绪、行为和生理反应之间是相互影响的，改变其中任何一个方面，就可以导致另外三个方面发生相应的转变。如果能够将个体功能不良性的思维转变为功能适应性的思维，就能改善个体精神障碍的症状（情绪、行为和生理症状或反应）；而个体功能不良性的思维与其功能不良性的信念有关，如果能够将个体功能不良性的信念转变为功能适应性的信念，就可以使其精神障碍或者心理行为问题得到持久的缓解，甚至预防其复发。

个体化治疗是指对已经明确诊断的患者，通过评估患者的精神症状、功能损害或者面临的主要问题，有针对性地为患者制定阶段性治疗方案，以及生活职业能力康复措施并实施，以使患者的疾病得持续有效治疗、生活能力和劳动能力得到恢复，帮助患者重返社会生活。

在精神障碍患者疾病的不同阶段采用药物治疗和心理社会治疗相结合，可使患者的康复结局和社会功能得到有效改善。个体化治疗强调如何通过个体认知改变和行为改变这一切入点，去整合所有的治疗项目，为患者提供综合服务，满足他们的特殊需求，即削弱或转变那些让患者的精神症状、痛苦感和不良行为维系下来的因素，引导患者不断尝试去重建新的认知、放弃已习惯的不良思维和行为模式，逐步体会转变所带来的益处，从而有信心找到帮助自己建立与维系新的良性循环的方法。

1. 个体化治疗的指导原则　每位精神障碍患者达到复原的目的有许多不同的方法，但康复之路是独一无二的，所以个体化治疗是基于每位患者恢复过程的独特性，为患者的康复和预防复发制定长远目标，将精神状况监测和心理教育贯穿于疾病的各个阶段，尊重精神康复服务方案的多样性，提供有效的个性化服务。

2. 个体化治疗的基本任务 基本任务是监测患者的精神症状，更为复杂的任务包括共病问题的干预和人格问题的介入等。这些任务的完成取决于疾病的性质和严重程度、对治疗的反应、当今的医疗手段、心理和社会困扰、精神卫生服务体系和可利用的资源等多种因素。

3. 个体化治疗计划的设计 患者入院以后，通过系统评估和接受各种不同的康复训练，总体康复水平会有很大程度的提高。但是不同患者存在的问题不是完全相同的，所以笼统的康复训练又缺乏针对性，因此很有必要为患者制定一个更符合患者实际情况的康复计划。个体康复计划就是针对某一位患者的疾病特点而制订的康复计划，其内容包括了患者所需要面临的所有领域的问题，需要医院、家属、患者本人三方共同协商制定。个体康复计划不但包含了住院期间的康复计划，还包含了回到患者生活的社会环境中可能遇到的问题。因此个体康复计划是住院康复和社会康复的一个连续体，对患者的整体康复、长期干预起到十分积极的作用。

4. 个体化治疗的流程与设置

（1）个体康复计划的制定 个体康复计划包括患者个人详细资料的收集和个体康复计划的制定，因此启动个案连续治疗之前需要对患者做全面的心理和身体健康状况评估。该评估包括了解患者的躯体健康状况，是因为任何人的心身都是一体的，躯体健康问题会导致心理方面的问题，一旦忽略了个体躯体疾病的识别与处理而只关注其心理问题，不仅会导致心理问题的治疗效果不佳，浪费了时间、精力和金钱，还有可能贻误躯体疾病治疗的最佳时机，甚至导致惨痛的后果。

（2）制定个体康复目标

1）总目标：通过个体态度、价值、感觉、目标、技巧和角色等改变，患有精神疾病的个体能够在疾病的限制中享受到生活的满足感与希望。也就是说，个体化治疗的目标是患者重整人生目标，适应精神障碍带来的影响，过着有意义和有目标的生活。

2）具体目标：包括心理健康领域、躯体健康领域、对待疾病态度领域、风险评估领域、应对压力领域、社会关系领域、工作领域、休闲领域、教育领域、日常生活技能领域、经济领域、家庭对疾病的理解领域等康复目标。具体工作项目有：①对患者的精神状况进行连续监测；②确保患者和家属或其他照料者充分地了解疾病和治疗的实质；③帮助患者缩短病程，合理用药；④减少住院治疗所致的创伤和焦虑；⑤为继发性疾病和精神疾病共病的发生提供积极而充分的治疗；⑥帮助减少疾病对患者的心理社会环境造成的负面影响，比如人际关系、住房、教育、就业、财务保障等；⑦帮助患者康复，回归社会，重建正常生活。

（3）实施过程　具体包括以下连续过程：收集患者个人详细资料，评估服务需求（包括治疗和护理需求、康复训练等），设计个体化治疗服务方案，协调与监控服务的内容和质量，评估服务方案实施质量和效益，修改服务方案并重复运行实施个体康复计划。

1）个人详细资料

①个人基本情况：包括母孕期、婴幼儿期、小学、中学时的情况（包括学习情况、同学关系、性格变化、生活经历、家庭教育、生活特殊事件），大学或其他学习情况（学习情况、社会实践活动、人际关系、国外学习经历），社会工作情况（工作性质、工作表现、同事关系、入院前半年工作状态），婚姻恋爱情况（初恋年龄、恋爱经历、结婚年龄、婚后夫妻感情、离婚时间、离婚原因，目前是否有伴侣），子女情况（子女年龄、目前子女情况、和患者关系、子女抚养归属权），居住情况（和谁一起生活、房间情况、居住环境、居住地点、社区情况、就医条件），经济收入（工资待遇、其他经济收入、主要开支、政府补贴、住院费别）等。

②家庭情况：包括父亲、母亲情况（年龄、身体健康情况、工作情况、收入、对待患者疾病的态度）。

③疾病情况：包括首次发病年龄、总病程、病史简介、目前精神症状、目前治疗药物等。

2）个体康复计划：在全面评估的基础上，根据现行的精神障碍诊断标准对患者做出具体的诊断，形成初步的个体案例概念化（即案例分析），并对治疗中可能出现的障碍或困难做出初步的预期，然后与患者、家属达成初步的治疗计划，获得患者的知情同意。

由于受疾病的影响，精神障碍患者在自我形象、与亲友的关系、学习和工作方面都有不同程度的损害。病程和病情对患者的损害程度也不一样。因此，仅从症状的维度去制定康复计划是不够的，还应该包括工作、学习、家庭生活、闲暇活动和独立生活等维度。另外，患者在康复之路上也会面对歧视、缺乏经济支持、应对压力能力不足等问题,患者需要掌握不同的应对技巧,如:关于疾病和治疗的心理教育、针对服药依从性的认知行为方法、发展疾病复发预防的计划、强化社会支持和社交技能训练、残余症状的处理方法等。

因此,根据心理躯体健康、对待疾病的态度、应对压力、日常生活技能、家庭对疾病的理解等各个领域的康复目标,制定个体治疗计划,包括现有的优势、劣势,可利用资源、实施办法、时间、评估办法以及负责人。

第一次个体治疗的框架通常包括如下内容:①了解患者从评估到首次个体治疗之间的症状、情绪和行为变化,向患者反馈上次的评估结果,告知诊断及相应的症状表现;②和患者一起找出目前需要处理的问题,制定出问题列表。针对疾病的不同阶段,患者的主要问题可能不同,一般来说,设定的问题不能太多,以3~4个为宜,这样有利于突出主要问题,方便操作;③明确治疗要达到的合理目标,结合其疾病诊断、具体症状表现和个体治疗理论开展个体化的治疗。在这一过程中,医师、患者、家属或照料者,以及个案管理员应当一同讨论决策,共同设定可行的近期目标和远期目标,同时考虑可行性;④最后进行总结、询问患者的反馈并布置作业,以确保患者离开之前掌握了本次治疗的重点内容,回到生活中能够继续利用现有的优势和资源,去观察、记录自己,为随后的治疗打下良好的基础。

第二次及以后的框架跟首次治疗有所不同,包括:①了解两次治疗之间患者的情绪、行为变化及可能的影响因素;②上次治疗回顾,即了解每次治疗的重点内容是否为患者所掌握及可能存在的障碍;③检查作业,了解患者将上次治疗付诸实践的掌握程度,并了解和处理其中可能的障碍;④本次治疗的议题设置,即围绕前面制定的问题列表和治疗目标来设置本次治疗的议题,讨论本次议题;⑤就设定的议题进行工作;⑥最后是总结、询问患者的反馈并布置作业。

最后一次框架设置跟前面的治疗亦有所不同,重点内容有:①回顾既往的治疗过程,即明确患者通过治疗所取得的进步、学到的技能;②确定治疗结束后患者要继续努力的目标,即需要继续注意哪些方面的问题和如何处理;③如何预防此疾病的复发,即通过回顾疾病复发的诱发因素、征兆、复发征兆出现后的应对措施及日常可以有规律地做些什么来预防复发；④最后安排后续的"巩固治疗"，以强化康复疗效和降低疾病复发的概率。

（4）个体治疗技巧

1）团队运作模式：个体化治疗的实行需要由精神科医师、护士、心理治疗师、康复治疗师和社工等专业人员组成康复团队，为患者进行总体评估、做出康复评定、拟定康复计划、实施综合康复措施、提供效果反馈、定期个案总结，直到最后结案。需要明确的是，将院内与院外的治疗无间断地连接起来可能是对精神障碍患者进行完整治疗的有效措施，因此个案的康复团队中各专业人员应该各司其职，共同协作，积极解决康复实施过程中出现的阻抗、停滞、症状复发、心理适应困难等问题。

2）治疗的操作流程：个体治疗初始时评估的时间往往会比较长，这通常与患者个体的复杂程度、病情严重程度、病程长短以及患者的交流方式有关。随后每次治疗的时间通常在45分钟左右，但也要根据患者的具体情况调整治疗时间。治疗一般为一周一次；但个别严重案例需要一周多次，每次治疗的时间要短才行。

建立良好的治疗关系对个体化治疗效果至关重要，这种关系有赖于个体化治疗团队对治疗的早期介入和评估。治疗师通过与患者互动且定期联系，尊重患者的感受，了解患者的担心，满足患者的现实需要，建立平等、真诚、互信、合作的治疗关系，而且应贯穿于治疗的全过程。因此个体化治疗在治疗初期，可以根据患者的偏好把治疗形式做些调整，以稳定治疗关系、强化合作性的治疗联盟，随着治疗的推进和治疗关系的稳固，再逐步凸显治疗的结构化，以利于患者学习和掌握治疗内容。开展个体化治疗非常强调布置作业，其目的就是引导患者复习每次治疗的重点部分，练习每次治疗中所学的内容。

3）个体治疗的疗效：如果患者的精神障碍病程短、新近发作、单一诊断、容易建立稳固的治疗关系、没有人格障碍且主动寻求治疗以促进自我改变，一般通过十余次到二十余次的治疗就可取得明显的疗效。但是如果患者的病程长、共患多种精神障碍、人格偏离明显、不愿意接受治疗、难以建立稳固的治疗关系、无法聚焦在具体问题上，那么取得疗效需要的时间就会长，甚至效果可能不显著。

在临床实践中，团体治疗和个体化治疗的模式并非一成不变，更多时候可能会整合两种不同的治疗模式，实践证明个体治疗对团体治疗进程有推动作用，反之，团体治疗也能丰富或推动个体治疗的进程。

比如康复者在个体一对一的治疗时段内行为表现改善，但却无法将习得的行为应用于外界现实生活。此时，团体环境也许恰恰可以作为一个珍贵的过渡场所，允许患者在一种安全、低风险的环境中试验新的行为，一旦新行为并未导致患者所想象的灾难性后果，新的联结就会产生，渐渐地，患者就能将习得的行为应用于现实生活。

不同的治疗方式具有不同的治疗目的，任何时候我们首先要考虑两者的兼容性，而并不一定是治疗技术越多越好！如果团体治疗和个体化治疗两者可兼容，那么它们可以通过互补来满足康复者不同的治疗需求，也可以通过相互支持、相互促进而强化治疗效果。因此，康复治疗师对团体和个体治疗的综合把握是治疗获得成功的前提。

总之，精神疾病的康复与躯体疾病的康复一样，原则上包含两项基本干预，即发展技能和发展环境支持，因此不管是团体治疗还是个体化治疗，精神康复方法都应该基于协作的、以人为导向的和个性化的整体康复策略，必须专注于个体发展技能和需要的资源，着眼于个人的心理和社会需要，以提高他们满意地生活、工作、学习以及选择社会环境的能力，而不仅仅是关注疾病的表现。需要强调的是，不能忽视患者生活环境中的自然照顾者，如家庭成员、亲友等。

第 4 章　精神康复的评估

第一节　风险评估

精神疾病患者在各种精神症状的影响下，容易发生自杀、暴力、出走、跌倒等风险。这不仅给患者带来痛苦，严重时还可能危及患者生命。早期发现风险先兆，及时干预十分重要。目前国内外风险评估工具较多，这些工具虽然可以在一定程度上鉴别出高危人群，但如何比较准确地对精神疾病患者的风险进行评估还缺乏统一的共识。因此，精神科评估应全面而系统，并不局限于量表评估，还包括针对患者的直接检查、面对面晤谈、查阅病历、体格检查、诊断性测试，或来自亲属方面的病史采集等，故评估可能需要与患者、家属或其他人多次会面方可完成。所以，在临床评估中应采用标准化的评估工具（量表）与非标准化评估（观察、面谈等）相结合的方式，以尽可能地筛选出高危患者。

一、自杀风险评估

自杀风险评估的目的是识别那些可改变的、可治疗的危险因素，以满足患者治疗和安全管理的要求。自杀的预测并没有医学标准，标准化的自杀危险预测量表并不能识别哪个患者将自杀未遂，哪个患者又将自杀成功，但能通过治疗和管理降低或排除自杀的威胁。自杀风险评估是一个过程而不是一个事件，应贯穿于入院、出院、临床治疗期间及其他重要时点。

1. 自杀危险因素　对高风险患者进行自杀危险性评估，是预防自杀的重要环节，也是精神科护士需要掌握的重要专科技能。虽然自杀为小概率事件和突发事件，很难进行准确的评估和预测，但是大多数自杀者在实施自杀行为之前，还是存在一些常见的预兆的。护士是接触患者最多、最密切的人，若能提高风险意识，采取多种手段进行评估，同时灵活运用观察能力和沟通技巧，就可能在早期发现问题并防患于未然。Litman 提出了 13

项自杀的高危因素，并根据危险性的大小进行了排序，可能对护士预测自杀风险有一定的帮助，具体见表4-1，但值得注意的是，在中国，女性的自杀风险高于男性。

表4-1 与自杀有关的因素

等级次序	因 素
1	年龄≥45岁
2	酒精依赖
3	容易激惹、愤怒、暴力倾向
4	自杀史
5	男性
6	不愿意接受帮助
7	抑郁发作的时间超过一般情况
8	以前曾因精神疾病住院
9	近期有人际关系损失或社会隔离
10	抑郁
11	丧失躯体健康
12	被解雇或退休
13	单身、丧偶或离婚

2. 自杀风险评估方法

（1）标准化的评估工具 自杀评估工具很多，如：Beckd等人编制的自杀意念量表用于测量自杀意念的严重程度；帕森特等人编制的SAD PERSONS量表用于自杀患者是否需要住院治疗的识别。此外，自杀危险因素评估量表还有成人自杀意念问卷（SAIQ），多重态度自杀倾向量表（MAST），贝克的抑郁量表、绝望量表以及抑郁自评量表等。下面介绍临床常用的护士用自杀风险评估量表，该量表为他评量表，可用于各种精神障碍患者，具体见表4-2。

表4-2 护士用自杀风险评估量表

内容	评估结果	
1. 绝望感	是 3	否 0
2. 近期负性生活事件	是 1	否 0
3. 被害妄想或有被害内容的幻听	是 1	否 0
4. 情绪低落/兴趣丧失或愉快感缺乏	是 3	否 0

内容	评估结果	
5. 人际和社会功能退缩	是 1	否 0
6. 言语流露自杀意图	是 1	否 0
7. 计划采取自杀行为	是 3	否 0
8. 自杀家族史	是 1	否 0
9. 近亲人死亡或重要亲密关系丧失	是 3	否 0
10. 精神病史	是 1	否 0
11. 鳏夫或寡妇	是 1	否 0
12. 自杀未遂史	是 3	否 0
13. 社会 – 经济地位低下	是 1	否 0
14. 饮酒史或酒滥用	是 1	否 0
15. 患晚期疾病	是 1	否 0

□≤5 分低风险；□6～8 分中度风险；□9～11 分高风险；□≥12 分极高风险

（2）非标准化的评估　非标准化评估贯穿整个护理过程，需持续和动态地进行，主要通过观察和与患者及其家属交谈获取信息，综合各方面资料进行评估。2015 美国精神病学会（APA，American Psychiatric Association）实践指南：成人精神病学评估推荐（需要评估既往自杀观念/计划/未遂史，包括中止或中断的自杀尝试及每次尝试的细节，如背景、手段、伤害程度、潜在致死性、意图；无自杀意图者需评估既往故意自伤史；当前的自杀观念/计划/企图，包括主动或被动的自杀或死亡观念。若当前存在自杀观念，评估内容：若当前症状恶化，患者的预期行为过程；可能采取的自杀方式；患者可能的自杀动机——如他人的关注或反应、报复、羞耻、羞辱、妄想性内疚、命令性幻听；生存的理由——如对儿童或其他人的责任感，宗教信仰；治疗联盟的质量及强度）。

3. 操作方法与步骤

（1）准备评估所需的物质。

（2）根据患者具体情况，选择评估工具，告诉患者评估的目的及内容。

（3）根据所选择的评定工具，按具体操作规程、操作程序进行评定。

（4）采用标准化的评估工具与非标准化评估相结合的方式，尽可能全面地收集资料。

（5）根据评估结果，做好对患者及其家属的沟通和指导、必要时实施危机干预。

（6）确保评估在轻松的环境下进行。

（7）做好交接班。

二、暴力风险评估

目前，尚未有哪一项心理测验或访谈能对将要发生的暴力行为做出准确的预测，暴力风险评估的准确性受多种因素的影响，包括当时的环境因素等，所以，应系统地、多方面地进行评估。

1. 暴力危险因素　精神疾病患者的暴力行为发生率较高，女性以言语攻击为主，男性以体力攻击为主，易给患者本人、他人及社会造成危害。如同其他复杂的心理行为现象一样，精神障碍患者的暴力行为也是多因素相互作用的结果，被害妄想、言语性幻觉、自知力缺失、强迫住院以及环境的嘈杂、拥挤、工作人员态度冷漠或生硬、严重的药物副作用如静坐不能等导致的焦虑都能导致暴力行为的发生。伯母汉（Blomhoff）等发现在精神科病房中，暴力危险因素为：年龄较轻、急性期患者、用药量过大、情绪高昂且焦虑不安、过去曾有冲动行为、入院前曾出现暴力行为、强制入院及入院时有攻击意念或威胁攻击的姿态等。

2. 暴力危险评估方法

（1）标准化的评估工具　目前常用心理评估工具来预测攻击行为，如：精神症状评定量表（BPRS），应用较为广泛的危险评估工具有哈里斯（Harris）等编制的暴力风险评定指南（Violence Risk Appraisal Guide，VRAG）和韦伯斯特等编制的历史/临床/风险量表（HCR－20）。VRAG量表由12个变量组成，主要涉及成长经历、精神症状等社会和心理因素，研究显示，其用于较长期（5～10年）暴力倾向性的评估较为有效；HCR－20量表由20个条目组成，分属过去历史（H）/临床症状（C）和将来危险性（R）三个部分；大样本的随访研究表明，其对精神病患者出院后暴力和其他犯罪行为具有良好的预测效力。下面主要介绍外显攻击行为量表（具体见表4－3）以及精神分裂症防治指南推荐的冲动行为风险评估（具体见表4－4）。

表 4-3　外显攻击行为量表

A. 言语攻击：言语敌对，即用平时讲话或辱骂的方式，试图通过贬低某人的话或脏话来使人遭受心理伤害，或者是体力袭击的威胁

0　无言语攻击

1　愤怒的喊叫，适度的咒骂或人格侮辱

2　恶毒的咒骂，带有严重的侮辱性，可以有情绪的爆发

3　对他人或自己的带一时冲动性质的暴力威胁

4　对他人或自己反复的或蓄意的暴力威胁（如：要抢钱或发生性关系）

B. 对财产的攻击：盲目地或不顾后果地毁坏病房的设备或他人的财物

0　无对财产的攻击

1　愤怒的冲门、撕衣物、在地板上小便

2　摔东西、踢家具、毁损墙壁

3　击打房间内的东西、打碎玻璃

4　放火、危险地扔东西（如将贵重或易碎品扔出窗外，或砸碎之）

C. 自身攻击：对自己的体力伤害，如自残或自杀企图

0　无自身攻击

1　挖或抓皮肤、拔头发、击打自己（未造成损伤）

2　撞头、用拳击墙、自己跌倒于地上

3　使自身遭受轻度的切割伤、烫伤、烧伤或殴打伤

4　使自身遭受重伤或企图自杀

D. 体力攻击：故意的暴力行为致人疼痛、身体损伤或死亡

0　无体力攻击

1　作出恐吓的姿态、对人挥拳、抓住别人的衣服

2　拳击、踢、推、抓他人或抓住别人的头发（未造成损伤）

3　袭击他人，造成轻度损伤（水疱、扭伤、皮肤伤痕等）

4　袭击他人，造成严重损伤（骨折、牙齿脱落、深度刀伤、意识丧失等）

E. 总评

量表	量表分	加权分
言语攻击		×1 =
对财产的攻击		×2 =
自身攻击		×3 =
体力攻击		×4 =
总加权分		

表4-4 精神分裂症防治指南推荐的冲动行为风险评估

内容	分值	
	评定分	复核分
1. 既往经常出现冲动毁物、肇事肇祸等暴力行为	5□	5□
2. 偶尔发生冲动暴力行为	3□	3□
3. 既往有暴力冲动的口头威胁，但无行为	1□	1□
4. 有药物、酒精滥用史	1□	1□
5. 1个月内有明显的与被害有关的幻觉、妄想、猜疑、激越、兴奋等精神病性症状	2□	2□
6. 有明显的社会心理刺激	1□	1□
7. 治疗依从性差	1□	1□
得分		

结果分析：≤2分低风险；3～4分中度风险；≥5分高风险。

（2）非标准化的评估 暴力行为发生的风险是一个动态、连续变化的过程，年龄的增长、暴露环境的变化、病情的不同阶段等都会影响暴力的发生，因此，暴力风险评估需要动态进行。非标准化的评估主要依赖于医护人员自身的知识和经验，其优势是具有较强的灵活性和个体化，可以针对患者的具体情况进行调整，从而探究患者许多不同方面的状况，是标准化评估的有力补充。

患者在暴力行为出现前常有认知、情感、行为的先兆表现，早期识别也许能有效预防暴力发生。认知方面的先兆：精神状态突然改变、定向力障碍、幻觉、妄想加重；情感方面：愤怒、敌意、情感不稳定、对工作人员及医院不满；行为方面：身体活动量的增加，如：不能静坐、踱步、突然停止正在进行的动作、不遵守规章制度和作息时间等，在言语方面：声音高亢、强迫他人注意、语调高或暗示言语，要求过多、质问等。2015美国精神病学会（APA）实践指南：成人精神病学评估推荐（评估既往精神病性或攻击观念，包括躯体攻击、性侵犯或杀人；既往攻击行为——如杀人、家庭或工作场所暴力、其他躯体或性侵犯威胁/行为；一旦确定患者存在攻击观念，APA推荐评估其生物学亲属的暴力行为史；回顾患者的创伤史；暴露于暴力或攻击行为，包括战争或童年期虐待；既往攻击行为的法律或纪律后果；当前的攻击性或精神病性观念，包括躯体/性侵犯或杀人；若目前存在攻击性观念，需评估既往或当前杀人或攻击观念/行为所指向的具体个人或团体；冲动性，包括愤怒管理问题；接触暴力工具的机会）。

3. 操作方法与步骤

（1）准备评估所需的资料。

（2）主要采取和家属沟通，了解患者的病情及过去暴力行为的情况来收集资料。

（3）和患者面谈及观察患者的表现是评估的重要手段。

（4）保证评估环境的轻松、安全。

（5）根据评估结果，做好对患者和家属的沟通和指导，必要时实施危机干预。

（6）做好交接班。

三、出走风险评估

1. 出走风险因素 精神障碍患者出走是常见的风险，患者由于自知力缺失，否认有病，拒绝治疗；也可能是受精神症状的影响（如：幻听、被害妄想）；或对家人的思念以及对封闭环境的拒绝以及认知功能的严重受损（如：痴呆）。

2. 出走风险评估

（1）标准化评估工具 下面介绍精神分裂症防治指南推荐的出走风险评估表，具体内容见表4-5。

表4-5 出走风险评估表

项　　目		日期	日期	日期	日期
1. 曾有出走史	5分				
2. 有记忆力减退、定向障碍	2分				
3. 无自知力、强制住院	1分				
4. 有明显的幻觉、妄想	1分				
5. 对住院治疗感到恐惧	1分				
6. 有寻找出走机会的表现	2分				
得分					

结果分析：≤2分，低风险；3~4分中度风险；≥5分高风险。

（2）非标准化评估　住院精神障碍患者出走可能造成自己受伤或其他人受伤，如：患者离开医院后出现自杀行为或伤害他人的行为，还有的患者可能走失等，给患者和家庭带来严重后果，因此，需严密的观察和与患者保持良好的沟通，及时发现出走先兆，尽早处理。精神障碍患者出走的临床表现有：认知方面——幻觉、妄想症状明显、自知力缺失、拒绝治疗、痴呆等；情感方面——焦虑、紧张、恐惧；行为方面——坐卧不安、徘徊不止、频繁如厕、东张西望，常在门口活动等行为。

3. 操作方法与步骤

（1）准备评估所需的资料。

（2）根据患者具体情况，选择评估工具。

（3）和患者面谈及观察患者的表现是评估的重要手段。

（4）保证评估环境的轻松、安全。

（5）根据评估结果，做好对患者和家属的沟通和指导，必要时实施危机干预。

（6）做好交接班。

四、跌倒风险评估

1. 跌倒风险因素　精神疾病的治疗方法主要是药物治疗和电抽搐治疗等，精神药物常见的副作用主要有抗胆碱能副作用、抗多巴胺能副作用、抗肾上腺素能副作用等，患者常出现心慌心悸、过度镇静、体位性低血压、静坐不能等，无抽搐电休克治疗中会使用麻醉剂及肌肉松弛剂，增加了跌倒的风险。老年精神障碍患者反应迟钝、行动缓慢，加之长期服用精神科药物，其发生跌倒的危险性较普通人高。精神障碍患者不协调性精神运动性兴奋、患者行为紊乱以及患者拒食造成的营养不良都增加了跌倒的风险。其他危险因素：如环境拥挤、地面湿滑、光线不足以及伴有其他疾病（心脑血管疾病、骨关节疾病、高血压）、使用影响平衡功能的药物（如：镇静药、降压药、降糖药）。

2. 跌倒风险评估

（1）标准化评估工具　下面介绍莫尔斯（Morse）跌倒评估量表，具体内容见表4–6。

表 4-6 莫尔斯（Morse）跌倒评估量表

项目	评分
跌倒史	是 = 25 分　　否 = 0 分
超过一个医学诊断	是 = 15 分　　否 = 0 分
步行时是否需要帮助	不需要任何帮助 = 0 分
	使用拐、手杖、助行器 = 15 分
	安装有辅助装置 = 30 分
静脉治疗/肝素锁	是 = 20 分　　否 = 0 分
步态	正常、卧床休息不能活动 = 0 分
	双下肢虚弱乏力 = 10 分
	残疾或功能障碍 = 20 分
认知状态	量力而行 = 0 分
	高估自己或忘记自己受限制 = 15 分

0～24 为跌倒零危险；25～45 为跌倒低度危险；≥45 分为跌倒高度危险。

（2）非标准化评估　动态评患者的病情、重视患者的主诉，观察患者的步态，监测用药后的反应是跌到风险评估的有力补充。

3. 操作方法与步骤

（1）确定评估的对象（年龄≥65 岁或≤6 岁；意识障碍；各种原因所致的步态不稳；跌倒史；服用特殊药物如：高血压药、糖尿病药、精神药物等）。

（2）根据患者具体情况，选择评估工具。

（3）重视患者的主诉，观察患者的步态是评估的重要手段。

（4）根据评估结果，做好对患者和家属的沟通和指导。

（5）做好交接班和高危标识。

五、压疮风险评估

1. 压疮风险因素　压疮是指身体局部组织长时间受压、血液循环障碍、局部持续缺血或缺氧、营养不良导致的组织破损和坏死。使用保护性约束、合并严重躯体疾病、年老体弱以及精神运动性抑制是精神障碍患者压疮的高风险因素，特别是保护性约束是急性期精神病患者压疮发生的主要危险因素之一，在正常情况下，机体能够以变换姿势、体位的方式缓解因持续受压所引起的麻木、疼痛等不适，保护性约束使急性期精神障碍患者长时间处于一个固定的被动的体位，造成局部长时间受压，有研究表明；患者卧床不动持续 6 小时，皮肤的完整性就会受到严重损伤，如果 9.3kPa 的压力持续 2 小时就可能引起不可逆的细胞损害。

2. 压疮评估 正确地评估患者情况是预防压疮的关键，应用压疮危险因素评估表作为临床护理工作的依据之一，可对有压疮风险的患者提供个体化的护理。临床常用的压疮风险评估表有 Norton's 评分量表、Waterlow 评分量表和 Barden 评分量表。

（1）Barden 评分量表 这是目前世界上用于预测压疮发生的最广泛的一种方法。他将压疮发生的危险因素分为 6 类，即活动能力、移动能力、摩擦力和剪切力、感觉、潮湿、营养。其评分范围 6～23 分，轻度危机：15～18 分；中度危机：13～14 分；高度危机：10～12 分；严重危机：小于 9 分。分值越少，患者器官功能越差，发生压疮的危险性越高。世界上许多医疗机构采用 Barchen 评分量表针对危险因素采取措施预防压疮，使压疮发生率下降 50%～60%。

（2）Norton's 评分量表 这也是公认的一种预测压疮有价值的方法，它是在研究如何预防老年患者发生压疮时提出的，所以特别适用于评估老年患者。其将压疮危险因素分为 5 种：身体状况、精神状况、活动情况、运动性、粪尿失禁。当患者积分≤14 分时，提示易发生压疮，而少于 12 分表示十分高危。这 5 种参数中，尤以大、小便失禁评分的指示性好。但此表的不足之处是有些指标含糊，主观性强，缺乏客观标准。如身体情况好、一般、很差、灵活程度轻度受限、非常受限，无明确客观量化判断标准。具体见表 4 - 7。

表 4 - 7 Norton's 评分量表

参数	结果	分数
身体状况	好	4
	一般	3
	不好	2
	极差	1
精神状况	思维敏捷	4
	无动于衷	3
	不合逻辑	2
	昏迷	1

续表

参数	结果	分数
活动能力	可以走动	4
	帮助下可以走动	3
	坐轮椅	2
	卧床	1
灵活程度	行动自如	4
	轻微受限	3
	非常受限	2
	不能活动	1
失禁情况	无失禁	4
	偶有失禁	3
	常常失禁	2
	完全大、小便失禁	1

（3）Waterlow 评分量表　此评分表详细，包括了人的身体指数，皮肤类型，性别，年龄，组织营养状况，大、小便失禁情况，活动情况，食欲，外科手术/创伤，药物，营养缺乏情况等。10 + 分危险；20 分非常危险。此评估表特点：评价内容较多，执行较烦，但敏感度较高，适用于重症监护病房：如 ICU。

3. 操作方法与步骤

（1）确定评估的对象（年龄 >60 岁且连续卧床时间 >3 天；需他人协助翻身；营养不良的患者，血清蛋白 <30g/L；意识障碍；大、小便失禁等）。

（2）根据患者具体情况，选择评估工具。

（3）根据评估结果，做好对患者和家属的沟通和指导。

（4）做好交接班和高危标识。

六、评估注意事项

（1）某些标准化量表可能需要授权和对评定者进行培训方可使用。

（2）尊重患者的文化、宗教背景。

（3）根据患者情况做好评估工具的选择和准备。

（4）做好环境的准备及隐私保护等。

（5）体现评估的核心价值观：合作、共同决策、以患者为中心。

（6）评估者需掌握评估的技巧，合理掌握时间。

（7）合理使用标准化评估工具和非标准化评估（观察、交谈）。

（8）必要时可能需要翻译人员（如地方性语言、少数民族语言、手语等），使得患者能完全理解。

（9）对于语言表达、理解有困难，或有认知功能障碍及年幼的患者，需结合家属/照顾者的意见。

（10）评定过程中发现患者有疲劳或出现不安全因素或明显不能完成，应停止评定，并做好记录，等患者恢复后再进行评定。

（11）良好的访谈技巧、适时的人际互动、对患者精神状态的敏感度以及共情对于获得有效的症状评定是至关重要的。

第二节 临床评估

临床评估是精神科临床的基本工作内容之一，通过评估可以达到以下目的：①明确症状和其他问题的严重程度；②评估患者的长处和存在的功能损害；③为因病施治提供信息；④监测疗效。评估前应先明确评估的内容，使评估具有针对性，在评估前，可以先进行访谈以获取信息，根据这些信息选择合适的测验和评定工具。一般来说，住院治疗的患者评估关注的是精神症状、躯体状况，而社区患者（日间医院）评估的重点则是社会功能、认知功能、疾病认知及配合度等。有三种工具（心理测验、评定量表和半定式访谈）被用于对患者的评估，下面主要介绍评定量表。

一、症状的评估

症状是人体结构或功能异常的主观反应，常由患者感受到并说出来。不同类型的症状携带着不同的精神病理信息，反映各种不同的精神病理过程，对症状的范畴、严重度、频率进行评估，对于明确诊断、指导临床护理、康复训练可起到很好的指导作用。临床中，患者的症状变化往往是缓慢而轻微的，并且他们在表达自己的需求方面也常常存在一定的困难，故每隔一段时间就要重复这样的症状评估，以免遗漏有用的信息，一些评估的工具可以测量多种症状，以自评或访谈的方式进行。

1. 评估方法

（1）标准化评估工具

1）精神症状评估

①简明精神病（科）量表（the brief psychiatric rating scale，BPRS）（表4-8），由 Overall 和 Gorham 于1962年编制，是精神科应用最广泛的评定量表之一，主要用于评估住院患者。BPRS 中所有项目采用1~7分的7级评分法，各级的标准为：①无症状；②可疑或很轻；③轻度；④中度；⑤偏重；⑥重度；⑦极重。如果未测，则记0分，统计时应剔除。BPRS 的统计指标有：总分（18~126分）、单项分（0~7）、因子分（0~7）和廓图。总分反映疾病严重性，总分越高，病情越重。

表4-8 简明精神病评定量表（BPRS）

	未测	无	很轻	轻度	中度	偏重	重度	极重
1. 关心身体健康	0	1	2	3	4	5	6	7
2. 焦虑	0	1	2	3	4	5	6	7
3. 情感交流障碍	0	1	2	3	4	5	6	7
4. 概念紊乱	0	1	2	3	4	5	6	7
5. 罪恶观念	0	1	2	3	4	5	6	7
6. 紧张	0	1	2	3	4	5	6	7
7. 装相作态	0	1	2	3	4	5	6	7
8. 夸大	0	1	2	3	4	5	6	7
9. 心境抑郁	0	1	2	3	4	5	6	7
10. 敌对性	0	1	2	3	4	5	6	7
11. 猜疑	0	1	2	3	4	5	6	7
12. 幻觉	0	1	2	3	4	5	6	7
13. 运动迟缓	0	1	2	3	4	5	6	7
14. 不合作	0	1	2	3	4	5	6	7
15. 不寻常思维内容	0	1	2	3	4	5	6	7
16. 情感平淡	0	1	2	3	4	5	6	7
17. 兴奋	0	1	2	3	4	5	6	7
18. 定向障碍	0	1	2	3	4	5	6	7

②阳性与阴性症状量表（PANSS）（表4-9）：该量表是他评量表，包括阳性症状分量表、阴性症状分量表和一般精神病理学症状分量表，共30

项，采用 1 ~ 7 级评分：（1）无；（2）很轻；（3）轻度；（4）中度；（5）偏重；（6）重度；（7）极重。得分越高，症状越重。

表 4 – 9　阳性与阴性症状量表（PANSS）

阳性症状量表	评分	阴性症状量表	评分
P1——妄想	☐	N1——情感迟钝	☐
P2——概念紊乱	☐	N2——情绪退缩	☐
P3——幻觉性行为	☐	N3——情感交流障碍	☐
P4——兴奋	☐	N4——被动/淡漠/社交退缩	☐
P5——夸大	☐	N5——抽象思维能力障碍	☐
P6——猜疑/被害	☐	N6——交流缺乏自发性和流畅性	☐
P7——敌对性	☐	N7——刻板思维	☐
一般精神病理学症状量表	评分		评分
G1——关注身体健康	☐	G9——异常思维内容	☐
G2——焦虑	☐	G10——定向障碍	☐
G3——自罪感	☐	G11——注意障碍	☐
G4——紧张	☐	G12——自知力缺乏	☐
G5——装相和作态	☐	G13——意志障碍	☐
G6——抑郁	☐	G14——冲动控制障碍	☐
G7——动作迟缓	☐	G15——先占观念	☐
G8——不合作	☐	G16——主动回避社交	☐

　　③ 护士用住院患者观察量表（NOSIE）（表 4 – 10）：该量表由临床护士依据对住院患者病情纵向观察，对患者的行为障碍、病情演变及治疗效果进行客观评定。本量表适用于住院的成年精神病患者，特别是慢性精神病患者，包括老年痴呆症患者，是护士用精神科量表中最普遍的一种。

表 4 – 10　护士用住院患者观察量表（NOSIE）

内　容	日　期
1. 肮脏	
2. 不耐烦	
3. 哭泣	
4. 对周围活动感兴趣	
5. 不督促就一直坐	
6. 容易生气	

内 容	日 期
7. 听到不存在的声音	
8. 衣着保持整洁	
9. 对人友好	
10. 不如意便心烦	
11. 拒绝做日常事务	
12. 易激动发牢骚	
13. 忘记事情	
14. 问而不答	
15. 对好笑的事发笑	
16. 进食狼藉	
17. 与人攀谈	
18. 自觉抑郁沮丧	
19. 谈论个人爱好	
20. 看到不存在的东西	
21. 提醒后才做事	
22. 不督促便一直睡着	
23. 自觉一无是处	
24. 不太遵守医院规则	
25. 难以完成简单任务	
26. 自言自语	
27. 行动缓慢	
28. 无故发笑	
29. 容易冒火	
30. 保持自身整洁	
总评分	
签名	

备注：严重程度评分：0 无；1 有时是或有时有；2 较常发生；3 经常发生；4 几乎总是如此。

2）情绪评估：情绪表达的性质、程度及自我控制常常是精神科评估的焦点，也是鉴别各种精神疾病的重要依据。引起关注的情绪方面的问题主要是焦虑、抑郁、敌对和欣快。常用量表主要有汉密尔顿抑郁量表（HAMD）、汉密尔顿焦虑量表、贝克焦虑量表、状态－特质焦虑量表、Liebowite 社交焦虑量表、Yale－Brown 强迫量表、躁狂状态评定量表、外

显攻击量表 – 修订版等。

①汉密尔顿抑郁量表（HAMD）（表 4 – 11）：由 Hamilton 于 1960 年编制，是临床上评定抑郁状态时应用最为普遍的量表。本量表有 17 项、21 项和 24 项 3 种版本。HAMD 大部分项目采用 0～4 分的 5 级评分法：⓪无；①轻度；②中度；③重度；④很重。少数项目评分为 0～2 分的 3 级评分法：⓪无；①轻 – 中度；②重度。结果分析：<7 分为正常；7～17 分为轻度抑郁；18 – 24 分为中度抑郁；>24 分为重度抑郁。

表 4 – 11　汉密尔顿抑郁量表（HAMD）

症　状	症　状　描　述	评分
1）抑郁心境	（1）只在问到时才诉述；（2）在谈话中自发地表达；（3）不用言语也可以从表情、姿势、声音或欲哭中流露出这种表情；（4）患者的自发言语和非言语表达（表情、动作），几乎完全表达为这种情绪	0～4
2）有罪感	（1）责备自己，感到自己连累他人；（2）认为自己犯了罪，或反复思考以往的过失和错误；（3）认为目前的疾病是对自己错误的惩罚，或有罪恶妄想；（4）罪恶妄想伴有指责或威胁性幻觉	0～4
3）自杀	（1）觉得活着没有意思；（2）希望自己已经死去，或常想到与死有关的事；（3）消极观念（自杀观念）；（4）有严重自杀行为	0～4
4）入睡困难	（1）主诉有时有入睡困难，即上床后半小时仍不能入睡；（2）主诉每晚均入睡困难	0～2
5）睡眠不深	（1）睡眠浅，多恶梦；（2）半夜（晚 12 点以前）曾醒来（不包括上厕所）	0～2
6）早醒	（1）有早醒，比平时早醒 1 小时，但能重新入睡；（2）早醒后无法重新入睡	0～2
7）工作和兴趣	（1）提问时才诉述；（2）自发地直接或间接表达对活动、工作或学习失去兴趣，如感到无精打采，犹豫不决，不能坚持或需强迫才能工作或活动；（3）病室劳动或娱乐不满 3 小时；（4）因目前的疾病而停止工作，住院者不参加任何活动或者没有他人帮助便不能完成病室日常事务	0～4
8）迟缓	（1）精神检查中发现轻度迟缓；（2）精神检查中发现明显迟缓；（3）精神检查困难；（4）完全不能回答问题（木僵）	0～4

症　状	症状描述	评分
9）激越	（1）检查时有些心神不定；（2）明显的心神不定或小动作多；（3）不能静坐，检查中曾起立；（4）搓手、咬手指、扯头发、咬嘴唇	0~4
10）精神性焦虑	（1）问及时诉述；（2）自发地表达；（3）表情和言谈流露出明显的忧虑；（4）明显惊恐	0~4
11）躯体性焦虑	（1）轻度；（2）中度，有肯定的躯体性焦虑症状；（3）重度，躯体性焦虑症状严重，影响生活或需加处理；（4）严重影响生活和活动	0~4
12）胃肠道症状	（1）食欲减退，但不需他人鼓励便自行进食；（2）进食需他人催促或请求和需要应用泻药或助消化药	0~2
13）全身症状	（1）四肢、背部或颈部有沉重感，背痛、头痛、肌肉疼痛，全身乏力或疲倦；（2）症状明显	0~2
14）性症状	（1）轻度；（2）重度；（0）不能肯定，或该项对被评者不适合（不计入总分）	0~2
15）疑病	（1）对身体过分关注；（2）反复思考健康问题；（3）有疑病妄想；（4）伴幻觉的疑病妄想	0~4
16）体重减轻	（1）一周内体重减轻1斤以上；（2）一周内体重减轻二斤以上	0~2
17）自知力	（0）知道自己有病，表现为抑郁；（1）知道自己有病，但归于伙食太差、环境问题、工作太忙、病毒感染或需要休息等；（2）完全否认有病	0~2
18）日夜变化	如果症状在早晨或傍晚加重，先指出哪一种，然后按其变化程度评分。（1）轻度变化；（2）重度变化	0~2
19）人格解体或现实解体	（1）问及时才诉述；（2）自发诉述；（3）有虚无妄想；（4）伴幻觉的虚无妄想	0~4
20）偏执症状	（1）有猜疑；（2）有牵连观念；（3）有关系妄想或被害妄想；（4）伴有幻觉的关系妄想或被害妄想	0~4
21）强迫症状	（1）问及时才诉述；（2）自发诉述	0~2
22）能力减退感	（1）仅于提问时方引出主观体验；（2）患者主动表示有能力减退感；（3）需鼓励、指导和安慰才能完成病室日常事务或个人卫生；（4）穿衣、梳洗、进食、铺床或个人卫生均需要他人协助	0~4

症　状	症　状　描　述	评分
23）绝望感	（1）有时怀疑"情况是否会好转"，但解释后能接受；（2）持续感到"没有希望"，但解释后能接受；（3）对未来感到灰心、悲观和绝望，解释后不能排除；（4）自动反复诉述"我的病不会好了"或诸如此类的情况	0～4
24）自卑感	（1）仅在询问时诉述有自卑感；（2）自动诉述有自卑感（我不如他人）；（3）患者主动诉述："我一无是处"或"低人一等"，与评2分者只是程度的差别；（4）自卑感达妄想的程度，例如"我是废物"或类似情况	0～4

②汉密尔顿焦虑量表（表4－12）：由 Hamilton 于1959年编制。最早是精神科临床中常用的量表之一，包括14个项目。《CCMD－3中国精神疾病诊断标准》将其列为焦虑症的重要诊断工具，临床上常将其作为焦虑症的诊断及程度划分的依据。所有项目采用0～4分的5级评分法，各级的标准为："0"为无症状；"1"为轻；"2"为中等；"3"为重；"4"为极重。结果分析：总分超过29分，可能为严重焦虑；超过21分，肯定有明显焦虑；超过14分，肯定有焦虑；超过7分，可能有焦虑。

表4－12　汉密尔顿焦虑量表（HAMA）

症　状	症　状　描　述	评　　分				
1 焦虑心境	担心、担忧，感到有最坏的事情将要发生，容易激惹	0	1	2	3	4
2 紧张	紧张感、易疲劳、不能放松，情绪反应，易哭、颤抖、感到不安	0	1	2	3	4
3 害怕	害怕黑暗、陌生人、一人独处、动物、乘车或旅行及人多的场合	0	1	2	3	4
4 失眠	难以入睡、易醒、睡的不深、多梦、梦魇、夜惊、醒后感疲倦	0	1	2	3	4
5 认知功能	或称记忆、注意障碍。注意力不能集中，记忆力差	0	1	2	3	4
6 抑郁心境	丧失兴趣、对以往爱好缺乏快感、忧郁、早醒、昼重夜轻	0	1	2	3	4
7 肌肉系统症状	肌肉酸痛、活动不灵活、肌肉抽动、肢体抽动、牙齿打颤、声音发抖	0	1	2	3	4

续表

症　状	症 状 描 述	评　　分				
8 感觉系统症状	视物模糊、发冷发热、软弱无力感、浑身刺痛	0	1	2	3	4
9 心血管系统症状	心动过速、心悸、胸痛、血管跳动感、昏倒感、心搏脱漏	0	1	2	3	4
10 呼吸系统症状	胸闷、窒息感、叹息、呼吸困难	0	1	2	3	4
11 胃肠道症状	吞咽困难、嗳气、消化不良（进食后腹痛、胃部烧灼痛、腹胀、恶心、胃部饱感）、肠鸣、腹泻、体重减轻、便秘	0	1	2	3	4
12 生殖泌尿系统症状	尿意频数、尿急、停经、性冷淡、过早射精、勃起不能、阳痿	0	1	2	3	4
13 自主神经系统症状	口干、潮红、苍白、易出汗、易起"鸡皮疙瘩"、紧张性头痛、毛发竖起	0	1	2	3	4
14 会谈时行为表现	(1) 一般表现：紧张、不能松弛、忐忑不安、咬手指、紧紧握拳、摸弄手帕、面肌抽动、不停顿足、手发抖、皱眉、表情僵硬、肌张力高、叹息样呼吸、面色苍白； (2) 生理表现：吞咽、打呃、安静时心率快、呼吸快（20次/分以上）、腱反射亢进、震颤、瞳孔放大、眼睑跳动、易出汗、眼球突出	0	1	2	3	4
总分						

（2）非标准化评估　临床症状的非标准化评估主要通过与患者的交谈和直接观察来获得信息，包括一般表现和认知活动、情感活动、意志行为。一般表现主要观察患者的年龄与外表是否相符，衣着适时或出格，自行入院还是强制入院，接触情况（主动接触的主动性、合作程度、对周围环境的态度），日常生活（仪表，饮食，大、小便，睡眠）。认知、情感、行为症状注意评估症状的种类、性质、强度、出现的时间、持续的时间、频度，对社会功能的影响，患者的应对方式。交谈可以通过开放式提问和封闭式提问等方式进行。

2. 操作方法与步骤

（1）了解患者的疾病史、个人史、诊断及治疗情况。

（2）根据患者具体情况，选择评估工具。

（3）选择安静的房间，备好评估用具。

（4）评估中注意患者言语、非言语的表达。

（5）重视家属、其他人观察到的信息。

（6）根据评估结果，做好对患者和家属的沟通和指导。

（7）做好病情记录和交接班。

（8）建立良好的护患关系是评估成功的基础，关注文化对患者评估表现的影响。

二、躯体状况的评估

任何神经科和内科疾病都能引起精神症状。研究也显示：严重精神疾病的个体会增加罹患多种内科疾病（如躯体疾病的发生率）的风险，最常见的严重内科问题包括肥胖、高脂血症、2 型糖尿病、心血管疾病、血源性病毒感染；精神科药物通过各种神经代谢和其他不良的副作用增加过度医疗患者的发病率和死亡率；精神科药物也可引起肥胖、高水平的胆固醇、2 型糖尿病和心脏心律失常；大多数抗精神病药物可引起严重的神经系统的副作用，如迟发性运动障碍。因此，对躯体状况的评估临床评估是的重要内容之一。

1. 评估方法

（1）标准化评估工具　副反应量表（表 4 – 13）运用于接受抗精神药物治疗的成年人患者，作为精神药物治疗安全性评价工具，以反映多个系统的药物不良反应症状及实验室改变。严重程度按 0 ~ 4 级评分：即 0 = 无该项症状；1 = 偶有该项症状；2 = 轻度，不影响正常功能；3 = 中度，对正常功能有某种影响或损害；4 = 重度。处理：0 = 无；1 = 加强观察；2 = 加拮抗剂；3 = 减量；4 = 减量加拮抗剂；5 = 暂停治疗；6 = 中止治疗。

表 4 – 13　副反应量表

类别	项目	严重度	处理
行为毒性	中毒性意识障碍		
	兴奋或激越		
	情感忧郁		
	活动增加		
	活动减退		
	失眠		
	嗜睡		

类别	项目	严重度	处理
化验	血常规异常		
	肝功能异常		
	尿液异常		
神经系统	肌强直		
	震颤		
	扭转性运动		
	静坐不能		
	口干		
自主神经系统	鼻塞		
	视力模糊		
	便秘		
	唾液增多		
	出汗		
	恶心呕吐		
	腹泻		
心血管系统	血压降低		
	头昏或昏厥		
	心动过速		
	高血压		
	EKG 异常		
其他	皮肤症状		
	体重增加		
	体重减轻		
	食欲减退或厌食		
	头痛		
	迟发型运动障碍		
	其他		
	其他		
总评	总评 A		
	总评 B		

（2）非标准化评估 2015 美国精神病学会（APA，American Psychiatric Association）实践指南：成人精神病学评估推荐：躯体状况评估包括过

敏史或药物敏感史、患者目前或近期服用的所有药物及其副作用、既往或当前所患躯体疾病及相关住院史、既往或当前的相关治疗，包括手术、其他操作或补充及替代治疗、既往或当前的神经性或神经认知性疾病/症状、躯体创伤，包括头外伤、性和生育史；同时，需要系统回顾全身症状、消化系统、呼吸系统、内分泌系统、神经系统等。实验室检查及其他辅助检查：血常规，血生化，大、小便常规，心电图，脑电图等检查结果也是重要的评估资料。

2. 操作方法与步骤

（1）了解患者的疾病史、个人史、诊断及治疗情况。

（2）根据患者具体情况，选择恰当的评估工具。

（3）通过问诊，了解患者的症状。

（4）通过查体，获取客观资料（意识、生命体征等）。

（5）查阅资料，了解患者的实验室检查结果。

（6）根据评估结果，做好对患者和家属的沟通和指导。

（7）做好病情记录和交接班。

三、社会功能的评估

社会功能作为人与社会相互作用的各种关系的总和，既具有生物属性的一面，又具有社会属性的一面。社会功能的职能作用概括起来有四点：①交流的功能；②继承发展的功能；③导向功能；④整合功能。社会功能是标志精神疾病患者康复的重要指标。在不同精神疾病中，由于病因、疾病过程以及转归上都存在着很大差异，社会功能恢复可能存在差别，对精神疾病患者进行社会功能的评估，能有效指导康复设计和实施。

1. 评估方法

（1）标准化评估工具

1）个人与社会表现量表（PSP）（表4-14）：本量表考察四个主要领域的功能，评估患者上一个月的功能水平，采用6级评分：①无；②轻度；③中度；④偏重；⑤重度；⑥极重。PSP总分评分指南：71~100分：表示有轻微的困难；31~70分：表示不同程度的能力缺陷；0~30分：表示功能低下，患者需要积极支持或密切监护。

表4-14 个人与社会表现量表（PSP）

A 对社会有益的活动，包括工作、学习、家务、业余工作或活动、集体活动	☐
B 个人关系和社会关系，包括朋友、家人、治疗相关人员以外的其他支持系统	☐
C 自我照料，包括日常基本生活：洗头、刷牙、穿衣、服药、进食、修饰、理发、化妆、装饰等	☐
D 扰乱及攻击行为，包括大声说话、危及别人、扔东西、打架、伤害他人	☐
总分	☐

2）社会功能缺陷筛选量表（SDSS）（表4-15）：主要用于在社区中生活的精神病患者，特别适合于慢性患者。评定的依据重点基于对知情人的询问。有些受检者对若干项目可能不适用，如未婚者的第2和第3项评定，可记（9），不计入总分。原规定评定时范围为最近一月。SDSS的统计指标为总分和单项分。我国十二地区精神疾病流行学调查规定总分≥2分为有社会功能缺陷。我国残疾人抽样调查也以上述分界值为精神残疾的标准。

表4-15 社会功能缺陷筛选量表（SDSS）

指导语：以下是一些简单的问题，目的是了解某某（受检者）在家中和工作单位的一些情况，他（她）能不能做到他应该做的，在这些方面是否存在问题或困难。

	无缺陷	有些缺陷	严重缺陷	不适合
1. 职业和工作	0	1	2	9
2. 婚姻职能	0	1	2	9
3. 父母职能	0	1	2	9
4. 社会性退缩	0	1	2	9
5. 家庭外的社会活动	0	1	2	9
6. 家庭内活动过少	0	1	2	9
7. 家庭职能	0	1	2	9
8. 个人生活自理	0	1	2	9
9. 对外界的兴趣和关心	0	1	2	9
10. 责任心和计划性	0	1	2	9

3）功能独立性评定（FIM）量表（表4-16）：最高分为126分（运动功能评分91分，认知功能评分35分），最低分18分。126分＝完全独

立；108～125 分 = 基本独立；90～107 分 = 有条件的独立或极轻度依赖；72～89 分：轻度依赖；54～71 分：中度依赖；36～53 分 = 重度依赖；19～35 分 = 极重度依赖；18 分 = 完全依赖。

表 4 - 16　功能独立性评定（FIM）量表

项　目			评估日期		
运动功能	自理能力	1	进食		
		2	梳洗修饰		
		3	洗澡		
		4	穿裤子		
		5	穿上衣		
		6	上厕所		
	括约肌控制	7	膀胱管理		
		8	直肠管理		
	转移	9	床、椅、轮椅间		
		10	如厕		
		11	盆浴或淋浴		
	行走	12	步行/轮椅		
		13	上下楼梯		
	运动功能评分				
认知功能	交流	14	理解		
		15	表达		
	社会认知	16	社会交往		
		17	解决问题		
		18	记忆		
	认知功能评分				
FIM 总分					
评估人					

4）功能大体评定量表（GAF）（表4－17）：只有一个项目，即病情情况。分成1~100共100个等级。分数愈高，病情愈轻，评分参考标准原文如下：假定精神疾病与健康属一连续过程，请评定当事人心理、社会、职业功能，请不要包括躯体问题（或环境所限）所致的功能损害。该量表为他评量表。

表4－17　功能大体评定量表

91分~100分：广泛的活动功能都极好，看来从没有什么生活问题，因为拥有许多良好特质而为他人乐于亲近。没有症状。

81分~90分：无或极少症状（如考试前轻微焦虑），在各方面功能良好，有兴趣并参与广泛的活动，良好的交际能力，对生活大致满意，不多发生日常问题或担忧的事情（如与家庭成员偶而争执）。

71分~80分：若有症状，也是对心理社会压力来源的暂时而可预期的反应（如在家庭争执后难以专心）；社会、职业或学业功能只是轻微受损（如学业暂时落后）。

61分~70分：有些轻微症状（如心情低落及轻度失眠）或在社会、职业或学业功能有些困难（如偶而旷工、旷课或在家中偷窃），但大致功能很好，有些有意义的人际关系。

51分~60分：中等的症状（如平淡的情感及说话绕圈子，偶而恐慌发作）或在社会、职业或学业功能有中度困难（如很少朋友，与同辈或同事发生冲突）。

41分~50分：严重的症状（如有自杀念头、严重强迫观念所引起的习惯、时常店铺盗窃）或在社会、职业或学业功能上个别或同时有严重受损（如无朋友、不能维持其职业）。

31~40分：现实测验或沟通有些受损（如说话偶而不合逻辑、难以理解、或不对题）或在几种领域有重大受损，如工作或学业、家庭关系、判断力、思考能力或情感（如忧郁的人避开朋友、忽视家庭及不能工作；儿童时常打较年幼孩童、在家中反抗、在学校成绩不理想）。

21分~30分：行为受妄想或幻觉所影响，或沟通或判断力严重受损（如有时语无伦次、行为整体而言不合宜、专注于自杀念头）或几乎所有领域的功能都丧失（如整日呆在床上，无职业、无家或无朋友）。

11分~20分：有些伤害自己或他人的危险（如无明确死亡期待的自杀企图，时常出现暴力，躁狂性兴奋）或有时不能维持最低的个人卫生（如把粪便乱涂），或整体的沟通障碍（如大部分时间都语无伦次或沉默不语）。

1分~10分：有持续严重伤害自己或他人的危险（如一再出现暴力）或持续无能力维持最低的个人卫生，或明确期待死亡的严重自杀行为。

0分：信息不足。

（2）非标准化评估　社会功能的评估必须采取标准化评估和非标准化评估相结合的方式，特别重视家属、同事、朋友的反馈和患者的自我

体验。

2. 操作方法与步骤

（1）了解患者的诊断及治疗情况。

（2）根据患者具体情况，选择恰当的评估工具。

（3）通过交谈，了解患者的社会功能状况。

（4）从患者家属和其他人员处，全面了解患者的信息。

（5）通过观察，了解患者的自理能力、人际交往能力、处理问题的能力。

（6）根据评估结果，做好对患者和家属的沟通、指导和训练。

（7）做好病情记录和交接班。

四、认知功能的评估

由于认知的定义很广泛且涵盖了很多的内容，所以认知功能的测评工具所使用的方法也不尽相同。人们依据研究认知功能的理论方法，已经采取了各种手段，包括各种认知功能的测试工具，如 P300 评估，韦氏记忆量表、STROOP 实验、威斯康星卡片分类测验、面孔识别、词汇编码和识别，有反应时为自变量的返回抑制实验，有结果校验的中文版精神分裂症认知功能成套测验，有直接研究活体高级认知功能定位的功能核磁共振技术等，下面介绍简明精神状态量表（MMSE）和蒙特利尔认知评估（Mo-CA）量表。

1. 评估方法

（1）标准化评估工具

①简明精神状态量表（MMSE）（表 4 – 18）：一直是国内外最普及、最常用的老年痴呆筛查量表。它包括时间与地点定向、语言（复述、命名、理解指令）、心算、即刻与短时听觉词语记忆、结构模仿等项目，满分 30 分。MMSE 作为阿尔茨海默病认知筛查工具，因其敏感性强、易操作、耗时少，在社区大样本调查及临床医生对可疑病例做初步检查时得到广泛应用，但其缺点亦不容忽视，研究认知损害往往采用多个更特异的测验工具搭配使用。中文版 MMSE 依据不同教育程度作出的划界分是：文盲组 17 分、小学组 20 分、中学或以上组 24 分，低于划界分为认知功能受损。

表 4-18 简易精神状态检查量表（MMSE）

项	目	记录	评分
	星期几		0 1
	几号		0 1
	几月		0 1
	什么季节		0 1
Ⅰ 定向力	哪一年		0 1
（10分）	省市		0 1
	区县		0 1
	街道或乡		0 1
	什么地方		0 1
	第几层楼		0 1
Ⅱ 记忆力	皮球		0 1
（3分）	国旗		0 1
	树木		0 1
	100－7		0 1
Ⅲ注意力和计算力	－7		0 1
	－7		0 1
（5分）	－7		0 1
	－7		0 1
Ⅳ 回忆能力	皮球		0 1
（3分）	国旗		0 1
	树木		0 1
	命名能力		0 1
			0 1
	复述能力		0 1
			0 1
Ⅴ 语言能力	三步命令		0 1
（9分）			0 1
	阅读能力		0 1
	书写能力		0 1
	结构能力		0 1
总分			

②蒙特利尔认知评估（MoCA）量表：MoCA 由加拿大 Nasreddine 等根据临床经验并参考 MMSE（简明精神状态检查）的认知项目和评分而制定，2004 年 11 月确定最终版本，是一个用来对认知功能异常进行快速筛查的评定工具。它包括注意与集中、执行功能、记忆、语言、视结构技能、抽象思维、计算和定向力等 8 个认知领域的 11 个检查项目，总分 30 分，≥26 分为正常，其敏感性高，覆盖重要的认知领域，测试时间短，适合临床运用；但其也受教育程度的影响，文化背景的差异、检查者使用 MoCA 的技巧和经验，检查的环境及被试者的情绪及精神状态等均会对分值产生影响，对于轻度认知功能障碍（MIC 蒙特利尔认知评估量表）的筛查更具敏感性。来自 2013 美国神经疾病协会（ANA）年会一项研究报告称，在评估轻度认知功能损害患者的轻微认知功能差别方面，蒙特利尔认知评估（MoCA）量表优于简易精神状态检查（MMSE）量表。

（2）非标准化评估 认知功能的非标准化评估主要通过与患者的观察和交流，观察患者的日常生活自理情况、表情、动作的协调性。交谈中评估注意力是否集中、有无记忆损害，智能水平与患者的文化程度是否相当等，以利于全面评估患者情况。

2. 操作方法与步骤

（1）准备评估所需的物质。

（2）根据患者具体情况，选择评估工具，告诉患者评估的目的及内容。

（3）根据所选择的评定工具，按具体操作规程、操作程序进行评定。

（4）采用标准化的评估工具与非标准化评估相结合的方式，尽可能全面地收集资料。

（5）选择安静、不易被打扰的环境。

（6）根据评估结果，做好对患者和家属的沟通和指导。

（7）患者疲劳时，可以暂停一下。

五、对疾病认知的评估

维持治疗是预防疾病复发的重要手段，而自知力是影响治疗依从性的重要因素，故需判断自知力的完整性以及对疾病、诊断、治疗的态度。对疾病认知的评估包括以下内容：①患者是否意识到自己目前的变化；②是否承认这些表现是异常的、病态的；③是否愿意接受医生、家人等对他

（她）目前的处理方式；④是否接受并积极配合治疗。评估中采用交谈和观察的方式进行。

1. 评估方法

（1）标准化评估工具

1）自知力与治疗态度问卷（表4－19）：是麦克沃伊（Mcevoy）等于1989年所研制，是评价重性精神疾病治疗效果和测量疾病恢复程度的重要指标，评定者可将每一问题读给患者听，对患者不明白的地方可反复详细地解释，尽量给患者提供较多的表达自知力的机会，然后根据患者对每一问题的回答进行评分。评分方法：2——全部自知力，1——部分自知力，0——无自知力（将相应的分数圈出）。

表4－19　自知力与治疗态度问卷

问　　题	评分		
1 您现在认为，在您刚住本院时有不同于大多数人的精神卫生问题吗?	0	1	2
2 您现在认为，在您住院时自己确实需要住院治疗吗?	0	1	2
3 您现在还有精神卫生问题吗?	0	1	2
4 您现在是否还需要住在本院?	0	1	2
5 出院后，您是否有再次患这种精神问题的可能?	0	1	2
6 出院后，您是否继续需要精神科医生的帮助?	0	1	2
7 您现在认为，在您住本院前是否确实需要用药物治疗您的精神问题?	0	1	2
8 您目前还需用药物治疗您的精神问题吗?	0	1	2
9 出院后，您还因您的精神问题而继续服药吗?	0	1	2
10 您愿意服药吗?	0	1	2
11 药物是否真的对您有益?	0	1	2

2）自知力量表（BIS）（表4－20）：是一个基于David三维理论，具有8个条目的自我报告式的自知力评定量表。每个条目均为3级评分（同意/不同意/不确定），有一些反向评分，例如，条目3回答同意将得0分，而条目2回答同意将得2分。为维持三个维度，对4个治疗相关性条目以保留三个进行合并，每个条目采用0～4级评分；总分0～12分。

表 4 - 20　Birchwood 自知力量表

---

1. 我的一些症状是大脑产生的

2. 我精神状态良好

3. 我不需要服药

4. 我需要住院

5. 医生开药给我是对的

6. 我不需要看医生或精神科医生

7. 如果有人说我患有神经或精神疾病，他们可能是对的

8. 我体验到的不寻常的事情都不是因为疾病导致的

（2）非标准化评估　对疾病认知的非标准化评估主要是通过观察和与患者交谈，观察患者对治疗的依从性，了解患者对疾病的认知、对症状的反应以及对治疗的态度。

2. 操作方法与步骤

（1）准备评估所需的物质。

（2）根据患者具体情况，选择评估工具，告诉患者评估的目的及内容。

（3）根据所选择的评定工具、按具体操作规程、操作程序进行评定。

（4）观察患者对治疗的依从性。

（5）通过与患者交谈，了解患者对疾病和治疗的态度。

（6）根据评估结果，做好对患者和家属的沟通和指导。

六、评估注意事项

（1）评估质量取决于准确的观察和正确、合理地应用访谈和评估手段，应使用不止一种评估方法。

（2）应使用公开推行的标准化的评估方法。

（3）评估时往往只重视了患者的缺陷和异常，而忽略了他们的能力和本身条件，特别是社会功能的评估，患者由于长期缺乏社会实践而易被低估能力。

（4）技能缺乏或废用性退化并不是患者外在表现欠佳的唯一原因，有时也可能是由于缺乏兴趣和动机所致。

（5）评估需从全局出发，根据患者的具体情况作出判断。

（6）评估者的技能须不断提高。

第三节　生活质量评估

随着传统生物医学模式向生物－心理－社会医学模式的转变，医学的目的已不再只是重视寿命的延长，同样也注重生命的质量——生活质量。在多元化的生活质量定义中，世界卫生组织生活质量研究组对生活质量的定义最具代表性，"生活质量被定义为个体对他们生活于其中的文化和价值体系背景中的生活状况的感知，这种状况与他们的目标、期望、标准和关注密切相关。生活质量是一个非常宽泛的概念，以一种复杂的方式将个体的生理健康、心理状态、独立水平、社会关系、个人信仰和他们与环境显著特征的关系融入其中。"生活质量原本是一个社会学概念，被广义理解为人类生存的自然、社会条件的优劣状态，当其引入医学研究领域时，被限定为对个体的生理、心理、社会功能三方面的一种状态评估，即健康的质量。

一、生活质量的构成

生活质量的构成分为两个主要方面，即主观方面和客观方面，客观的生活质量涵盖了有形的生活并可以得到客观的证实；而主观的生活质量则涵盖了对生活的主观看法，可以通过有关生活满意程度和幸福体验的测试得以量化。生活质量的主观方面被称为主观生活质量和主观的健康。就生活质量的客观方面而言，生活质量应能在特定的文化背景下反映客观的健康状况。

近年来，我国学者提出，医学领域生活质量的研究不但应包括健康质量的评估，也应包括社会学的内涵（即物质生活质量）。因而综合生活质量不同层面的概念建构将生活质量界定在四个方面，即从生理、心理、社会功能诸方面来全面评估"整个患者"，包括躯体健康、心理健康、社会功能、物质生活。

二、生活质量评估

1. 标准化评估工具　目前已报道的生活质量评定量表众多，其适应的对象、范围和特点也各异，常见的包括生活满意指数（LSIA）、生活质量指数（QOLI）、生活质量综合评定问卷（GQOLI）、世界卫生组织生存质量测定量表简表（WHOQOL – BREF）。主观幸福感是反映某一社会中个体生活质量的重要心理学参数，此外还有一些社会心理学概念与生活质量有间接的关系，它们是自尊、抑郁、心理控制源和社会疏远，但唯有生活满意度和幸福指数最终标明了个体生活质量的基线。现介绍世界卫生组织生存质量测定量表简表（表4 – 21）。

表4 – 21　生存质量测定量表简表（WHOQOL – BREF）

填表说明：这份问卷是要了解您对自己的生存质量、健康情况以及日常活动的感觉如何，请您一定回答所有问题。如果某个问题您不能肯定如何回答，就选择最接近您自己真实感觉的那个答案。

所有问题都请您按照自己的标准、愿望或者感觉来回答。注意所有问题都只是您最近两星期内的情况。

请阅读每一个问题，根据您的感觉，选择最适合您情况的答案。填在后面的□内

1.（G1）您怎样评价您的生存质量？

很差	差	不好也不差	好	很好	□
1	2	3	4	5	

2.（G4）您对自己的健康状况满意吗？

很不满意	不满意	既非满意也非不满意	满意	很满意	□
1	2	3	4	5	

下面的问题是关于两周来您经历某些事情的感觉。

3.（F1.4）您觉得疼痛妨碍您去做自己需要做的事情吗？

根本不妨碍	很少妨碍	有妨碍（一般）	比较妨碍	极妨碍	□
1	2	3	4	5	

4.（F11.3）您需要依靠医疗的帮助进行日常生活吗？

根本不需要	很少需要	需要（一般）	比较需要	极需要	□
1	2	3	4	5	

5.（F4.1）您觉得生活有乐趣吗？

根本没乐趣	很少有乐趣	有乐趣（一般）	比较有乐趣	极有乐趣	□
1	2	3	4	5	

6.（F24.2）您觉得自己的生活有意义吗？

根本没意义	很少有意义	有意义（一般）	比较有意义	极有意义	□
1	2	3	4	5	

7. （F5.3）您能集中注意力吗？

根本不能	很少能	能（一般）	比较能	极能	□
1	2	3	4	5	

8. （F16.1）日常生活中您感觉安全吗？

根本不安全	很少安全	安全（一般）	比较安全	极安全	□
1	2	3	4	5	

9. （F22.1）您的生活环境对健康好吗？

根本不好	很少好	好（一般）	比较好	极好	□
1	2	3	4	5	

下面的问题是关于两周来您做某些事情的能力。

10. （F2.1）您有充沛的精力去应付日常生活吗？

根本没精力	很少有精力	有精力（一般）	多数有精力	完全有精力	□
1	2	3	4	5	

11. （F7.1）您认为自己的外形过得去吗？

根本过不去	很少过得去	过得去（一般）	多数过得去	完全过得去	□
1	2	3	4	5	

12. （F18.1）您的钱够用吗？

根本不够用	很少够用	够用（一般）	多数够用	完全够用	□
1	2	3	4	5	

13. （F20.1）在日常生活中您需要的信息都齐备吗？

根本不齐备	很少齐备	齐备（一般）	多数齐备	完全齐备	□
1	2	3	4	5	

14. （F21.1）您有机会进行休闲活动吗？

根本没机会	很少有机会	有机会（一般）	多数有机会	完全有机会	□
1	2	3	4	5	

15. （F9.1）您行动的能力如何？

很差	差	不好也不差	好	很好	□
1	2	3	4	5	

下面的问题是关于两周来您对自己日常生活各个方面的满意程度。

16. （F3.3）您对自己的睡眠情况满意吗？

很不满意	不满意	既非满意也非不满意	满意	很满意	□
1	2	3	4	5	

17.（F10.3）您对自己做日常生活事情的能力满意吗？

很不满意	不满意	既非满意也非不满意	满意	很满意
1	2	3	4	5

18.（F12.4）您对自己的工作能力满意吗？

很不满意	不满意	既非满意也非不满意	满意	很满意
1	2	3	4	5

19.（F6.3）您对自己满意吗？

很不满意	不满意	既非满意也非不满意	满意	很满意
1	2	3	4	5

20.（F13.3）您对自己的人际关系满意吗？

很不满意	不满意	既非满意也非不满意	满意	很满意
1	2	3	4	5

21.（F15.3）您对自己的性生活满意吗？

很不满意	不满意	既非满意也非不满意	满意	很满意
1	2	3	4	5

22.（F14.4）您对自己从朋友那里得到的支持满意吗？

很不满意	不满意	既非满意也非不满意	满意	很满意
1	2	3	4	5

23.（F17.3）您对自己居住地的条件满意吗？

很不满意	不满意	既非满意也非不满意	满意	很满意
1	2	3	4	5

24.（F19.3）您对得到卫生保健服务的方便程度满意吗？

很不满意	不满意	既非满意也非不满意	满意	很满意
1	2	3	4	5

25.（F23.3）您对自己的交通情况满意吗？

很不满意	不满意	既非满意也非不满意	满意	很满意
1	2	3	4	5

下面的问题是关于两周来您经历某些事情的频繁程度。

26.（F8.1）您有消极感受（如情绪低落、绝望、焦虑、忧郁）吗？

没有消极感受	偶尔有消极感受	时有时无	经常有消极感受	总是有消极感受
1	2	3	4	5

此外，还有三个问题：

101. 家庭摩擦影响您的生活吗？

根本不影响	很少影响	影响（一般）	有比较大影响	有极大影响	□
1	2	3	4	5	

102. 您的食欲怎么样？

很差	差	不好也不差	好	很好	□
1	2	3	4	5	

103. 如果让您综合以上各方面（生理健康、心理健康、社会关系和周围环境等方面）给自己的生存质量打一个总分，您打多少分？（满分为100分）　　□

使用范围和时间框架：量表测定的是最近两周生存质量的情况。但在实际工作中，鉴于工作的不同阶段的特殊性，量表可以考察不同长度的时间段的生存质量。如：评价一些慢性疾病患者的生存质量可调查近4周的情况。结果分析：量表分数越高，表明生命质量越好。

2. 非标准化的评估　精神疾病作为一类常见的慢性疾病，由于认知、情感、意志行为等功能受损，其患者和家属的生活质量近年来也日益受到医学界的关注和研究。一方面，不同疾病影响患者和家属的生活质量，不同的治疗方法对患者和家属的生活质量也可能产生不同的影响；另一方面，不同质量的家庭关系与社会支持，也不同程度地影响患者的治疗与康复。尤其在精神疾病的康复过程中，人们逐渐认识到康复不仅针对躯体功能缺陷，更应包括心理与社会功能的康复。因此应用生活质量这一指标，从躯体、心理、社会功能以及物质生活等方面来研究与评估疾病与康复治疗、患者与家庭的影响，有着十分重要的意义。

（1）躯体健康

①躯体健康和感官功能：主观方面（患者对身体健康状态的描述）、客观方面（躯体健康状况，有无躯体疾病——体检结果），躯体运动是否受限。目前的精神科医生、药物治疗、服用经典的神经阻滞剂药物后有无引起嗜睡、体重增加、停经、泌乳、静坐不能、迟发性运动障碍等，主观感官及认知功能是否出现抑制状况，如感觉减退、感觉过敏等躯体不适感。

②生理功能：主观方面（饮食及进食习惯、睡眠型态、排泄功能、性功能、精力方面是否出现异常状况），客观方面（吸烟及饮酒的习惯、有哪些生活上的嗜好）。

（2）精神心理健康

①精神症状：主观方面（患者现存阴性症状、阳性症状，哪些症状通过治疗已经改善或消失），客观方面（目前症状有哪些及对生活的影响）。

②认知结构：主观方面（患者对自我状态、疾病、症状的认识，做了那些处理来管理自己的症状），客观方面（患者对疾病的认知结构对自身治疗造成的影响）。

③药物不良反应：目前，生活质量被看作评价临床疗效或确定最佳治疗方法的指标之一，用以指导选择治疗方法。同样，在药物疗效评价中，不仅要考虑药物的临床生物学效应，还应考虑治疗对患者心理、社会功能的影响，因此，有些国家已将生活质量列为评估新药效应的重要指标之一。药物副作用也可以明显降低患者的生活质量。

主观方面（患者对药物的认知），客观方面（药物不良反应对躯体的影响）。

④心理应对：主观方面（自尊、精神压力、应激、病耻感），客观方面（压力源在哪里，怎样来管理压力）。

（3）社会功能

①家庭情况：主观方面（家庭成员、婚姻状况），客观方面（成员间的关系、家庭氛围。)

②工作情况：在生产活动方面，正在从事什么类型的工作，如竞争性职业、志愿者工作、上学、打零工、帮助他人、正在做计划找工作、养育子女、照顾生病或年长的亲戚或朋友。过去参加过哪些活动（工作、上学、志愿者工作、培训等），做了多久，什么时候参加的，在哪里。有哪些喜欢或不喜欢的地方。过去您接受过哪类职业服务，是否已经或正在参加任何工作激励计划，您发现什么样的工作状态是令人愉快的。

③娱乐生活：有什么娱乐活动，有什么兴趣爱好，都做什么来放松和自娱自乐，周末出去参加什么活动，有没有以前您经常去现在却没有去的地方，喜欢看电视及电影吗，什么类型的，最喜欢的演员是谁，喜欢阅读书籍吗，经常去图书馆吗，最喜欢的作者是谁，喜欢烹饪吗，最喜欢的饭是什么，喜欢外出就餐吗，您有什么样的天赋，您的爱好是什么，什么时候觉得最无聊，无聊时会做些什么。

④社会支持：社会交往方面，通常和谁在一起，身边朋友都有谁，有几个好朋友，感觉和谁比较亲近，和谁在一起时感觉很好，参加过哪些组织、团体、俱乐部（如 AA、戒酒会、俱乐部、邻里社团等）。生活中有没

有在过去给您提供过支持，而现在又没和您在一起的重要人物，这个人是谁？过去经常与您一起玩但现在又不在一起的人，这个人是谁？

（4）物质生活

①经济收入：有无稳定的工作，收入情况（类型和金额），伤残抚恤金，工作收入，家庭朋友的借款，个人资产（电话、电脑、电视、洗衣机等）。

②消费方式：消费水平，主要消费方面，如何预算和管理自己的钱，每周会超支吗，超支多少，有无预算建议，参加过财务管理课程吗？

③生活环境：住房，住在哪里，多长时间，住所有哪些好处，喜欢这个住所的哪些方面（安静的邻里、离超市很近、附近有很多公交路线、生活环境安全、绿化、卫生条件等），受教育程度及场所，工作或学习的环境。

④社会服务：就医场所（公立医院还是私立医院）、就医条件，过去利用过的卫生资源有哪些，保险类型（健康保险、养老金）。

三、操作方法与步骤

（1）了解患者的疾病史、个人史、诊断及治疗情况。

（2）根据患者具体情况，选择评估工具。

（3）选择安静的房间，备好评估用具。

（4）建立良好的护患关系是评估成功的基础，关注文化对患者评估表现的影响。

（5）根据具体情况灵活转变谈话方式和话题，以便了解量表无法反映的深层内容。

（6）重视家属、其他人观察到的信息。

（7）根据评估结果，做好对患者和家属的沟通和指导。

第四节　资源评估（家庭评估）

家庭是建立在婚姻、血缘或收养关系基础上形成的社会生活基本单位。家庭至少应包括两个或两个以上的成员，组成家庭的成员应以共同生活，有较密切的经济情感交往为条件。精神疾病的康复是一个长期、漫长的过程，国内有学者在家庭教育及家庭干预方面做了研究，90%严重的精神疾病患者很大程度上由他们的家人照顾，家庭对精神疾病患者的照料都是至关重要的。家属的知识水平和态度对患者的遵医行为，社会功能恢复及病情的复发有着极强的联系。因此在患者的康复过程中家庭成员的共同参与将在延续医疗护理功效、维持疾病的稳定等方面起到极其重要的作用。

一、家庭类型和家庭周期

家庭类型又称家庭规模，由家庭人口结构决定。家庭成员受教育水平、职业、健康状况及家庭人口构成等，在一定程度上可左右家庭功能的正常发挥，从而影响个体的身心健康。各种类型的家庭人口特征见表4-22。

表4-22 各种类型的家庭人口特征

类型	人口特征
核心家庭	夫妻及其婚生或领养子女
主干家庭（扩展家庭）	核心家庭成员加上夫妻任何一方的直系亲属，如（外）祖父母、叔、姑、姨、舅等
单亲家庭	夫妻任何一方及其婚生或领养子女
重组家庭	再婚夫妻与前夫和（或）前妻的子女以及其婚生或领养子女
无子女家庭	仅夫妻俩无子女
同居家庭	无婚姻关系而长期居住在一起的夫妻及其婚生或领养的子女
老年家庭	仅老年夫妇

如同个体的生长发育，家庭单位也经历了从产生、发展到解体的过程，称之为家庭生活周期。根据 Duvall 模式（表4-23），家庭生活周期可分为 8 个阶段，每个阶段都有其特定的任务需家庭成员协同完成，否则将在家庭成员中产生相应的健康问题。

表4-23 Duvall 家庭生活周期模式

阶段	定义	主要任务
新婚	男女结合	沟通与彼此适应，性生活协调及计划生育
有婴幼儿	最大孩子 0~30 个月	适应父母角色，应对经济和照顾孩子的压力
有学龄前儿童	最大孩子 2.5~6 岁	孩子入托、上幼儿园或上小学，抚育孩子，儿童心理的正常发展
有学龄儿童	最大孩子 6~13 岁	儿童身心发展，上学及教育问题，使孩子社会化
有青少年	最大孩子 13~20 岁	青少年的教养与沟通，青少年与异性交往

续表

阶段	定义	主要任务
有孩子离家创业	最大孩子离家至最小孩子离家	适应孩子离家，发展夫妻共同兴趣，继续给孩子提供支持
空巢期	父母独处至退休	适应夫妻俩生活，巩固婚姻关系
老年期	退休至死亡	正确对待和适应退休、衰老、丧偶、孤独、疾病和死亡等

二、家庭结构和家庭功能

1. 家庭结构 指家庭成员间相互关系和相互作用的性质，包括家庭权利结构、家庭角色结构、家庭沟通过程、家庭价值观。

（1）家庭权利结构 家庭权利结构指家庭中夫妻间、父母与子女间在影响力、控制权和支配权方面的相互关系。家庭权力结构的基本类型有：①传统权威型：指由传统习俗继承而来的权威，如父系家庭以父亲为权威人物；②工具权威型：指由养家能力、经济权力决定的权威；③分享权威型：指家庭成员彼此协商，根据各自的能力和兴趣分享权力；④感情权威型：指由感情生活中起决定作用的一方做决定。

（2）家庭角色结构 家庭角色结构指家庭对每个占有特定位置的家庭成员所期待的行为和规定的家庭权利、责任与义务。家庭角色结构受家庭人口结构和家庭价值观的影响。良好的家庭角色结构应具备以下特征：①每个家庭成员都能认同和适应自己的角色范围；②家庭成员对角色的期望一致，并符合社会规范；③角色期望能满足家庭成员的心理需要，符合自己发展的规律；④家庭角色有一定的弹性。

家庭角色可分为公开性角色和非公开性角色两类。公开性角色又称正式角色，是大多数家庭都具备的维持家庭正常功能所必需的角色，如性别角色、照顾孩子者角色等。非公开性角色又称为非正式角色，是家庭以外成员不易了解的角色，如家庭统治者角色、受虐者角色等。其中有些角色不利于维持家庭的正常功能，并有损于家庭成员的健康。

（3）家庭沟通过程 家庭沟通过程其形式最能反映家庭成员间的相互作用与关系，也是家庭和睦和家庭功能正常的保证。家庭内部沟通过程良好的特征为：①家庭成员之间能进行广泛的情感交流；②家庭成员互相尊重对方的感受和信念；③家庭成员能坦诚地讨论个人和社会问题；④极少有不宜沟通的领域；⑤家庭根据成员的生长发育水平和需求合理分配权力。家庭内部沟通过程障碍的特征为：①家庭成员自卑；②家庭成员以自我为中心，不能理解他人的需求；③家庭成员在交流时采用间接的或掩饰的方式；④家庭内信息的传递是含糊的、不直接的、有矛盾的或防御性的。

（4）家庭价值观　家庭价值观指家庭成员对家庭活动的行为准则与生活目标所持的共同态度和基本信念。家庭价值观决定着每个家庭成员的行为方式和对外界干预的感受与反应，并可影响家庭的权力结构、角色结构和沟通方式。

2. 家庭功能　家庭是一个具有功能构造的社会组织，家庭功能体现了家庭对每一个成员不可或缺的实际价值。家庭功能是指家庭系统中家庭成员的情感联系、家庭规则、家庭沟通以及应对外部事件的有效性，可以为家庭成员生理、心理、社会性等方面的健康发展提供一定的环境条件。家庭功能是一个复杂的系统结构，包括生物功能（性和生育）、心理功能（情感交流和精神慰藉）、经济功能（生产、分配、交换和消费）、抚育和赡养功能、教育功能（社会化和家庭教育）、保护功能、地位功能、宗教功能、娱乐和文化功能等。家庭功能是家庭存在的基础，也是家庭区别于其他社会组织的本质特征之一。个人的许多需求是在家庭内部并通过家庭来满足的，因此家庭是满足家庭整体及家庭成员个体需求的社会基本单元。

三、家庭评估

1. 标准化评估工具

在进行家庭评估时，可采用量表对被评估者的家庭功能、家庭支持进行评估。常用的有 Smilkstein 的家庭功能量表（表 4 - 24）和 Procidano 与 Heller 的家庭支持量表（表 4 - 25）。

表 4 - 24　Smilkstein 的家庭功能量表

1. 当我遇到困难时，可从家人处得到满意的帮助。	经常	有时	很少
2. 我很满意家人与我讨论与分担问题的方式。			
3. 当我从事新的活动或希望发展时，家人能接受并给我支持。			
4. 我很满意家人对我表达感情的方式以及对我的情绪 （如愤怒、悲伤、爱）的反应。			
5. 我很满意家人与我共度时光的方式。			

评分方法：经常 =3 分，有时 =2 分，很少 =1 分。

评价标准：总分在 7~10 分，表示家庭功能良好；4~6 分表示家庭功能中度障碍；0~3 分表示家庭功能严重障碍。

表 4 – 25　Procidano 和 Heller 的家庭支持量表

	是	否
1. 我的家人给予我所需的精神支持		
2. 遇到棘手的事时，我的家人帮我出主意		
3. 我的家人愿意倾听我的想法		
4. 我的家人给予我情感支持		
5. 我与我的家人能开诚布公地交谈		
6. 我的家人分享我的爱好和兴趣		
7. 我的家人能时时察觉到我的需求		
8. 我的家人善于帮助我解决问题		
9. 我与家人感情深厚		

评分方法：是 = 1 分，否 = 0 分。总分越高，家庭支持度越高

2. 非标准化的评估

家庭与个体的健康密不可分。个体在家庭中孕育、成长，其健康知识、信念及行为等方面受到家庭成员的影响，家庭是满足人们个人需求的最佳场所。因此，当个体健康状态不佳或生病住院时，家庭的支持尤为重要。家庭的评估包括家庭基本资料、家庭类型、家庭生活周期、家庭功能、家庭资源和家庭压力等方面的评估。

（1）家庭基本资料　包括家庭成员的姓名、性别、年龄、职业、教育程度、健康史，尤其是家族遗传史等。可通过交谈或阅读有关健康记录获得。

（2）家庭类型　又称家庭规模，主要由家庭人口结构决定。每一个家庭都有相应的人口特征，可通过询问获知。

（3）家庭生活周期　首先确定评估家庭处于哪期，再根据评估到的家庭周期与被评估者或其家属交谈了解其任务的完成情况。

（4）家庭功能　家庭的主要功能是满足家庭成员衣、食、住、行、育、乐等方面的基本生活需求；建立家庭关爱气氛，使每个成员充分享受家庭的温馨、快乐，有归属感、安全感、亲密感和家庭幸福感；培养家庭成员的社会责任感、社会交往意识与技能，促进其人格健全发展；维护家庭成员的安全与健康，为健康状态不佳的成员提供良好的支持与照顾。家庭功能的健全与否与个体的身心健康密切相关，为家庭评估的重点，应逐项评估。主要包括 5 个方面：

①感情支持功能：家庭必须满足家庭成员的感情需求以维持家庭的整体性。②社会化功能：社会化是指个体通过学习群体文化，学习承担社会

角色，使自己与群体相融合的过程。家庭是孩子社会化的主要场所，孩子可通过角色模仿、教育和奖罚措施完成社会化。③繁衍和养育功能：家庭是生育子女、繁衍后代的基本单位，人类通过这一功能使得种族和社会得以延续和生存。④经济功能：家庭提供和分配物质资源以满足其成员对食物、衣物、住所和卫生保健等的需求。⑤健康照顾功能：家庭为维护其成员的健康，为健康状态不佳的成员提供照顾。

（5）家庭资源 家庭为了维持其基本功能、应对压力事件和危机状态所需的物质、精神与信息等方面的支持，称为家庭资源。如财力支持，精神与情感支持，信息支持，结构支持，亲朋好友和社会团体的支持，文化资源，医疗资源等。评估时可采用交谈法询问被评估者及家属是否具备以上家庭资源及其丰富程度。对结构支持的评估，最好能实地观察，注意家庭设备是否方便老弱病残家庭成员的生活。

（6）家庭压力 对于多数人来说，家庭既是获取支持的重要资源，又是压力的主要来源。家庭压力指可引起家庭生活发生重大改变、造成家庭功能失衡的所有刺激性事件，包括：①家庭状态的改变，如失业、破产；②家庭成员关系的改变与终结，如离婚、分居、丧偶；③家庭成员角色的改变，如初为人夫、人父，收养子女，退休；④家庭成员道德颓废，如酗酒、赌博、吸毒、乱伦；⑤家庭成员生病、残障、无能等。家庭压力的评估主要是通过与被评估者或其家庭成员交谈明确被评估者的家庭近期有无以上压力事件发生，对家庭成员的身心影响如何，所采用的应对方式有哪些，可用于应对压力的家庭资源又有哪些。

四、操作方法与步骤

（1）了解患者的疾病史、个人史、诊断及治疗情况。

（2）根据患者具体情况，选择评估工具。

（3）选择安静的房间，备好评估用具。

（4）建立良好的护患关系是评估成功的基础，关注文化对患者评估表现的影响。

（5）根据具体情况灵活转变谈话方式和话题，以便了解量表无法反映的深层内容。

（6）重视家属、其他人观察到的信息。

（7）根据评估结果，做好对患者和家属的沟通和指导。

第 5 章　常见的精神康复护理技术

精神障碍的康复护理，是指运用一切可能采取的方法和措施，协助患者尽量纠正其病态的精神活动，最大限度地恢复患者适应社区生活的能力。精神康复护理的主要内容和任务是对精神残障者的行为矫正与技能训练。常见的精神康复护理技术按功能分类包括：自理能力训练、独立生活技能训练、社交技能训练、心理康复、疾病的自我管理、职业技能训练。对患者进行精神康复训练应遵照下列程序。

【训练流程】

第1步：功能评定：评估患者病情、合作程度、躯体状况、生活自理能力、始动性、社会交往能力。向患者做好解释告知，取得患者配合。可使用《日常生活能力量表》（表5-1），《社交技能评定量表》（表5-2），《社会适应功能评估量表》（表5-3）。

第2步：确定康复目标：①目标应根据个体的功能缺陷、护理问题，患者家庭或社会对其的要求，以及患者实际存在的能力进行综合考虑制定。②目标要明确，不能用模棱两可的语言，如"改善自身状况""提高自信"都属于含糊的目标，不利于实际操作。如：一精神疾病患者，个人卫生差，不洗脸、不刷牙。康复目标可以设定为，患者学会洗脸、刷牙。③在制订康复计划时，要与患者就目标达成共识，取得患者的合作。④确定指标要量化，可考评，循序渐进。如：患者将会…，预期行为（可观察的/可测量）…，频率…，持续时间。

第3步：制定康复计划，制定计划时可综合地采取训练方法，尽量纠正其病态的精神活动，最大限度地恢复其适应社区生活的能力。计划包括患者的优势、劣势，可利用资源，实施办法，时间，评估办法，负责人等项目。

第4步：按计划实施。

第5步：评估康复效果。

表 5 - 1　日常生活能力量表

项目	完全自己完成	有些困难	需要帮助	根本无法做
1. 使用公共车辆	1	2	3	4
2. 行走	1	2	3	4
3. 做饭菜	1	2	3	4
4. 做家务	1	2	3	4
5. 吃药	1	2	3	4
6. 吃饭	1	2	3	4
7. 穿衣	1	2	3	4
8. 梳头，刷牙	1	2	3	4
9. 洗衣	1	2	3	4
10. 洗澡	1	2	3	4
11. 购物	1	2	3	4
12. 定时上厕所	1	2	3	4
13. 打电话	1	2	3	4
14. 处理自己钱财	1	2	3	4

总分：

注：评分说明：

1. 评估周期为两周，根据患者实际的生活自理情况给出具体的分值，最后累计之和≥16 分，则需要进入日常生活技能训练组。

2. 根据评估情况，与患者商议确定本次训练的计划与侧重点，并备好相应的用物。

3. 相关知识讲解或播放讲解视频。

表 5 - 2　社交技能评定量表

条　目	总是	经常	有时	偶尔	不能
1. 谈话时能有适当的目光接触	0	1	2	3	4
2. 维持恰当的社交距离（大约一臂远）	0	1	2	3	4
3. 使其他人觉得舒服					
（例如：欢迎别人，倾听他人的谈话，对他人说一些正性的、支持性的话）	0	1	2	3	4
4. 发起谈话	0	1	2	3	4
5. 维持谈话	0	1	2	3	4
6. 对他人表达正性情感	0	1	2	3	4

条　目	总是	经常	有时	偶尔	不能
7. 不用争论而解决冲突	0	1	2	3	4
8. 与他人保持社会交往	0	1	2	3	4
9. 维持至少一个亲密的人际关系 （和朋友、家人、男/女朋友、病友）	0	1	2	3	4
10. 自信、礼貌地大声表达意见	0	1	2	3	4
11. 自信、礼貌地请求帮助	0	1	2	3	4
12. 和工作人员用提问和/或表达关心等形式交流	0	1	2	3	4

总分：

评分说明：12项打出分值后，最后累计分值之和≥4分，则说明患者存在一定程度的社交缺陷，需要进入社交技能训练小组。

表5-3　社会适应功能评估量表

条目	没有	轻微	中度	严重	完全损害
1. 洗漱和整洁	0	1	2	3	4
2. 穿衣	0	1	2	3	4
3. 吃饭、喂养和饮食		1	2	3	4
4. 理财	0	1	2	3	4
5. 整洁和维持	0	1	2	3	4
6. 定向力/灵活性	0	1	2	3	4
7. 阅读/写作	0	1	2	3	4
8. 对冲动的控制力	0	1	2	3	4
9. 对所有物的关心	0	1	2	3	4
10. 使用电话的技能	0	1	2	3	4
11. 会谈技能	0	1	2	3	4
12. 求助的社会技能	0	1	2	3	4
13. 尊重和关心其他事物	0	1	2	3	4
14. 礼貌	0	1	2	3	4
15. 社会参与	0	1	2	3	4
16. 友好	0	1	2	3	4
17. 消遣/休闲	0	1	2	3	4
18. 参与室内社会活动	0	1	2	3	4
19. 对治疗的合作	0	1	2	3	4

总分：

注：评分说明：

最后累计分值之和≥6分，患者需要入组。

【训练步骤】

第 1 步：内容介绍，介绍训练的主题，解释需要掌握技能的内容；

第 2 步：看录像带和提问/问答，用录像带示范应掌握和使用的各种技能，用提问和回答的方法复习所学技能（无录像带训练人员可实际演示）；

第 3 步：角色扮演，患者练习使用这些技巧；

第 4 步：资源管理，与患者讨论使用这些技能时所需要准备的条件，主要是人力、财力、物力方面的所需；

第 5 步：解决新出现的问题，即使用这些技能时出现的问题；

第 6 步：实地练习，在实际生活的环境中练习所学的技能；

第 7 步：家庭作业，给患者提供机会让他们独立应用所学的技能。

生活技能是指一个人能有效地应对日常生活中的需求的能力。它是一个人保持良好的精神状态，在其所处的文化环境中和在与他人交往中所表现出来的恰当的健康的行为。精神障碍患者生活行为的康复训练是指训练精神疾病患者逐步掌握生活技能，从最基本的日常生活活动能力开始逐渐过渡到文体娱乐活动的训练，以至进行家庭技能和社会交往能力训练。研究显示，病程在 5 年内的患者社会功能缺陷尚不严重，及早对患者进行生活技能训练，不仅能预防功能缺陷的发生，还能提升患者的生活质量。

第一节　自理能力训练

一些慢性衰退的精神障碍患者会出现始动性缺乏，表现为情感淡漠、活动减少、行为退缩、生活懒散、衣着不整，严重者甚至生活不知自理。对患者进行日常生活技能训练能够使患者自理能力获得改善或提高，提升自我照顾能力，展示恰当的外在形象，淡化疾病本身对患者的影响，延缓衰退，改善其生存质量。

自理能力训练适用于：精神障碍慢性衰退期，自我照顾能力减退的患者。训练项目有：个人洗漱（刷牙、洗脸、洗脚、洗澡）、修饰（梳头、剃胡须）、合理着装（穿衣、合理选择服装）、体重管理等。

按照示范、模仿、训练的方法，每日 1～2 次手把手督促指导患者训练。为有效矫正不良行为和重建患者恰当的行为，需要运用行为学正强化理论开展行为治疗，对恰当的行为及时给予正强化，包括言语、物质或特殊权利的强化，如不能完成则暂不予强化。当患者行为表现较前改善时，可改用代币强化法。代币强化法具体为：当患者的行为符合要求时发给筹码，患者可以用筹码换取物品或特殊权利，如穿自己的衣服，外出活动等；不符合要求时则收回筹码，这样患者就可以通过这种方式学习到适当的行为。患者一旦建立了合适的行为，筹码就应该逐渐收回，使之成为对环境的一种自然反应。根据实践经验，除少数已达到严重衰退缺损者外，经过日常生活活动技能训练大多数有效，但必须持之以恒，一旦放松即可恢复原状。

一、个人洗漱

【目的】 了解洗漱的相关知识；学会洗漱的方法。

【用物】 牙刷、牙膏、牙杯、脸盆、毛巾、洗面奶或香皂、沐浴露、温水、指甲刀、镜子、座椅。

【操作步骤】

1. 刷牙

（1）刷牙的目的　是清除牙菌斑、软垢、食物残渣及色素沉着，保持口腔清洁，同时按摩牙龈，促进牙周健康。

（2）观看视频　《巴斯刷牙法》或工作人员演示正确刷牙法。

（3）牙刷选择　刷头宜小，刷毛为中度软硬，刷毛顶端磨毛呈椭圆形的，刷柄不要过细、过短，应便于把握。这样的牙刷可以刷到比较靠后的牙齿特别是最后一颗牙齿的远中面。牙刷应 3 个月更换一次。

（4）牙膏选择　成人含氟牙膏是首选，氟化物可以降低牙釉质的溶解度，增强牙齿硬度，可起到预防龋齿的作用。

（5）刷牙方法　建议运用"三三制刷牙法"，即三餐后刷牙，每次刷三分钟，每次刷三个面（外侧面、内侧面、咬合面）。"水平短距离颤动刷牙法（即巴斯法）"的要领：将刷毛置于牙齿和牙龈交界处，与牙面呈 45°角，水平轻轻颤动，然后顺牙缝上下刷，面面俱到不要遗漏；用刷毛的上端刷上下前牙内侧牙齿的咬合面则要来回刷。

（6）模仿练习　①靠近盥洗室或卫生间水池，接一杯清水，将牙刷沾湿；②在牙刷上挤上 2 ~ 3 厘米的牙膏；③漱口后将牙齿并拢，先刷牙齿外侧面，再刷牙齿内侧面，不要忘了刷牙齿咬合面。刷一次牙需要 3 分钟，顺着牙缝上下移动，先外侧后内侧，再刷净咬合面，最后轻刷舌面两三次，保持口腔卫生。④牙刷干净后用清水漱口干净为止，将牙刷冲洗干净倒放于水杯中晾干。⑤如果有义齿应在晚上刷牙后将义齿泡在凉水中，次日晨再戴上。

（7）布置家庭练习作业。

2. 洗脸

（1）洗脸的目的　清洁皮肤，尽可能使皮肤处于无侵害的状态中，为皮肤提供良好的生理条件。

（2）观看视频或工作人员演示洗脸过程。

（3）洗脸顺序

1）靠近盥洗室或卫生间的水池，打开水龙头。

2）水温选择：洗脸水温非常重要，用冷水或很热的水都是错误的，正确的方法是用温水，这样既能保证毛孔充分张开，也不会使皮肤的天然保湿油分过分丢失。

3）将毛巾用温水冲湿，用毛巾将脸沾湿，将内外眼角的分泌物洗掉。

4）洁面乳起沫：洗脸首选洁面乳，其次是中性香皂。取洁面乳面积约硬币大小即可，将洁面乳在手心充分打起泡沫，如果洁面乳不充分起沫，清洁效果差，还会残留洁面乳在毛孔内引起青春痘。

5）按摩：将泡沫涂在脸上轻轻打圈按摩，不要太用力以免产生皱纹。按摩脸庞、鼻翼、额头、下颌、耳朵、脖子等处，按摩15下左右，让泡沫遍及整个面部。

6）清洗洁面乳：用洁面乳按摩完后，用清水洗干净泡沫，用湿毛巾轻轻在脸上按，反复几次后就能清除掉洁面乳，又不伤害皮肤。

7）检查发际：照照镜子检查一下发际周围是否有残留的洁面乳，这个步骤也经常被人们忽略。

8）冷水洗：用双手捧起冷水撩洗面部20下左右，同时用蘸了凉水的毛巾轻敷脸部。这样做可以使毛孔收紧，同时促进面部血液循环。这样才算完成了洗脸的全过程。

9）搽上面霜。

（4）患者模仿演练，鼓励独自完成，必要时工作人员指导完成。

（5）布置家庭练习作业。

3. 洗脚

（1）讲解洗脚目的　洗脚可以达到清洁足部皮肤，保持足部卫生，去除气味的目的。温水洗脚能刺激足部穴位，促进血液运行，疏通经络，达到强身健体的目的。

（2）观看视频或工作人员演示洗脚。

（3）洗脚步骤

①取一个盆子，盆子中倒入温水，水的温度保持在40℃左右，水量淹没脚踝。

②坐在凳子上将双脚放入盆子的温水中，浸泡5分钟左右，然后用手搓洗按摩趾缝、足背、脚心。洗脚时避免用碱性强的肥皂，以免去脂过多，使皮肤干裂。

③洗完脚用毛巾揩干，然后搽些无刺激性的油脂或护肤膏。

④将洗脚水倒掉。

⑤指甲长者修剪指甲。

（4）患者模仿演练，鼓励患者独自完成，必要时工作人员指导完成。

（5）布置家庭练习作业。

4. 洗澡

（1）讲解洗澡的目的：清洁身体，去除污垢和体味，促进血液循环。

（2）讲解洗澡的频次，夏季应每天洗澡，冬季一周至少洗一次。

（3）讲解或演示洗澡顺序。

（4）患者模仿演练，鼓励患者独自完成，必要时工作人员指导完成。

1）洗澡应在浴室进行。

2）准备洗澡用物：毛巾、洗发水、沐浴露或香皂、换洗衣服（内衣裤）、拖鞋、防滑地垫，行动不便或年老者准备座椅。

3）脱掉外衣，换上拖鞋，穿内衣进入浴室。

4）调节水温，以手试不烫为宜，约40℃。

5）洗头：将头打湿，用手将洗发水挤在头上，用双手搓洗头发，用水冲洗头发至泡沫干净。

6）洗脸、洗脚：参照有关章节。

7）洗身体：淋湿身体，将沐浴露挤到毛巾上，用有沐浴露的毛巾擦洗身体各部（包括隐私处）并用水冲干净。

8）擦干水，穿上干净内衣及外衣。

（5）布置家庭练习作业。

【注意事项】

（1）工作人员示范讲解，患者逐一演示。

（2）发现患者演练过程中存在的问题并给予改正建议。

二、修饰

【目的】修饰包括梳头、剃胡须，目的是梳妆打扮，维护外表形象；了解修饰的相关知识；掌握修饰的方法。

【用物】梳子、电动剃须刀、皂液、毛巾、镜子。

【操作步骤】

1. 梳头

（1）梳头应在洗漱间完成，备好梳子放在便于拿取的位置，镜子应挂在墙上或放在梳妆台上。

（2）拿起梳子，由左向右，再由右向左。如此循环梳头数次或数十次后，再把头发整理、梳至平滑整齐为止，长的头发可用发箍束起或盘起来。梳子宜用木质或牛角等天然材质，梳齿宜圆滑。

（3）梳头时间一般取早、晚各 5 分钟，其余闲暇时间亦可，不要在饱食后梳理，以免影响脾胃的消化功能。

（4）头发要洗净、理好、梳整齐，在参加重要的应酬前，要进行一次洗发、理发、梳发，这是礼仪规范的最基本要求。

（5）梳头完毕后，整理用物，将所用物品放回原处。将梳落的毛发收集起来扔进垃圾桶。

（6）患者模仿练习。

（7）布置家庭练习作业。

（8）发式选择的注意事项：男人不留长发，梳辫挽髻；女人可以留短发，但不理寸头。发型要根据自己的发质、脸型、年龄、着装等进行选择，要符合职业要求和所处场所。

2. 剃胡须

（1）剃须最好在早晨，此时面部表皮处于放松状态，剃须应在洗漱间进行。清洁剃须刀，用刷子清理好电动剃须刀的刀片和接触面，如果用的刀可以水洗，就在使用前后把它洗干净。

（2）剃须前先洗脸，并用热毛巾敷面颊 3~4 分钟，使胡须变软。再将皂液涂于面颊、唇周，稍候片刻，会使胡子更软。

（3）剃须顺序　先刮去面颊上的胡须，再刮两鬓和脖子上的。从左至右，从上到下，先顺毛孔剃刮，再逆毛孔剃刮，最后再顺刮一次就可基本剃净。注意不要东刮一刀，西刮一刀，毫无章法地乱剃，剃须动作一定要慢、轻、柔。

（4）剃刮完毕，用热毛巾把泡沫擦净或用温水洗净后，再检查一下还有没有胡茬。

（5）须后的养护　剃过胡须之后，用水冲洗，轻轻拍打胡须处，使多余的胡茬清洁掉。然后用毛巾擦干，再拍打一些须后水等护肤产品，对皮肤进行养护。

（6）将剃须刀清理干净，用小刷子把须毛等污物扫除干净，不得让污物堆集，否则会出现电机卡死或传动受阻现象。

（7）患者模仿练习。

（8）布置家庭练习作业。

三、合理着装

1. 穿衣训练

【目的】了解穿衣的相关知识，掌握穿衣的方法。

【用物】根据训练内容准备穿衣所需不同类型的衣、袜、鞋：内衣、内裤、套头衫、拉链外套、纽扣衬衫、松紧腰长裤、带裤畔长裤、袜子、布鞋、带鞋带布鞋、穿衣镜、矮凳、穿衣视频、顺序标识、屏风或遮挡帘等。

【操作步骤】

1. 观看视频或由工作人员演示。

（1）穿、脱上衣

1）穿衣前先检查衣服是否干净（重点检查领口、袖口、衣襟等）。

2）看好正反面，套头衫识别前后面，领口低的是前面。

3）伸左手然后是右手，胳膊有疼痛的先穿患侧再穿健侧；脱衣先脱健侧再脱患侧。将衣服的下摆拽到腰间整好，对好衣襟，扣好扣子，翻好领子，检查袖口长短，长得卷起。

4）对照镜子检查一下，自己是否对自己满意，内衣尽量塞到裤腰内。

5）脱上衣与穿上衣顺序相反。

（2）穿、脱下衣

1）穿衣前先检查衣服是否干净（重点检查裤腿、膝盖等）。

2）识别正反，即前后面。

3）裤子提到腰间，系好腰带，长的裤腿要卷起。

4）脱下衣与穿下衣顺序相反。

（3）穿、脱鞋袜

1）检查袜子的正反面，确定脚背和脚跟面。

2）双手挣开袜口，套在脚趾上，慢慢往上拉，直到脚趾达袜子顶端。

3）整理袜子，避免袜子扭曲。

4）同样方法穿另一只袜子。

5）穿鞋，提起鞋后跟，系好鞋带。

6）脱鞋袜与穿鞋袜顺序相反。

2. 患者模仿练习。

3. 布置家庭练习。

【注意事项】

（1）每只脚上只穿一只袜子。

（2）勤剪脚趾甲，避免鞋袜穿洞。

（3）讲究卫生，勤换袜子、勤洗脚。

（4）脏袜子及时洗净，晾干后及时捡回。

（5）两只袜子叠放在一起，避免一只丢失。

【注意事项】

（1）播放穿衣视频，告知患者播放过程中如有疑问举手示意，操作者可暂停播放给予解释。

（2）依照由简单到复杂的原则自行选择练习所用衣物、鞋袜，按穿衣顺序对所选衣物排序。

（3）更衣时应在私密的环境中进行，不可当着众人穿、脱衣服。

（4）根据季节适当添减衣服，夏天穿单衣，冬天穿棉衣。

2. 规范着装

【目的】学习着装要规范、得体的知识。

【用物】四季不同服装、不同颜色的图片、投影仪、笔记本电脑、PPT。

【操作步骤】

1. 首先老师告知患者本节课约用时 45 分钟，告知本节课的目的。

2. 讲解合理着装应遵循"TPO"三个重要因素，即：时间（time）、地点（place）、场合（occasion）。T、P、O 三个字母，分别是英文时间、地点、场合这三个单词的缩写。其含义是要求人们在选择服装、款式时，首先应当兼顾时间、地点、场合，力求使自己的着装与时间、地点、场合相和谐般配。

【时间（time）】

①一年有春、夏、秋、冬四季的交替，在不同的时间里，着装的类别、式样、造型应随四季的变化更换服装。

②冬天要穿保暖、御寒的服装，夏天要穿通气、吸汗、凉爽的着装。

③一天有黑白天的变化，白天穿的衣服需要面对他人，应当合身、严谨；晚上穿的衣服不为外人所见，应当宽大、随意等。

【地点（place）】

①休闲时：如在娱乐、购物、旅游观光时，着装应舒适得体，无拘无束才能达到真正的休闲，可穿着牛仔服、休闲服、运动服等。

②工作时：在商务办公的环境中应穿制服、套装、套裙以及连衣裙，给人干练职业的精神面貌。男子穿西装要系领带，西装应烫熨平整，裤子应烫熨出裤线，衣领袖口应干净，皮鞋应锃亮。女子不要赤脚穿凉鞋，如果穿长筒袜，袜口不能露在衣裙外等。

③社交时：社交时可以选择时尚、大方的服饰。

【场合（occasion）】

着装应根据特定的场合搭配适合、协调的服饰，从而获得视觉和心理上的和谐美。例如会议、庆典仪式、宴会、商务或者外事等场合，服饰应力求庄重和典雅，不要给人一种浮夸的感觉；在喜庆场合如欢度节日、纪念日、结婚典礼、生日纪念、联欢晚会、舞会时，服饰应色彩鲜艳、明快，款式新颖、时尚，给人一种入流的印象。

 知识链接——着装的基本要求

（1）整洁合体　服装保持干净整洁，平整，合体，纽扣齐全。

（2）搭配协调　款式、色彩、佩饰相互协调。不同款式、风格的服装，不应搭配在一起。

（3）体现个性　与个人性格、职业、身份、体形和肤色等相适应。

（4）随境而变　着装应该随着环境的不同而有所变化。同一个人在不同时间、不同场合，着装款式和风格应有所不同。

（5）遵守常规　遵循约定俗成的着装规矩，不可在公众场合光膀子卷裤腿、穿睡衣。女性在办公场所不宜穿着吊带装、露脐装、超短裙、短裤等。在正式场合，忌穿过露、过透、过短、过紧的服装。

（6）着装"三色原则"　是指全身上下的衣着，应当保持在三种色彩之内。"三色原则"要求男士的着装衬衣、领带、腰带、鞋袜一般不应超过三种颜色。

四、体重管理

现代人长期营养不均衡，作息不规律，劳作模式变革和环境恶化等，衍生出许多与体重有关的问题，体重异常可导致各种疾病的发生。在美国，每三个人中有两个人是胖子。而中国，据《富态：腰围改变中国》一书计算，体重超标的人口应当已经超过了两亿，相当于美国胖子的总和，而且将在二十年左右达到美国人的肥胖比例。

体重不只是身体表面的肥胖或消瘦，还显示出人身体内部各组织器官的分泌、代谢功能，折射出身体的健康状态。欧美一些国家的政府甚至动用大量资金治疗国民体重问题，许多的控制体重方法应运而生。从药物治疗、饮食干预、机械仪器、按摩等手段，再到个性化解决和效果监测的"体重管理"，欧美国家正在经历第三次体重革命。本章节只讨论肥胖内容。

【目的】了解体重对健康的不良影响，学习如何管理自己的体重。

【用物】投影仪、笔记本电脑、PPT、黑板（白板）、白板笔（粉笔）。

【操作步骤】

1. 问询患者　体重对身体健康有哪些影响？肥胖你了解多少？肥胖对身体的危害？

2. 讲解体重管理　专业医师或营养师根据患者体质情况，制定包括营养、运动、生活方式的综合的个性化方案，解决体重问题。体重管理不同于传统的药物、饮食甚至仪器、按摩等方式，体重管理的目的是通过合理营养与适当运动调控身体能量及物质代谢平衡，建立良好的生活方式，达到并保持理想体重而促进健康。

3. 肥胖的诊断

（1）BMI 指数（body mass index，简称 BMI）　是目前国际上常用的衡量人体胖瘦程度以及是否健康的一个标准（如表 5 - 4 所示）。

体重指数（BMI）＝体重（kg）÷身高（m）的平方

表 5 - 4　肥胖程度与健康危险性

BMI	< 18.5	18.5 ~ 23	23 ~ 27	27 ~ 30	30 ~ 35	> 35
体型	消瘦	标准	超重	轻度肥胖	中度肥胖	重度肥胖
健康危险性	免疫力低		轻度增加	中度增加	严重增加	极度增加

（2）腰围（WC）　是反映脂肪总量和脂肪分布的综合指标，世界卫生组织推荐的测量方法是：被测者站立，双脚分开 25 ~ 30 厘米，体重均匀分配。测量位置在水平位髂前上嵴和第 12 肋下缘连线的中点。测量办法：将带尺经脐上 0.5 ~ 1 厘米处水平绕一周，肥胖者选腰部最粗处水平绕一周测腰围。

男性腰围≥90 厘米为肥胖，女性腰围≥80 厘米为肥胖。

标准腰围计算方法：

男性：身高（cm）÷2 - 11（cm），±5% 为正常范围。

女性：身高（cm）÷2 - 14（cm），±5% 为正常范围。

公式能较正确地计算出中国成人正常腰围值，既准确又方便、实用性优于体重指数，对早期预防肥胖症、糖尿病、心血管等疾病具有积极作用。

（3）腰臀比　腰臀比是腰围和臀围的比值，成年女性一般为 0.67 ~ 0.80，成年男性一般为 0.85 ~ 0.95。腰臀比不但反映了冠心病、高血压和糖尿病等疾病的发生风险，还是反映女性魅力的关键指标。

4. 人为什么会肥胖　肥胖不仅与遗传因素、环境因素、物质代谢与内分泌功能的改变、神经精神因素等有关，还与不良的生活及饮食习惯有重要关系。

俗话说病从口入，从不良的生活方式入，肥胖也是如此。热量摄入多于热量消耗使脂肪合成增加是肥胖的物质基础。

当日进食热卡超过消耗所需的能量时，除以肝、肌糖原的形式储藏外，几乎完全转化为脂肪，储藏于全身脂库中，其中主要为甘油三酯。糖原储量有限，脂肪为人体热能的主要储藏形式，如经常性摄入过多的中性脂肪及糖类，则使脂肪合成加快，成为肥胖症的外因，往往在活动过少的情况下，如停止体育锻炼、减轻体力劳动等而出现肥胖。

单纯性肥胖占肥胖者的95%以上，一般所谓的中年性肥胖也是属于单纯性肥胖，但是中年性肥胖者当中，有时候也隐藏有证候性肥胖，因此不可加以忽略。

5. 肥胖导致的并发症　肥胖容易导致的各种常见并发症主要有：①高血压；②冠心病和各种心脑血管疾病；③糖尿病和高脂血症；④肺功能不全；⑤脂肪肝；⑥生殖－性功能不全等。

肥胖者在罹患急性感染，遭受严重创伤，以及施行外科手术和麻醉时，机体的应激能力明显低于正常人，一旦发生这些情况，肥胖者的病情发展和预后都比正常人差。

肥胖女性比正常体重女性更易罹患乳腺癌，子宫体癌、胆囊和胆道癌肿也较常见，肥胖男性结肠癌、直肠癌和前列腺癌发生率较非肥胖者高。

6. 体重管理的基本原则　无论是基于想要身体匀称，还是为了健康而进行体重管理，只有充分认识自己，将控制饮食、适度运动、健康生活方式三合一进行体重管理，才是科学方法。

（1）饮食控制的33原则　总热量减三成，脂肪不过30%，不吃宵夜、不吃点心、不喝含糖饮料。进食的食物搭配可参照《2016版中国居民膳食宝塔》安排一日三餐。

控制饮食，低热量平衡膳食是核心。实质是控制食物的热量，保证食物的质量，同等热量、质量条件下增加食物的重量。

应保证的食品——绿灯食品：瘦肉、鱼和海产品、蛋类（去黄）、脱脂奶类、豆制品、蔬菜和含糖低的各种水果。

应严格限制的食品——红灯食品：肥肉、油炸、奶油食品和含奶油的冷饮、果仁、糖果及高糖饮料、甜点、洋快餐和膨化食品。

应限量的食品——黄灯食品：谷类食品、薯类食品、全蛋类食品、香蕉、葡萄和柑橘等水果。

（2）运动为辅的33原则　供氧充足，身体脂肪才能被消耗，中强度长时间运动模式与调整呼吸至关重要。以运动为辅的33原则：每周运动3~5次，每次超过30分钟，运动时心率超过130次。

（3）不影响正常生理功能为原则。

（4）循序渐进，秉持7字诀"少吃、多动、有恒心"。

（5）行为修正　不良行为修正是指对日常生活中的不良生活习惯进行改进，比如良好的生活方式更能消耗能量和带给人自信，而且随时随地都可以开始。

7. 课程小结

（1）重点强调体重管理需要进行营养、运动、生活方式等综合的个性化方案，来解决体重问题。

（2）使患者分清红灯、绿灯、黄灯食品。

（3）强调运动的原则。

第二节　独立生活技能训练

精神病患者患病后居家料理等独立生活技能会下降，表现为不会洗衣、做饭、收拾居室卫生、外出购物及娱乐休闲等。独立生活技能训练应该逐项开展，在练习的过程中，将整个操作过程详细讲解给患者，要尽可能地接近现实生活。对患者进行日常生活能力评定，根据患者的功能状态制定康复治疗计划，训练时间为4～8周，训练应以患者安全为前提。训练时应注意督促和引导，不要强迫、讥讽、嘲笑患者，以免挫伤患者的心理，可以运用行为学理论如代币疗法等激励患者参与的积极性。对于慢性衰退较为明显的患者，生活技能训练应手把手地督促训练，大多数患者2～3周内功能即有改善，但这种效果在失去督促或刺激后很快就会消失，应注意训练的长期性。

一、洗衣

【目的】了解洗衣相关知识（将身上穿的脏了的衣服或家中的床单、被罩换下进而洗涤干净的行为过程），掌握洗衣的基本方法。

【用物】洗衣盆、洗衣粉、脏衣服、水、晾衣架。

【操作步骤】

1. 评估患者洗衣功能（让患者口述洗衣服所需物品及洗涤过程，了解其知晓程度），向患者讲解洗衣的目的和意义，取得患者配合。

2. 与患者商议并确定训练的计划，备好所需用物。

3. 讲解、演示洗衣操作过程或播放讲解视频

（1）查看衣服的洗标，不能水洗的衣物送干洗店，用适量的温水使洗衣粉充分溶解。

（2）将衣服浸泡在洗衣粉水内 20~30 分钟，深色和浅色的衣服分开浸泡洗涤，内衣与外衣分开浸泡洗涤，不太脏的衣服与特别脏的衣服分开洗，小件衣服与大件厚重衣服分开洗。

（3）洗涤　重点搓易脏的部分：领口、袖口、前襟、裤脚等。

（4）洗完后在清水里漂洗干净。

（5）晾晒　衣服洗好后应马上晾晒，衣服要展开抻平晾晒，多数的衣服都可以用衣架晾晒，易变形的衣物可将其装入网兜内烘干或平摊自然晾干。

（6）叠衣服方法　衣服晾晒干燥后即可以叠好收入衣柜中，叠衣服其实没有具体的规则，只要将衣服抚平整折叠起来，分类码放即可。演示叠衬衣的方法：扣上所有的纽扣，将衬衣正面向下平铺在床上，拎起右袖管，将右侧部分按领口宽度向左侧折叠，袖管部分从肩膀处开始折叠。左侧部分同上。将衬衣底部拎起，按底线与领口重叠的规则折叠。

4. 患者模仿练习，鼓励其自主完成，必要时工作人员予以指导。

5. 布置家庭练习作业：练习清洗自己换下的脏衣服。

6. 注意事项：强调"三个适量"，即洗衣粉适量、衣服适量、洗涤时间适当。

二、烹饪

【目的】了解烹饪的相关知识（烹饪是人类为了满足生理需求和心理需求，把可食用的原料用适当的方法加工成可直接食用的成品的活动），掌握烹饪的基本方法。

【用物】刀具、厨具、时令蔬菜、调味料。

【操作步骤】

1. 评估患者的病情及安全风险，存在暴力、自伤、自杀的患者不适合该项训练。

2. 评估患者的烹饪技能，对存在的问题与患者共同商议训练计划。

3. 制定烹饪计划，治疗师拟定训练菜品名称，请患者自行查阅资料，制定出所需的食材、调料及操作步骤。

4. 烹饪技能实际操作训练，治疗师要按步骤详细讲解、指导，并作适当的监护。指导患者烹饪的流程，做饭前应想好先后顺序，空闲时整理不用的用物。

（1）蔬菜应择干净，去掉不好的部分。

（2）将择选好的蔬菜用清水洗干净，备用。操作者将长袖衣服卷起，穿上围裙。

（3）将蔬菜用刀具改刀成型，切片、切块、切瓣、切条等。原料成形的基本要求：符合菜品的烹调需要；原料成形要整齐、利落、均匀一致；要做到物尽其用，合理使用原料；要有助于美化菜品的形态；讲究卫生，保持营养，要注意生熟分开，防止污染串味，要尽量掌握先洗后切的原则，保持原料各种营养素不流失。

（4）菜切好后，要将菜板刷洗干净收好备用。

（5）炒菜　治疗师讲解炒菜的顺序及放调味料的先后。炒菜时嘱患者注意安全，不能离炉具太近，以免烫伤。

（6）炒菜完毕要将锅刷洗干净，收好。

5. 主食制作　讲解米饭的制作过程，洗米，待水不浑了就洗好了，锅内留适量的水，放入电饭锅中调到蒸米饭档即可。

6. 患者品尝自己所做的菜肴，并给予点评。

7. 发现患者烹饪过程中存在的问题并给予改正建议。

8. 课程小结

（1）强调重点操作要领：切制、炒制、调味的重点。

（2）总结患者操作中存在的问题及改正建议。

9. 课后作业　练习烹饪方法。

【注意事项】

烹饪训练一定做好患者的遴选，动态评估自伤、自杀、暴力、外走等风险，严禁高风险患者参加该项训练。

三、整理房间

【目的】 了解整理内务的相关知识；掌握整理内务的基本方法。

【用物】 床、床头柜、床单、被罩、枕头、脸盆、鞋、鞋架。

【操作步骤】

1. 评估患者整理内务的功能，向患者做好解释告知，取得患者配合。

2. 与患者商议确定训练的计划与侧重点，并备好所需的用物。

3. 播放整理内务视频或讲解演示整理内务的操作过程。

（1）床铺整理　床单要铺平，边缘包裹床垫下，枕头放床头，被子置床尾。床单、被罩要保持平整无褶，要经常换洗。脸盆、鞋子放在床架上，地面不放东西。

（2）床头柜整理　床头柜内物品摆放有序，经常擦拭。擦拭的顺序：由内而外，由上而下。清理杂物，桌面保持整洁，可放一个水杯，其他物品放入柜中。

（3）套被罩方法　从被套外面抓住上面的两个角，要抓住不放然后从里面把抓住的两个角从被套的开口处把角伸出去，抓住被子上面的两个角。再把被子从被套下面的口往里面拽，全部拽进去后，抖一抖，最后把底下的被角整理好。

（4）床下整理　医院病床下有个置物架，把一些杂物，如拖鞋、脸盆等都放在架子上，为保持整洁，也便于清理地面卫生，床下地面不要放置杂物。

4. 指导患者练习整理内务，发现患者整理内务过程中存在的问题并给予改正建议。

5. 重点强调，整理内务应每日至少一次，起床后应该将床铺整理平整。

6. 安排家庭作业。

四、现金的使用与保存

【目的】使患者学会财务规划，对钱财进行科学的、有计划的、系统的管理，形成量入为出的观念，合理支配钱财，有效地保值、增值。

【用物】笔、纸、计算器、白板笔、白板、PPT、多媒体设备。

【操作步骤】

1. 讲解个人理财的相关知识　一个人具有对现金的使用与保存能力至少需要具备三方面的能力：会花钱、会存钱、会赚钱，即会理财。钱与我们的生活密切相关，衣食住行均需要支付金钱，每天我们都在自觉或不自觉地处理着钱财。有的人能很好地规划自己的钱财，有的人缺少对钱财的计划而入不敷出，对现金的使用和保存需要规划理财。

2. 提问患者计划如何使用他的钱财？随机花销？有计划地花销？讨论各种花钱方式的优缺点。

3. 住院患者该如何管理自己的钱财

（1）现金的存放　患者住院期间可以留存少量现金，大部分现金应该交由工作人员协助管理。同理，在院外家中也只留存部分现金，大部分可利用银行服务。

（2）编制预算表（表5-5）　前提是量入为出，会根据消费情况做出预算。根据实际需要预算一周或者一个月的消费，分类列出计划购买的物品。准备记录的小账本（表5-6）：每周或者每月实际使用的花销，都应做详细的记录。可以请工作人员或亲朋帮助督促检查记账情况，看看哪些是合理的，哪些还需要改进。

表5-5　住院患者个人支出预算表　单位（元）

年　月	预算项目	项目计划支出金额	备注
	小食品		
	毛巾		
	牙膏		
	香皂		
	手纸		
	其他		
	合计		

表5-6　个人支出记账表　单位（元）

年　月　日	1	2	3	4	5
小食品					
毛巾					
牙膏					
香皂					
手纸					
其他					
合计					

（3）学习物品交易时的侃价技巧　患者自己设计个人理财计划：根据自己的零用金情况，设计一张预算表和支出记账表。

4. 课程小结

（1）强调重点的理论知识和操作要领；

（2）总结患者操作中存在的问题及改正建议。

5. 课后作业　练习正确的财务预算及日常支出记账方法。

五、业余消遣

业余消遣是指本业之外，工作闲暇之余，寻找感兴趣的事来打发空闲；消闲解闷，用自己感觉愉快的事来度过空闲时间。

许多精神障碍患者受疾病影响，对休闲活动缺乏兴趣，闲暇时间独处或静坐，缺少跟周围环境的接触，久而久之社会适应能力及社会参与能力下降。还有些患者由于对娱乐活动缺乏经验，出现窘迫、挫折感，阻碍了对娱乐活动的参与。业余消遣训练重点在于培养患者的兴趣爱好，使之成为患者接触社会参与社会生活的媒介，从而提高患者的社会适应能力。鼓励患者多参加各种娱乐活动，使患者活跃起来，对缓解病情及促进康复有利。娱乐活动可提高患者机体对外界环境的应对能力，消除敌意及攻击，转移患者对疾病的过分关注，减轻病态体验，缓解不良情绪，改善患者的认知功能；提高患者的灵活性和协调性。可根据患者具体情况选择适当的消遣活动，如看书、读报、看电视、唱歌、听音乐、跳舞、体操、球类、棋牌、玩电脑游戏等。

业余消遣训练的目标：增加娱乐活动的参与；了解一般性的娱乐活动和机会；掌握娱乐活动的技巧；转移对疾病的过分关注；提高躯体的灵活性和协调性；改善患者的社会交往能力。

调查个人兴趣爱好：以列清单的方式请每位队员写出两项感兴趣的休闲项目，根据患者的个人兴趣爱好、身体状况选择不同的训练项目，鼓励患者参加不同的兴趣小组。

制定小组活动计划：包括训练时间、定期开展比赛、各种联谊活动等。

1. 羽毛球训练

【目的】了解羽毛球运动的有关知识；学习观赏羽毛球比赛和羽毛球运动的一般技巧。

【用物】活动场地、羽毛球、球拍、笔、纸、多媒体设备。

【操作步骤】

（1）讲解羽毛球相关知识。

（2）活动前热身运动，活动四肢关节和肩关节，慢跑 500 米。

（3）工作人员讲解技术要领并示范动作，指导握拍，练习发球、接球。

（4）安排两人一组实践演练握拍、发球、接球。

（5）总结本节课的关键点　活动前一定要热身；掌握握拍、发球、接球的技术要领。

（6）家庭作业　练习握拍、发球、接球的技术要领。

（7）注意事项　该项训练应选择身体健康、行走运动功能无障碍、四肢活动灵活者参与。

2. 篮球训练

【目的】了解篮球运动的有关知识；学习观赏篮球比赛和篮球运动的一般技巧。

【用物】活动场地、篮球、笔、纸、多媒体设备。

【操作步骤】

（1）讲解篮球相关知识。

（2）活动前热身运动，活动四肢关节和肩关节，重点是踝关节及膝关节，慢跑 500 米。

（3）工作人员讲解技术要领并示范动作，指导运球、投篮、三步上篮动作要领。

（4）安排每人实践演练运球、投篮、三步上篮动作。分成 3 组练习：3 对 3 半场对抗为一组，第二组投篮练习，第三组积分轮流上下。

（5）总结本节课的关键点　活动前一定要热身；掌握运球、投篮、三步上篮动作技术要领。

（6）家庭作业　练习运球、投篮、三步上篮的技术要领。

（7）注意事项　该项训练应选择身体健康、行走运动功能无障碍、四肢活动灵活者参与。

3. 音乐鉴赏

【目的】学习如何鉴赏音乐（了解作者，作曲的背景，乐曲表达的意境）。

【用物】活动场地、电脑、乐曲、多媒体设备。

【操作步骤】

（1）鉴赏捷克作曲家安东·德沃夏克（1841－1904）的《新世界交响曲》第一乐章。

（2）作者介绍　安东·德沃夏克，十九世纪捷克最伟大的作曲家之一，捷克民族乐派的主要代表人物。

（3）《新世界交响曲》的创作背景 德沃夏克音乐创作的一生，始终把民族性这一重要因素放在首位，这样的艺术创作风格的定位是与当时的时代背景以及作者自身的身份背景相关联的。

（4）赏析德沃夏克在《新世界交响曲》的音乐表现手法，运用了大量的黑人音乐素材，融入了他的波希米亚情结和斯拉夫音韵。纯朴的五声音阶、独特的切分节奏使《新世界》交响曲充溢着浓郁的异国情调，有着丰富、强烈、新奇的斑斓色彩。

（5）分别赏析四个乐章的表达主题。

（6）安排家庭作业，欣赏世界名曲，可以在互联网查找欣赏的音乐和赏析。

4. 美术治疗

【目的】帮助患者通过艺术的形式来表达那些难以言表或被压抑至无意识的情感，以安全的、可接受的方式释放情感，从创作中获得快感和满足感，以此整合身心、和谐人格，从精神或情绪紊乱中得到康复。

【用物】活动场所、纸、彩笔、铅笔、水彩、油画棒、彩色铅笔、橡皮、白板等。

时间准备：参与者共同商议，每周在固定的时间进行 1~2 次活动，每次活动一小时。

人员准备：参与者 10~15 人，美术治疗师 1~2 名。

【操作步骤】

（1）暖身活动

1）治疗师自我介绍。

2）成员的自我介绍。

3）游戏同心圆。让组员站成两个同心圆，内圆和外圆的人数相等，如成员为单数，治疗师可以参与其中。内外圈的人面对面，播放音乐，内外圈向相反方向转动，音乐停时与面对的人形成一组，互相做自我介绍。由成员将和自己一组的人介绍给全体组员，并把他的名字用彩笔写在黑板上，其他人和被介绍的人握手。

（2）主题活动：画房、树、人

患者随意选择原料和色彩，在纸上画出房子、树和人（工作人员不做任何关于绘画内容的引导，保持创作过程中的安静。）

（3）跟着工作人员学习画一幅画，然后根据自己的意愿和喜好，涂上颜色，或添加线条、图形等。

（4）分享和讨论　成员按照意愿逐一讲述自己的图画，重新看自己的图画，分享对作品的感受和联想。

5. 书法训练

【目的】学习基本的软笔书法技巧，增加业余时间的兴趣爱好，缓解疾病的侵扰，通过书法训练，可有效改善阴性症状，对阳性症状幻觉、妄想等，可起到暂时抑制作用。

【用物】大字本、水写布、字帖、毛笔、墨汁、多媒体设备等。

【操作步骤】

（1）讲解训练目的。

（2）观看写毛笔字视频或教师示范用笔及身体姿势，教授书法知识，如笔法、字体结构等。

（3）学员跟着教师模仿练习，注意正确握笔及身体姿势的恰当，先描红，再按字帖书写。先练习书写笔划，再到按照字帖书写临摹，最后再自由创作书写。

（4）安排家庭作业，练习描红，逐渐到按照字帖临摹。

（5）课程小结

1）总结当天所学内容；

2）强调书写要领；

3）总结患者存在的问题及改正建议。

六、使用公共设施的训练

1. 乘车训练

【目的】了解交通工具的相关知识（会买票、会刷公交卡）；掌握乘用交通工具的基本方法；学会看公交及地铁站牌。

【用物】公交卡、模拟钱币、模拟公交站牌或地铁站牌、交通地图、模拟场地。

【操作步骤】

评估患者存在的技能问题；制定康复计划。

（1）相关知识讲解

1）如何看站牌；

2）乘车：如何买票、站点选择；

3）如何刷公交卡；

4）如何通过地铁闸机；

5）如何查看公交卡内的余额；

6）如何求助。

（2）工作人员演示买票、刷公交卡、通过地铁闸机、读取公交卡内余额。

（3）进行角色扮演模拟练习，患者自己操作，工作人员配合、指导和适当的监护。

（4）发现患者乘用交通工具过程中存在的问题并给予改正建议。

（5）课程小结

1）强调重点操作要领；

2）总结患者操作中存在的问题及改正建议。

（6）课后作业　利用所学实地练习乘用交通工具。

2. 超市购物

【目的】了解购物相关知识；掌握购物的基本方法；模拟练习。

【用物】笔、纸、钱、计算器、模拟场地。

【操作步骤】

（1）评估患者超市购物的技能及存在的技能问题。

（2）设计购物计划：拟购物品、规格、数量、价位，确定购物时间、场所、往返路线、所需交通工具等。

（3）相关知识讲解或播放讲解视频，讲解如何看超市标识；如何求助店员；如何结算等技能。

（4）工作人员示范超市购物流程。

（5）辅导患者自己操作，工作人员配合、指导和适当的监护。

（6）进行角色扮演，发现患者购物过程中存在的问题并给予改正建议。

（7）课程小结

1）强调重点操作要领；

2）总结患者操作中存在的问题及改正建议。

（8）课后作业　练习正确的购物方法。

3. 银行存取训练

【目的】了解银行服务的相关知识；掌握银行存取钱的方法；模拟

练习。

【用物】笔、纸、钱、计算器、模拟场地、模拟银行卡。

【操作步骤】

（1）评估患者存取钱的技能及存在的问题。

（2）相关知识讲解或播放讲解视频：讲解银行标识；讲解如何拿取等号牌？如何向柜台服务人员说明你要办理的银行业务？讲解自动柜员机如何用银行卡存钱取钱？

（3）如何求助银行服务人员。

（4）工作人员示范柜台办理存取钱业务流程及自动柜员机存取钱流程。

（5）辅导患者自己操作，工作人员配合、指导和适当的监护。

（6）进行角色扮演，发现患者存取钱中存在的问题并给予改正建议。

（7）课程小结

1）强调重点操作要领；

2）总结患者操作中存在的问题及改正建议。

（8）课后作业 实地练习自动柜员机存取钱业务。

第三节 社交技能训练

社交技能是指符合社会规范，得到社会认可的人际行为。社交技能包括衣着、谈吐得当，合理地表达感受，保持恰当的人际交往距离等内容；还包括在不同的场合作出相应恰当的行为。

精神分裂症患者大多存在着不同程度的社交技能的缺陷。有的是因为发病年龄较小，没有来得及学习；有的因为长期住院，原有的技能丧失了；还有的是一些人格缺陷，导致行为适应不良。为了提高患者社交技能和独立生活能力，应对来自人际间和社会刺激的能力。通过对患者实施技能训练，开展自我照顾、压力处理、社交技巧的学习来提高社会交往能力。精神障碍患者在重返社会时，对很多角色不能适应，这类患者需要学会各种社交技巧，使他们能重新适应环境，充分参与社会生活。

通过提高社交技巧，能够使患者更好地利用身边的支持系统（如家人、朋友、社会机构），最大限度地减少生活中不良事件对自己的影响，从而减少心理应激，降低复发率。

1. 课程设置 共分 12 次课，每次一小时，每周 1 ~ 2 次课。训练以小组治疗、角色扮演形式进行，每个小组由 1 ~ 2 名训练者和 4 ~ 10 名学员组成。训练者由具备一定的教学能力的精神科护士或专业治疗师担任。

2. 训练场所设置 训练环境应相对安静宽敞，灯光应明亮舒适；座位最好使用便于移动的靠背椅，围成圆形或马蹄形。

3. 训练道具 黑板、粉笔（或手写板和白板笔）、多媒体设备、座椅、电话、电话卡、纸、铅笔或圆珠笔等。

4. 入组标准

（1）有社交缺陷，愿意参加训练者；

（2）精神状态平稳，阳性症状得到控制，阴性症状不严重者；

（3）认知功能缺损不严重者、对偏执型人格或极度以自我为中心的患者应慎重入组；

（4）全组功能水平应相差不要太大。

5. 训练者（治疗师）职责

（1）创造融洽的气氛 训练者应真诚、积极、无条件地关注每个成员，使成员之间相互尊重，相互关心；使团体充满温暖、理解、安全、同情的气氛。

（2）调动成员的积极性 训练者应认真观察每一个成员，鼓励成员相互交流，大胆表达自己的意见、看法，激发大家的积极性。

（3）提供恰当的解释 当成员之间分歧过大，无法达成一致时，训练者应提供恰当的解释使活动顺利进行。

（4）适度参与并引导 在小组开始阶段，训练者应积极示范，为成员做出榜样，努力营造良好的气氛。在小组讨论时，训练者应引导谈话的中心和方向。

6. 社交技能训练的步骤

（1）明确要学习的技能 可有目的地进行提问，给一个困难场景，提问如何应对。给这个技能下一个具体的定义，以方便下面进行讨论。

（2）讨论技能步骤 记录符合技能的要点（可写在黑板上）。启发描述困难的情景，引出技能要点，并详细记录。强调技能步骤的重要意义。

（3）以角色扮演的形式示范技能 小组两名训练者，一人示范技能，一人配合。如没有两个治疗者，也可请功能好的患者协助。演示前提醒患者注意观察；演示后要求患者反馈其看到的技能要点。

（4）请学员上台演示　强调不会被嘲笑，并且每人都要上台，鼓励自愿组合，自愿上台。最好是技能水平高的人先上台表演。

（5）给予肯定的反馈　引导学员给予正性评价，反复强调技能要点；评价应具体，如眼神、动作等不应出现负面信息。

（6）给予纠正性反馈　由治疗师做出，应简短明确，语言应婉转。应在表扬优点后再给出，且只指出一个不足。如条件允许可再安排同一场景再练习。

（7）总结发言　鼓励大家自由发言，内容不限。尽量引导他们谈论本次活动内容，不轻易打断。如果无人发言，训练者可主动谈自己的感受，启发大家；也可进行提问。

（8）安排课后作业　作业应切合实际，难度应较小，使患者容易操作。技能对患者是否有意义，关键在于患者能否在现实生活中应用，所以一定要特别强调完成课后作业。

7. 注意事项（意外情况）

（1）小组成员不遵守小组规定　如打断别人发言，说得过多等。训练者应委婉、坚决地指出并纠正。对遵守规定的学员给予表扬；对有进步的学员，哪怕是很小的进步也应给予表扬，强化其行为。

（2）不愿做角色扮演　训练者应做好示范，让高功能的学员先做。注意气氛的营造，保证气氛是轻松、愉快、安全、坦诚的；对确实不想参加的不强求，让其先观察，等以后水到渠成。

（3）在做反馈时批评其他人　训练者应做好示范，可说"大家评价一下这组哪里表演的好"，对批评者应有好的打断，请他评价好的方面。

（4）注意力不集中、走神　可增加提问的次数使他们多参与进来；多进行目光接触，不使其注意其他地方，如因症状所致或注意力严重分散，可不处理。只要他不影响其他人，必要时可让其去休息。

一、基本的社交礼仪

1. 制定团体规则

【目的】加强患者之间的了解，制定团体今后活动的规则。

【操作步骤】

（1）介绍本次活动内容和今后活动方式。

（2）穴位拍打　要求病友相互拍打穴位。

（3）连环介绍　要求第一名学员说出自己的名字及来自哪里、兴趣、爱好、特长，尽量简短；第2名学员重复上一名学员的内容然后再介绍自己，以此类推直至第10名学员介绍完毕。

（4）引导团体制定规则　如"没有规则不成方圆，我们今后活动应遵守那些规则"；也可在黑板上写上问题启发学员来制定规则。如"你在团体中最怕出现什么情况？你最喜欢的人是谁"？。

（5）发给每个病友一张信息卡，要求学员按照卡上内容，填写上姓名，如果不知道可以下座位去询问，先完成者给予奖励。

（6）总结今天活动内容。说出重点，预告下次活动内容。

2. 倾听

【目的】促进交流，掌握倾听的技巧。

【操作步骤】

（1）做游戏《窃窃私语》。

（2）讲解今天的内容并引出要点。

1）眼神的交流（应看着对方，表示尊重）；

2）肯定地表示（点头、微笑）；

3）不做厌恶地表示。

（3）模拟练习

1）由组长和一名组员进行表演"一个病友要外出探视，另一名病友请他带东西"。其他组员细心观察，找出应用的技巧。

2）其他组员分别准备，逐一进行表演。要求全体成员给予表演者阳性反馈。

3）备选场景：听老病友讲病区情况；听护士健康宣教课。

（4）课后作业　在医生查房时，提出问题，主动倾听。

3. 信息发布

【目的】促进人际交流，掌握信息发布的要点

【操作步骤】

（1）介绍今天的活动内容。

（2）做大风吹的游戏　由一人站在团体中间大喊"大风吹"，其他人说"吹什么"，站在中间的人说出一个条件，要求团体中不止一个人满足这个条件，符合条件者和发起人都要换座位，最后没有座位者则继续站在中间。

（3）大家讨论信息传递需要哪些技巧，诱导总结出：①信息清晰完整；②使用接受者能够理解的语言；③态度应温和友善；④主动寻求反馈，保证对方理解。

（4）情景模拟

1）由组长扮演一名老患者，由一名组员扮演一名新入院的患者。两人相互交谈介绍病区的情况。之后由其他组员分组练习，大家逐一评价。诱发阳性反馈。

2）备选场景：向病友讲述新闻；向医生介绍病情；

（5）家庭作业　向其他病友介绍新闻联播的内容。

4. 表达积极的感受

【目的】活跃气氛，促进交流，掌握技巧

【操作步骤】

（1）引出主题——做游戏《优点轰炸》。

（2）讨论技巧要点　①看着对方；②准确而具体地说出对方为你做的事情，突出重要性（可适当夸张）；③表达感谢。

（3）角色扮演　由治疗者和助手做示范，强调技巧要点，学员分别进行演练，引导其他学员给予阳性反馈。

备选情景：感谢病友帮你买东西；感谢朋友帮你买火车票；感谢医生为你解决问题；感谢病友为你端饭。

（4）课后作业　向病友表达感谢；向家人表达感谢。

5. 人际交往的表现形式

【目的】掌握基本社交技巧。

【操作步骤】

（1）了解人际交往包括的要素：目光、表情、动作、声调、音量、语言流畅性、总体精神面貌。

（2）强调上述要素的重要性，缺失其中的某项，会使人际交往不顺畅且易造成误会。

（3）逐条举例讲解各条要素。

（4）技能练习

1）目光练习：组员两人一组，相互对视 1 分钟，要求不能回避对方的目光，体会被人注视的感觉。引导组员理解上节讲的目光的重要性。

2）情景练习：首先，由组长和一名组员表演久别重逢的老朋友，老同学在商场见面，相互交谈（表现出第一节讲的要素）；然后，组员两人一组按照给出的情景进行练习。要求尽量表现出上述要素，诱发阳性反馈。

情景 1：两个住院的病友，在院外重逢。

情景 2：家里来了客人，热情款待。

情景 3：久别重逢的老朋友在商场见面。

（5）讨论今天的练习内容，引导组员检讨自己的社交行为；明确上述要素的重要性；提出今后的情景模拟成功与否的标准。

二、基本的电话礼仪

【目的】掌握基本的打电话和接电话的礼仪。

【用物】电话机、电话卡、纸、笔。

1. 打电话的礼仪

【操作步骤】

（1）取出电话号码，左手拿起听筒，右手拨键盘号码，等待接通，分辨接通（忙音和峰音）。

（2）注意三点礼节　①主动问候：接通电话，应主动以"您好！"为开头问候，然后再言及其他，切忌一上来就"喂"对方，或者开口便道自己的事情。②自报家门：问候完毕后，须自报家门和证实一下对方的身份。可以先说自己是谁，或者报出自己的单位、部门名称。态度要温文尔雅。如果你找的人不在，可以请求接电话者帮助转告。如说："对不起，麻烦您转告……"如果对方允诺，转告后勿忘向对方道谢，并问清对方的姓名。③道别语：结束通话前，应说"再见"或道谢的话语，因为这些一般是通话结束的信号，也是对对方的尊重。要注意声音给人愉快的感觉。

【注意事项】

（1）时间适宜　打电话应尽量避开早 7 点前、晚上 22 点以后以及午休、吃饭时间。通话的时间一般以 3~5 分钟为宜，不宜过长。如果因有事通话时间较长，应事先征求一下对方意见，并在结束通话时略表歉意。在万不得已的情况下，在他人节假日、用餐、睡觉时打电话影响了他人，应该说明原因，并说一声："对不起。"

（2）听筒置放要轻　一般情况应该是打电话者先搁下，接电话者后搁话筒。但假如是与上级、长辈、客户等通话，无论你是发话人还是受话人，最好是让对方先挂断。

（3）如果电话号码拨错，应向接听者表示歉意，不要一言不发挂断。

2. 接电话的礼仪

【操作步骤】

（1）电话铃响两遍就接听，拿起呼筒先说"您好"，问明对方单位或姓名，得到肯定答复后报上自己的单位、姓名。不要让接话人猜自己是谁（尤其是长时间没见的朋友、同事），以免使对方感到为难。如果是比较重要的电话内容，应做好电话记录。

（2）对方要找的人不在时，不要随便传话以免不必要的麻烦，如必要，可记下其电话、姓名以方便回电话。

（3）要学会配合别人谈话，接电话时为了表示认真听对方说话，应不断地说："是，是的""好，好吧"等，一定要用得恰到好处，否则会适得其反。要根据对方的身份、年龄、场合等具体情况，应付方式而有所不同。

（4）办公场合尽量不要打私人电话，若接到私人电话，应尽量缩短通话时间，以免影响其他人工作。

三、自信的训练

1. 提要求

【目的】促进交流，认识提要求的重要性。

【操作步骤】

（1）引出主题——做游戏《信任之旅》。

（2）讨论并总结出技巧步骤　①看着对方（态度积极、友善）。②准确地说出你希望他做什么。③给出理由（尽量充分）。可用"谢谢您……"的句式，目的：引出技巧，便于记忆。

（3）角色扮演可由治疗者先示范，学员逐个表演。对每个学员给予积极的评价。

备选场景：向朋友借 mp3；请病友将收音机关小点声音；问路。

（4）课后作业　请病友关窗户。

2. 拒绝

【目的】建立自信，掌握拒绝要点。

【操作步骤】

（1）技能描述　我们不能总是在别人要求我们做什么就去做什么，应有自己的主见。在我们力所不能及时，或侵犯了我们的利益时，我们可以礼貌地拒绝。这样可以减少误会，增进了解，主张自己的权利。引导大家讨论上述内容。

（2）做游戏——《目光炯炯》。

（3）引导大家讨论技能步骤　①态度坚决冷静，目光坚定，表情严肃；②用"抱歉""我不能"的句型；③给出理由。

（4）角色扮演可由治疗者先示范，学员逐个表演。对每个学员给予积极的评价。

备选场景：①病友请你帮带东西，而你不方便；②有朋友请你参加聚会，你不想去；③朋友向你借钱，你没有。

（5）课后作业　在病区拒绝病友无理要求。

3. 表达不愉快的感受

【目的】建立自信，掌握技能要点。

【操作步骤】

（1）技能描述　所谓"表达不愉快的感受"是告诉别人他的所作所为让你很不愉快。在一起做事情很自然会产生不愉快的事情，当这些事情发生时，你应该表达出你的不满，这是有自信的表现。但表达之后有可能会发生冲突，如何处理呢？

（2）技能步骤　①看着对方，说话冷静而坚决。②准确地说出对方所做的事情，对事不对人。③建议他如何避免产生让别人不愉快的感受。

（3）角色扮演

①可由治疗者先示范，学员逐个表演。对每个学员给予积极的评价。

②备选场景：下棋时有人支招；你正看电视有人换频道；被人踩脚对方没道歉。

（4）课后作业　遇到不愉快的事情把它表达出来。

4. 解决问题的训练

【目的】：了解解决问题的方法；学会遇到问题时运用解决问题的方法。

【操步骤作】

（1）老师召集患者参加健康教育讲座。

（2）讲解本节课内容，用时 30 分钟，讲课期间如有疑问可随时提问。

（3）患者集中讨论并角色扮演，用时 15～20 分钟。

（4）内容设置

①案例：一个朋友在你生日时送你一件毛衣，你很喜欢。但是尺寸不合适，去商店换发现还是没有尺寸合适的。

②问患者：他该怎么办？

③请患者回答。

④介绍解决问题的方法。第一步：遇到问题时，停下来考虑你该怎样解决问题；第二步：弄清楚问题是什么；第三步：解决问题的不同途径？有哪几种问题的方法；第四步：评价每种的方法的优点和缺点；第五步：挑选一种或两种最佳解决问题的方法；第六步：这些解决问题方法中你需要的条件是什么（资源），如时间、地点、费用和电话。第七步：确定日期和时间，执行你的选择。

⑤治疗师举例生活中的小问题，请患者按解决问题步骤练习。

（5）患者就上述问题进行角色扮演。

（6）课程总结　遇到问题时要学会思考，分析遇到的问题是什么，考虑有哪些解决问题的渠道并分析各种方法的优缺点，挑选出最优的方法去实施。

四、交友的技能

1. 发起并维持谈话

【目的】理解交友的重要性，掌握技巧。

【操作步骤】

（1）讲解发起并维持谈话可应用的场合和作用。在很多场合你想谈话的人，可能是你不熟悉的人，也可能是从没遇见过但你很想认识的人。这时候人们可能羞于发起谈话，或发起后不能很好地交谈。我们发现，记住一些步骤可能有助于把这件事做好。

（2）引导学员总结　选择恰当的时间、地点，作自我介绍或打招呼"你好"。

1）选择你想谈话的主题或一个问题；

2）判断对方是否在听，是否愿意交谈；

3）继续问你关心的话题，或诉说你对某事的感受。

（3）情景模拟　首先由一名组员和组长一起表演一个情景，要求充分表现上述技巧；然后由组员两两结对进行表演，分别诱发阳性反馈。

情景1：和病友一起谈昨天的新闻；

情景2：和新病友相互介绍交谈；

情景3：和治疗师谈你喜欢的一道菜。

目的：使学员熟练掌握技巧，敢于使用。

（4）课后作业　和病友谈一次话。

2. 邀请

【目的】进一步理解交友的重要性，掌握技巧要点。

【操作步骤】

（1）技能场景　邀请是日常生活中常用到的技巧，也是建立友谊，巩固人际关系的桥梁。但不是每次邀请都能够成功，应该做好心理准备。被拒绝了也别生气，因为对方也有自己的权利。

（2）引导学员总结出邀请的要点

1）选择合适的邀请对象（应问自己"我和他有多熟?""我们之间有多少共同点?""我和她约会是否合适呢?"）；

2）建议他和你一起做点什么；

3）听他的反应，作出判断；

4）如果对方同意，选择时间、地点有可能和对方协商；如果对方不同意，说"没关系"。

（3）角色扮演

首先由一名组员和组长一起表演一个情景，要求充分表现上述技巧；然后由组员两两结对进行表演，分别诱发阳性反馈。

情景1：邀请朋友参加你的生日聚会；

情景2：邀请一个异性朋友一起去吃饭；

情景3：邀请一个病友一起去锻炼。

（4）课后作业　邀请一位病友打牌。

五、维护健康的技能——看门诊

【目的】为了预防复发，维持健康应常去看门诊；使患者认识看门诊的重要性，掌握要点。

【操作步骤】

（1）技能描述　为了更好地康复和预防复发，定期看门诊是必需的。门诊时间很短，需要充分利用，不要等回到家后才想起来有些重要的问题没有问。

（2）技巧步骤

1）事先列出问题清单；

2）向医生陈述症状时间，症状严重程度，有什么新副作用；

3）倾听医生的建议。如果开新药，问以前的问题是否可以解决；

4）简单重复医生的建议，以确认你听明白了。

（3）情景模拟　角色扮演可由治疗者先示范，学员逐个表演。对每个学员给予积极的评价。

备选场景：

1）药物副反应：困倦；坐立不安。

2）药物副反应：吃药后感觉体重增加。

（4）课后作业　列一张问题清单。

【注意事项】

（1）看门诊经常提到药物副作用问题，应向患者说明看门诊时要详细描述自己服药后的反应。

（2）调药问题可能医生不会完全同意，此时应学会妥协和协商解决。

六、处理矛盾的技能

1. 不同意他人的观点而不争吵

【目的】掌握使用技能的要点，能够接纳别人。

【操作步骤】

（1）简要说明你的观点。

（2）倾听他人的观点。

（3）如果不同意对方的观点，说"是吧"来表示不同意以转移话题。

（4）角色扮演可由治疗者先示范，学员逐个表演。对每个学员给予积极的评价。

备选场景：你和朋友对足球有不同的看法；关于新闻有不同的看法。

（5）课后作业　和别人有不同的观点时如何化解矛盾。

2. 劝说

【目的】掌握技能要点，促进交流。

【操作步骤】

（1）组织全体做"解开千千结"游戏，做完后让大家谈一下感受，是否觉得开始时解不开，完成后是什么感受。讲解今天的活动内容，解释协商的意义：协商有可能成功也有可能失败，但更重要的是表明自己的立场，认知对方的立场。如果不能改变对方，看双方的利益是否有交集，达成妥协。

（2）技巧步骤

1）持友善的态度；

2）博得对方的信任；

3）论证自己的观点；

4）考虑对方的利益；

5）取得情感的共鸣。

（3）情景模拟

1）由一名组员和组长模拟一名家属和一个要出院的患者，由患者来劝家属接其出院。

步骤：组员俩俩结对，模仿刚才的情景。每对表演结束后，诱发阳性反馈。

2）备选场景：和朋友出去玩有不同的意见；你想出院家人不同意。

（4）课后作业　劝其他病友改换电视频道。

3. 妥协与协商（附加训练）　当小组成员无法完成《劝说》训练时，可使用本组训练。

【目的】体会矛盾的解决，促进交流。

【操作步骤】

（1）组织全体做"解开千千结"游戏，做完后让大家谈一下感受，是否觉得开始时解不开，完成后是什么感受。讲解今天的活动内容，解释协商的意义：协商有可能成功也有可能失败，但更重要的是表明自己的立场，认知对方的立场。如果不能改变对方，看双方的利益是否有交集，达成妥协。

（2）技巧步骤

1）简要地说明你的观点

2）听他人的观点

3）重复他人的观点

4）建议妥协方案

（3）情景模拟由一名组员和组长模拟一名家属和一个要出院的患者。

由患者来劝家属接其出院。组员俩俩结对，模仿刚才的情景。每对表演结束后，诱发阳性反馈。

备选场景：和朋友出去玩有不同的意见；你想出院家人不同意。

（4）课后作业：劝其他病友改换电视频道。

4. 求职 求职是利用自己所学的知识和技能，来向用人单位寻求为其创造物质财富和精神财富，获取合理报酬的一种过程。参加该项训练的患者应该具备较好的个人生活料理能力、社会交往技能和一定的职业能力。

【目的】使患者掌握知晓求职的基本形式，如何求职，面试时的注意事项，为找工作打基础。

【用物】模拟求职信、纸、笔、多媒体设备。

【操作步骤】

（1）治疗师讲解本节课的目的和意义。

（2）详细讲解求职技巧

1）面试的准备

①了解应聘岗位：查找工作岗位的资料、信息，如工作职责、工作方式，达到知己知彼。

②能力准备：指个人能力、特长等，根据所找工作所需的技能及时补充自己的不足。

③仪表、着装：仪表形象是得分的一个重要方面，面试时你的仪表和服装应恰当和适宜，不浮夸。保持一种笑容可掬、彬彬有礼、真诚相待的形象。

④自我介绍：可以先准备自我介绍的腹稿加以练习，可以对着镜子练习，直到流利满意为止。找出自己至少三条以上的优点，并能有条不紊地讲述出来，以备面试时自我介绍。

2）面试的技巧：进面试场所时不要紧张，应主动热情地向面试官打招呼问好，这样可以在主试人和你之间创造出与和谐的气氛；和面试者进行目光接触；自我介绍时笑容可掬，语气自信；回答面试人提出的与工作有关的问题；面试完毕表示对考官的感谢。

（3）角色扮演

1）参加超市收银员应聘。

2）参加交通协管员应聘。

【注意事项】

（1）治疗师应向患者详细讲解应聘时考官可能提出的问题与回答的

方法。

（2）讨论面试时如何给人良好的第一印象问题。

（3）强调面试时的非言语表达方式，如目光接触、言语自信。

第四节　心理康复

心理康复是指运用系统的心理学理论与方法，从生物－心理－社会角度出发，对患者精神障碍问题进行心理干预，以提高患者的心理健康水平。心理康复对于帮助患者参与社会生活具有十分重要的意义。这种意义主要体现在以下两个方面：第一，由于身体或心理原因而出现的人格变化，这种变化可能会伴随其后的人生历程。人格变化可能导致生活危机或其他精神危机，需要心理干预才能使患者能够面对现实和未来发展，因此心理康复扮演着重要的角色。第二，患者的一些生理功能异常或障碍也可以使用心理方法加以控制。

实施心理康复主要有以下几个方面。

1. 建立心理康复系统

（1）建立个体心理调节机制。心理康复的过程是让患者建立个体心理调节机制的过程，让患者通过接受系统的心理干预，逐渐适应生活、学习、家庭或者工作等方面发生的变化，并在此基础上形成一种积极的心理调节机制，以应付可能出现的各种心理问题，保持心理的健康。

（2）建立有关人员（同事或家属等）协助支持系统。患者生活在一定的群体之中，相关人员的态度对于其心理状态有着重要的影响，特别是家属、同事、病友等这样一些联系比较密切的人员的态度对于其心理状态的调节是十分重要的。因此，心理康复不仅要重视患者本身的心理及其变化，也要注意这些人员的心理辅导工作，为患者的心理康复创造一种良好的心理氛围。

（3）建立专家协助支持机制。心理康复是一个长期的调节过程，患者在这个过程中要接受专家的指导与帮助，逐渐摆脱消极心理的影响，建立起积极的人生目标。心理医生是接受专门训练的人员，他们必须掌握心理咨询与治疗的理论与方法，拥有从事心理治疗的技能与临床经验，并且要有极为敏感的观察力与分析问题和解决问题的能力。

（4）建立社区辅助支持系统。康复常常是伴随患者一生的过程，当患者回到家庭与社会后，社区辅助系统的支持就显得非常重要了，要发挥社区中有关专家与相关人员的作用，在患者出现心理问题的时候，随时给予必要的支持与帮助，从而能够更好地为患者的心理康复提供保障。

2. 运用心理治疗方法　心理治疗是心理医生运用心理学的原则与方法，治疗患者的各种心理困扰，包括情绪、认知与行为等问题，多采用认知疗法、行为疗法、心灵重塑疗法、家庭治疗等方法进行干预性治疗，以解决患者所面对的心理障碍，减少焦虑、抑郁、恐慌等精神症状，改善患者的非适应社会的行为，建立良好的人际关系，促进人格的成长，使其较好地生活和适应社会。

一、认知训练

认知是人脑接受外界信息，经过加工处理，转换成内在的心理活动，从而获取知识或应用知识的过程。它包括注意、记忆、视空间、执行、计算和理解判断等方面。认知障碍是指上述几项认知功能中的一项或多项受损，并影响个体的日常或社会能力。

临床上把认知损害进行分类，如执行功能障碍、记忆障碍、视空间障碍等，采取有针对性的、反复的训练，在训练中注意目的性和趣味性，使患者较为容易接受。精神障碍患者存在认知障碍，通过认知功能训练，可逐步改善其认知功能。在临床康复护理中应常规评估认知功能。

常用认知测量工具：威斯康星卡片分类测验（WCST）、韦氏记忆量表、临床记忆量表、韦氏成人智力量表（WAIS）。

下面简要介绍以下几个量表。

（1）美国麻省总医院认知及身体功能问卷（MGH CPFQ）　MGH CPFQ 为认知自评量表，受试者将其认知功能与他们最佳水平的认知功能进行比较。

（2）知觉障碍问卷（PDQ）　PDQ 是一个包含 20 个条目的、经效度验证适用于 MDD 患者的调查问卷。另外，一个更为简短的 5 - 条目版本（PDQ - 5）也可使用。此问卷评估注意力和专注力、前瞻记忆、回溯记忆，规划和组织。

（3）剑桥自动化神经认知成套测验（CANTAB）　主要测试的是视觉空间方面的功能。

（4）重复性成套神经心理状态测验（RBANS）　为操作性测验，测验注意、语言、视觉广度、即刻记忆和延迟记忆 5 个认知领域。

认知训练应用较为普遍的是认知行为治疗（CBT），目的是帮助患者正常化，使其了解自身的精神病症状，从而减少痛苦及其对功能的影响。

CBT 通过治疗者和患者的主动参与，采用定式化、短程限时的言语交谈把认知和行为矫正技术结合起来。帮助患者识别、检验、改正歪曲的信念。CBT 是根据患者当前或既往的症状和（或）功能，在其思维方式、感觉和行为之间建立联系，同时使他们重新评估其对目标症状的感知、信念或推理。操作方法如下所示。

【目的】 通过认知训练，改善患者的认知功能。

【用物】 康复训练室、桌椅、多媒体播放设备、录像资料或幻灯片、黑板、纸张、笔、训练手册和资料等。

【操作步骤】

（1）识别自动性思维　护士可用提问、想象、角色扮演等技术让患者学会识别自动想法，特别是应识别在激惹、悲观或抑郁等负性情绪出现之前的特殊想法。护理人员应该协助患者确认这些负向的想法并加以取代和减少。可以帮助患者通过回顾自己的优点、长处、成就等来增加正向的看法。指导患者要面对现实，以良好的心态面对人生，以积极向上的态度面对挫折和困难。

（2）识别认知歪曲　护理中注意识别和记录患者的自动性想法，如：主观推断；以偏概全；给别人和自己乱贴标签，消极片面地把自己及别人公式化；对事物要求完美，非黑即白；识别自动性思维的言语表述，如"我应该、必须"等口头禅。用诘难式或逻辑式提问，帮助患者归纳和总结出事物的一般规律，建立恰当或合理的认知方式。修正不合实际的目标，协助患者完成某些建设性的工作和参与社交活动，减少患者的负向评价，并提供正向加强自尊的机会。

（3）改变自动性思维的做法

1）真实性检验：让患者将自动想法当成一种假设在现实生活中去检验，或通过角色扮演去领悟。患者可能会发现，在实际生活中他的消极认知或想法大多是与实际不相符合的。

2）自我对话：要求患者发现并记录自己每天的优点或长处；对自己的自动性想法找出对立的积极的思维，如：我怎么那么笨——我能够聪明些。

3）三栏笔记法：在纸张上从左至右画出三栏，第一栏记录自动性思维，第二栏记录对自动性思维的分析，第三栏记录理智的思维。

4）等级任务法 将任务分成若干个分任务，逐步完成分任务，最后完成任务。

（4）转移注意力，鼓励患者学会放松技术、呼吸训练控制，用积极的语言暗示替代之前的消极思想，逐步克服"自己是人们注意的中心"这种想法。

（5）监察处置焦虑训练，鼓励患者自我监察焦虑或苦闷的情绪并记录下来，帮助其认识情绪波动的特点，从而增强自信心。认知重建：帮助患者认识错误的认知并加以矫正，重新建立正确的认知系统，教会患者如何进行肌肉和情绪放松来消除杂念。在活动中转移患者对自身的过分关注，帮助其释放抑郁、焦虑的情绪，达到全身放松的目的。

【注意事项】

（1）在治疗过程中，注意患者的反应，当患者有抵抗情绪时，给予适时的休息。

（2）注意训练要不断重复，循序渐进。

（3）注意"不替代"原则。让患者自我完成，工作人员可以提供帮助，而不是替代。

二、情绪管理

情绪是个体对外界刺激的主观的有意识的体验和感受，具有心理和生理反应的特征。我们无法直接观测内在的感受，但是我们能够通过其外显的行为或生理变化来进行推断。情绪包括喜、怒、忧、思、悲、恐、惊七种。情绪不可能被完全消灭，但可以进行有效疏导、有效管理、适度控制。

情绪管理是指通过患者对自身情绪和他人情绪的认识、协调、引导、互动和控制，使其保持良好的情绪状态。情绪管理是疏导情绪并合理化之后的信念与行为。

精神障碍患者由于疾病的影响，情绪状态更不容易保持稳定，更需要通过情绪管理保持稳定的情绪，有信心面对日后的生活。

【目的】通过情绪管理，改善患者的情绪状态。

【用物】康复训练室、桌椅、多媒体播放设备、录像资料或幻灯片、黑板、纸张、笔、训练手册和资料等。

【操作步骤】

（1）体察自己的情绪。也就是时时提醒自己注意：「我的情绪是什么？」例如：当你因为朋友约会迟到而对他冷言冷语，问问自己：「我为什么这么做？有什么感觉？」如果你察觉你已对朋友三番两次的迟到感到生气，你就可以对自己的生气做更好的处理。压抑情绪会带来更不好的结果，学着体察自己的情绪，是情绪管理的第一步。

（2）适当表达自己的情绪。再以朋友约会迟到的例子来看，你之所以生气可能是因为他让你担心，在这种情况下，你可以婉转地告诉他：「你过了约定的时间还没到，我好担心你在路上发生意外。」试着把「我好担心」的感觉传达给他，让他了解他的迟到会带给你什么感受。如何「适当表达」情绪，需要用心地体会、揣摩，更重要的是，要确实用在生活中。

（3）以适宜的方式疏解情绪。疏解情绪的方法很多，有了不舒服的感觉，要勇敢地面对，仔细想想，为什么这么难过、生气？我可以怎么做，将来才不会再重蹈覆辙？怎么做可以降低我的不愉快？这么做会不会带来更大的伤害？从这几个角度去选择适合自己且能有效疏解情绪的方式，就能做好情绪管理。患者情绪自我管理的方法如下所示。

1）心理暗示法：从心理学角度讲，就是个人通过语言、形象、想象等方式，对自身施加影响的心理过程。这个概念最初由法国医师库埃于1920年提出，他的名言是"我每天在各方面都变得越来越好"。自我暗示分积极自我暗示与消极自我暗示。积极自我暗示在不知不觉中对自己的意志、心理甚至生理状态产生影响，令我们保持好的心情、乐观的情绪、自信心，从而调动人的内在因素，发挥主观能动性。心理学上所讲的"皮格马利翁效应"也称"期望效应"，就是讲的积极自我暗示。而消极的自我暗示会强化我们个性中的弱点，唤醒我们潜藏在心灵深处的自卑、怯懦、嫉妒等，从而影响情绪。

与此同时，我们可以利用语言的指导和暗示作用，来调适和放松心理的紧张状态，使不良情绪得到缓解。心理学实验表明，当个人静坐时，默默地说"勃然大怒""暴跳如雷""气死我了"等语句时心跳会加剧，呼吸也会加快，仿佛真的发起怒来；相反，如果默念"喜笑颜开""兴高采烈""把人乐坏了"之类的语句，则其心里面也会产生一种乐滋滋的体验。由此可见，言语活动既能唤起人们愉快的体验，也能唤起不愉快的体验；

既能引起某种情绪反应，也能抑制某种情绪反应。因此，当我们在生活中遇到情绪问题时，我们应当充分利用语言的作用，用内部语言或书面语言对自身进行暗示，缓解不良情绪，保持心理平衡，比如默想或用笔在纸上写出下列词语："冷静""三思而后行""制怒""镇定"等。实践证明，这种暗示对人的不良情绪和行为有奇妙的影响和调控作用，既可以松弛过分紧张的情绪，又可用来激励自己。

2）注意力转移法：就是把注意力从引起不良情绪反应的刺激情境，转移到其他事物上去或从事其他活动的自我调节方法。当出现情绪不佳的情况时，要把注意力转移到使自己感兴趣的事上去，如：外出散步，看看电影、电视，读读书，打打球，下盘棋，找朋友聊天，换换环境等，有助于使情绪平静下来，在活动中寻找到新的快乐。这种方法，一方面中止了不良刺激源的作用，防止不良情绪的泛化、蔓延；另一方面，通过参与新的活动特别是自己感兴趣的活动而达到增进积极的情绪体验的目的。

3）适度宣泄法：过分压抑只会使情绪困扰加重，而适度宣泄则可以把不良情绪释放出来，从而使紧张情绪得以缓解、轻松。因此，遇有不良情绪时，最简单的办法就是宣泄。宣泄一般是在背地里或知心朋友中进行。采取的形式或是用过激的言辞抨击、谩骂、抱怨恼怒的对象；或是尽情地向至亲好友倾诉自己认为的不平和委屈等，一旦发泄完毕，心情也就随之平静下来；或是通过体育运动、劳动等方式来尽情发泄；或是到空旷的山林原野，拟定一个假目标大声叫骂，发泄胸中怨气。必须指出，在采取宣泄法来调节自己的不良情绪时，必须增强自制力，不要随便发泄不满或者不愉快的情绪，要采取正确的方式，选择适当的场合和对象，以免引起意想不到的不良后果。

4）自我安慰法：当一个人遇有不幸或挫折时，为了避免精神上的痛苦或不安，可以找出一种合乎内心需要的理由来说明或辩解。如为失败找一个冠冕堂皇的理由，用以安慰自己；或寻找理由强调自己所有的东西都是好的，以此冲淡内心的不安与痛苦。这种方法，对于帮助人们在大的挫折面前接受现实，保护自己，避免精神崩溃是很有益处的。因此，当人们遇到情绪问题时，经常用"胜败乃兵家常事""塞翁失马，焉知非福""坏事变好事"等词语来进行自我安慰，可以摆脱烦恼，缓解矛盾冲突，消除焦虑、抑郁和失望，达到自我激励、总结经验、吸取教训的目的，有助于保持情绪的安宁和稳定。

5）交往调节法：某些不良情绪常常是由人际关系矛盾和人际交往障碍引起的。因此，当我们遇到不顺心、不如意的事，有了烦恼时，能主动地找亲朋好友交往、谈心，比一个人独处胡思乱想、自怨自艾要好得多。因此，在情绪不稳定的时候，找人谈一谈，具有缓和、抚慰、稳定情绪的作用。另一方面，人际交往还有助于交流思想、沟通情感，增强自己战胜不良情绪的勇气和信心，能更理智地去对待不良情绪。

6）情绪升华法：升华是改变不为社会所接受的动机和欲望，而使之符合社会规范和时代要求，是对消极情绪的一种高水平的宣泄，是将消极情感引导到对人、对己、对社会都有利的方向去。如一同学因失恋而痛苦万分，但他没有因此而消沉，而是把注意力转移到学习中，立志做生活的强者，证明自己的能力。

在上述方法都失效的情况下，仍不要灰心，在有条件的情况下，去找心理医生进行咨询、倾诉，在心理医生的指导、帮助下，克服不良情绪。

【注意事项】

（1）在与患者沟通中，注意让其选择适合自己的方法。

（2）倾听患者的感受，注意通过反复的训练，达到可以控制情绪的目的。

> 合理情绪疗法的基本理论是 ABC 理论，在 ABC 理论模式中，A 是指诱发性事件；B 是指个体在遇到诱发事件之后相应而生的信念，即他对这一事件的看法、解释和评价；C 是指特定情景下，个体的情绪及行为结果。通常人们认为，人的情绪的行为反应是直接由诱发性事件 A 引起的，即 A 引起了 C。ABC 理论指出，诱发性事件 A 只是引起情绪及行为反应的间接原因，而人们对诱发性事件所持的看法、解释和评价 B 才是引起人的情绪及行为反应的更直接的原因。人们的情绪及行为反应与人们对事物的想法、看法有关。在这些想法和看法背后，有着人们对一类事物的共同看法，这就是信念。合理的信念会引起人们对事物的适当的、适度的情绪反应；而不合理的信念则相反，会导致不适当的情绪和行为反应。当人们坚持某些不合理的信念，长期处于不良的情绪状态之中时，最终将会导致情绪障碍的产生。合理情绪疗法的治疗步骤如下所示。

（1）向求治者指出，其思维方式、信念是不合理的；帮助他们弄清楚为什么会变成这样，怎么会发展到目前这样子，讲清楚不合理的信念与他们的情绪困扰之间的关系。这一步可以直接或间接地向求治者介绍 ABC 理论的基本原理。

（2）向求治者指出，他们的情绪困扰之所以延续至今，不是由于早年生活的影响，而是由现在他们自身所存在的不合理信念所导致的，对于这一点，他们自己应当负责任。

（3）通过以与不合理信念辩论方法为主的治疗技术，帮助求治者认清其信念的不合理性，进而放弃这些不合理的信念，帮助求治者产生某种认知层次的改变。这是治疗中最重要的一环。

（4）不仅要帮助求治者认清并放弃某些特定的不合理信念，而且要从改变他们常见的不合理信念入手，帮助他们学会以合理的思维方式代替不合理的思维方式，以避免再做不合理信念的牺牲品。

这 4 个步骤一旦完成，不合理信念及由此而引起的情绪困扰和障碍即将消除，求治者就会以较为合理的思维方式代替不合理的思维方式，从而较少受到不合理信念的困扰了。

在合理情绪治疗的整个过程中，与不合理信念辩论的方法一直是施治者帮助求治者的主要方法。

三、压力管理

压力是心理压力源和心理压力反应共同构成的一种认知和行为体验过程。

压力的来源又称压力源，是指引起压力反应的因素，包括生物性压力源、精神性压力源、社会环境性压力源。

生物性压力源指直接阻碍或破坏个体生存与种族延续的事件，包括躯体创伤或疾病，饥饿、性剥夺、睡眠剥夺、感染、噪声、气温变化等。

精神性压力源指直接阻碍或破坏个体正常精神需求的内在或外在事件，包括错误的认知结构、个体不良经验、道德冲突以及长期生活经历造成的不良个性心理特点（易受暗示、多疑、嫉妒、悔恨、怨恨等）。

社会性压力源指直接阻碍或破坏个体社会需求的事件，包括纯社会性的（如重大社会变革、重要人际关系破裂等）和自身状况造成的人际适应问题（如社会交往不良）。

造成患者心理问题的压力源绝大多数是综合性，在分析求助者的心理问题的根源时，必须把这三种压力源作为有机整体来加以考虑。

【目的】通过压力管理，能够认识到自己存在的压力及压力与健康的关系，学习应付生活中压力的方法，化解压力。

【用物】康复训练室、桌椅、多媒体播放设备、录像资料或幻灯片、黑板、纸张、笔、训练手册和资料等。

【操作步骤】

（1）主要采取团体训练、观看视频、讨论、讲解等方式。通过讲解、讨论让患者学习什么是压力、压力与健康的关系，了解负性思维对情绪和行为的影响。

（2）通过示范让患者学习肌肉放松、呼吸放松、精神放松的技术；通过讨论，学习理性思维模式，改变负性思维。

（3）通过练习，学习问题解决的方法（结构式解决问题的方法：指导患者和家庭成员找出问题所在；列出针对这一问题的可能的解决方法；对各种方法可能产生的不同效果进行评估；患者和家庭成员从可能的解决方法中找出一种被认为可行的最好办法；按此方法做出计划并付诸行动；对实施结果进行回顾并表彰参与者的努力）。

（4）学习休闲娱乐的技巧（举例：①了解患者的兴趣爱好；②怎样得到休闲娱乐的信息；③制定参与休闲娱乐的计划；④分享参与后的感受）。

【注意事项】

（1）工作人员示范讲解，角色扮演。

（2）现场展示，注意反馈。

（3）完善患者社会支持系统，给予信息及物质支持和精神支持，如关怀、影响、教育、鼓励、保证。

知识链接

心理防御机制是指个体面临挫折或冲突的紧张情境时，在其内部心理活动中具有的自觉或不自觉地解脱烦恼，减轻内心不安，以恢复心理平衡与稳定的一种适应性倾向。

心理防御体制主要包括5种机制：逃避机制（压抑、否定、退行、潜抑），自骗机制（反向、合理化、仪式抵消、隔离、理想化、分裂），攻击机制（转移、投射），代替机制（幻想、补偿），建设机制（认同、升华）。

心理防御机制的意义：积极的意义在于能够使主体在遭受困难与挫折后减轻或免除精神压力，恢复心理平衡，甚至激发主体的主观能动性，激励主体以顽强的毅力克服困难，战胜挫折；消极的意义在于使主体可能因压力的缓解而自足，或出现退缩甚至恐惧而导致心理疾病。

第五节　疾病的自我管理

疾病的自我管理是指患者在应对慢性疾病的过程中发展起来的一种管理症状、治疗、生理和心理变化以及做出生活方式改变的能力。美国护理专家 Orem 提出，自我管理是一种行为科学的策略和方法，强调患者本人对其健康的责任和主观能动性发挥。疾病的自我管理包括：疾病的治疗管理，如服药、自我监测等；建立和保持在工作、家庭和朋友中的新角色；处理和应对疾病所带来的各种情绪，如愤怒、恐惧、悲伤和挫败感等方面。对患者进行疾病自我管理训练的目的在于提高对治疗的依从性，更好地控制疾病，维持好的健康状况，维持满意的生活质量，使患者过上独立的生活。

自我管理教育是一种综合的疾病管理形式：专业人员集中授课＋疾病管理技能训练＋病友相互交流防病经验、相互教育相结合的一种模式。本节主要介绍精神疾病康复中的患者自我药物处置和症状处置。

药物和症状的自我处置技能主要是帮助精神疾病患者获取精神疾病的

相关知识以及药物的自我处置技能。本训练适用于各种急、慢性精神疾病的间歇期或恢复期，尤其适用于精神病性症状已经稳定的患者，无严重躯体合并症患者，以及无明显暴力、自杀或自伤高风险患者。

一、药物处置

精神药物的维持治疗是预防疾病复发的重要途径，精神障碍患者的治疗依从性很差，80%精神分裂症患者出院后不能按医嘱用药。因此，对患者进行药物治疗的自我处置技能训练，是解决用药问题，减少疾病复发的有效方法。

【目的】药物自我处置技能训练，目的是为了帮助慢性精神障碍患者独立应用精神药物，使患者能自我管理药物治疗，从而提高患者的服药依从性。

【用物】康复训练室、投影仪，多媒体设备、药物处置视频、摄像机、黑板、笔、电话、座椅、训练手册和资料等。

【操作步骤】

1. 训练前评估

（1）患者评估：评估患者的精神状态、躯体情况、心理状况，选取能听懂操作指令，无严重躯体疾病，精神症状稳定，愿意并且经常参与的患者。

（2）评估患者对服药的态度（表5-7）及药物知识掌握情况（表5-8）。

2. 训练方法 包括游戏、讲解、观看视频、示范、角色扮演、讨论以及实践操作等多种形式。

3. 患者准备 告知入组的患者训练的目的、训练地点、训练时间、训练计划和注意事项。

4. 操作者准备 操作者最好为两人，即1名治疗师和1名助手，具有精神疾病相关专业知识及精神康复的专业技能，有一定教学经验。治疗师要掌握精神疾病知识和医学常识，熟练掌握美国精神康复专家Liberman（1986）等编制《药物自我处置训练程式》的步骤和操作流程，熟悉心理治疗和团体治疗的基本技巧，具备一定的变化觉察、环境把握和判断力。

5. 训练形式 以团体治疗和个体治疗形式开展，前者以10~12人为宜。每周训练2~3次，每次60分钟。4个技能训练用时约3个月。团体形式包括团体讲解和团体练习，可以在医疗机构或社区场所开展。个体形式的训练主要通过个人练习和个体咨询的方式开展。

6. 训练内容　以美国精神康复专家 Liberman（1986）等编制《药物自我监控技能训练程式》为内容。学习有关抗精神病药物的知识；学会正确管理药物的方法和评估自己所服用药物的作用；识别并处置药物副作用；与医务人员商讨与药物治疗有关的问题。

7. 治疗过程

（1）非正式的问候，欢迎小组成员，引导患者相互认识　可通过自我介绍、破冰游戏等方式让小组成员互相认识，增进小组成员彼此的了解，减轻患者的紧张和约束感，减少小组成员之间的陌生感。对紧张和焦虑明显的患者，应多给予鼓励和支持。

（2）回顾上次课学习的内容　询问患者认为上一节中最重要的学习内容有哪些，是否有疑问。通过讨论的方式总结上节课所学内容，对于患者的疑问认真解答，多给予患者鼓励、理解及支持，及时给予赞赏。

（3）回顾家庭作业　注意赞扬患者所付出的努力，并对患者完成家庭作业中所遇到的困难提出解决建议。

（4）轮流追踪 2~3 名患者目标完成情况，以确保每位成员的训练目标的实现。

（5）介绍学习主题、目的，鼓励患者积极参加。

（6）看录像/幻灯片和回答问题　播放本次课程技能训练的录像内容，也可由治疗师讲授或演示所学技能。训练时注意观察患者的参与情况，在播放或讲解过程中，操作者可根据小组成员的学习情况暂停播放或讲解。在暂停期间，操作者可向患者提问，评价其注意力和理解力，如果出现不正确回答，可重新播放或讲解，明确指出患者应该注意的正确信息。

（7）角色扮演　引导患者就刚刚观看学习的技能进行模仿扮演，期间注意观察及引导其他患者观察角色扮演者的表现，可以从他们的姿态、言语声音及技能练习内容等方面来进行评价。了解患者对技能或知识的获得情况，多使用正性评价，激发患者参与角色扮演和评价的积极性，可根据进度及需要多次进行角色扮演，并尽量引导每位患者参与，直至患者达到最佳表现。也可用摄像机记录患者的角色扮演过程，即时地播放给训练组员，请他们判断角色扮演者的表演过程恰当与不妥之处。

（8）资源管理　帮助患者学会寻找生活中合理应用技能或获取相关知

识所需各种条件的方法，包括材料、交通工具、通信工具、时间等。要点：注意引导患者讨论如何获得合理应用技能或相关知识所需的资源，鼓励每位小组成员参与讨论，操作者对获取方法的优缺点进行评价，注意评价的出发点在于方法的恰当和可行性。

（9）解决新出现的问题　帮助患者学会在资源获取的实际情况与预想不一样时如何解决此类冲突问题，引导患者学习解决问题的方法，通过分析问题的本质寻找可以解决问题的最佳方法并予以实施。要点：通过引导的方式让患者积极思考，提出多样的解决途径，操作者也可参与解决方法的提出，通过比较分析各种方法的优缺点来有效解决问题。在操作过程中，应注意积极引导患者参与，多给予鼓励性的评价。

（10）布置家庭作业　根据每次技能训练的内容布置家庭训练作业，如写日记、记录训练成果、在现实生活中对技能进行练习等。要点：布置家庭作业应考虑到患者的能力，是否能有效完成，在下次训练时予以分享给其他队员，在分享时注意鼓励患者为完成家庭作业所付出的努力，并对患者在作业完成过程中所遇到的困难给予建议，通过布置和分享家庭作业，可以帮助患者强化学习内容，增强患者康复的自信心。

8. 训练记录及患者进步评价　对患者在训练中的表现如主动性、参与性等及各步骤的完成情况进行评价。

表5-7　患者服药态度记录表

姓名：_____　　　　　　使用时间：_____年_____月_____

日期	早药	午药	晚药	日期	早药	午药	晚药

记录说明：主动服药（√）漏服药（×）需提醒（△）取错药（〇）

表 5 – 8　药物副作用调查表

药物副作用	较轻的	严重的	如何应对
对阳光敏感			
偶尔胃部不适			
口干			
便秘			
偶尔头晕			
疲劳			
皮肤干燥			
轻度坐立不安，肌肉僵硬			
体重增加			
吞咽困难			
视物模糊			
身体震颤或痉挛；肌肉僵硬			
皮疹、色素沉着			
性功能异常、月经失调			
排尿困难			
体位性低血压			
药源性癫痫大发作			

说明：请在出现相应症状的地方画（√）

技能部分

1. 获得抗精神病药物作用的相关知识

（1）训练目的　学习抗精神病药物与疾病治疗和复发的知识

（2）训练内容　使患者掌握抗精神疾病药物的一般常识，使其知道为什么在急性期要用抗精神疾病药物，症状控制后为什么还要用维持量治疗，服用维持量药物对疾病有何益处，尤其是要让患者理解为什么在以后很长时间里，他们需要坚持服用抗精神病药物的原因，使患者对抗精神疾病药物有大概了解。训练可采用看录像、角色扮演等方式促进患者对药物维持治疗的理解，主要通过提问回答主要知识点的扮演方式强化药物治疗的相关知识。

2. 学会正确管理药物的方法和评估自己所服用药物的作用

（1）训练目的　让患者学习正确的服药技术或方法，学会评估药物对自己所起的作用，并记录药物产生的副作用，从药物的自我管理及使用中受益。

（2）训练内容　使患者学会安全用药的技巧，每次用药前要查对标签，在忘记服药时，不要在下次服药中补服；治疗如有问题，例如发生不良反应，不能随意自行停药，应立即报告医生；若医生确认是安全的，应继续按医嘱用药；即使自我感觉一切很好，若医生认为有必要继续用药，仍应坚持用药。

3. 识别并处置药物副作用

（1）训练目的　帮助患者更好地应对药物副作用，提高药物治疗的疗效。当副作用发生时采取正确的行动。

（2）训练内容　教会患者识别抗精神病药的副作用，学会区分严重和一般的药物副作用，并教会患者当它们出现时采取适当的应对措施。通过录像问答、角色扮演、讨论等让患者学会抗精神病药的常见副作用及出现副作用时的处置方法，如皮肤干燥、口干、便秘、嗜睡、烦躁不安、严重副作用迟发性运动障碍等以及相应的处置策略，训练中注意在教会患者识别抗精神病药物各种副作用的同时，让患者理解药物都会有副作用，可通过举例其他普通药物如阿司匹林的胃肠道症状等引导患者对抗精神病药物副作用的理解，也可提问患者所经历的药物副作用以及应对方法等促进患者对此的理解。此外，教会患者使用药物副作用检查表以便及时发现自己服药的副作用。

4. 与医务人员商讨药物治疗有关的问题

（1）训练目的　学习如何与医务人员讨论药物作用有关的问题，学习如何有效地汇报自己的病情变化和建立有效的交谈方式。

（2）训练内容　使患者知道何时、以何种方式获得医务人员的帮助，学会清晰地向医务人员汇报病情。通过录像问答、角色扮演及讨论等方式让患者学会当遇到服药问题时如何采用不同的方法获得医生的帮助，包括怎样与医生取得联系、怎样获得医生的帮助、如何清晰地向医生汇报自己的病情等。在角色扮演中主要模拟患者看医生的过程，操作者应注意引导患者理解学会良好的交谈方式有助于与医生保持有效联系并能促进医患关系，在角色扮演中应注重患者社交技能的训练，如眼神接触、语言表达、身体姿势、面部表情等。训练结束后对四个主题的知识点进行总结归纳，促进患者对药物处置相关知识及技能的掌握。

二、症状处置

目前精神障碍的病因尚不明确，也没有一种治疗方法可以完全防止复发，且精神障碍还有慢性化的趋势。虽然经住院治疗，仍有部分患者未能获得持久性缓解，而带有残留症状。某些患者，即便在规律服药的情况下也会出现复发，对疾病的复发先兆症状早期识别，可以达到早发现、早干预的目的，从而改善疾病的预后。因此，医疗人员有必要协助患者提高对自己的症状自我监控和处理技能，这是精神疾病康复的重要内容。

本节主要介绍精神康复中的症状自我管理技能训练，其主要适用于各种急、慢性精神障碍的间歇期或恢复期，病情趋于稳定的患者，尤其适用于精神病症状已经稳定，无严重躯体合并症，无明显暴力、自杀或自伤高风险患者。

【目的】 帮助患者学习精神疾病常见的症状；帮助患者识别自己的症状；帮助患者寻找有效应对自己症状的方法；帮助患者学会获取症状管理所需的社会支持。

【用物】 康复训练室、投影仪、多媒体设备、药物处置视频、摄像机、黑板、笔、电话、座椅、训练手册和资料等。

【操作步骤】

1. 训练前评估

（1）评估患者精神状态、躯体情况、心理状况，选取能听懂操作指令，无严重躯体疾病，精神症状稳定，愿意并且经常参与的患者。

（2）评估患者具备的精神疾病知识情况和存在的问题，可选用《预测试表》（表5-9）、《先兆症状检查表》（表5-10）进行评估。

表5-9 预测试表

姓名：	年　　　月　　　日	
题目	选项	选项
1. 出现先兆症状表明	病情可能复发	症状不严重不用管它
	应尽快去看医生	应停止服药
2. 持续症状是指	只在病情复发时出现	躯体疾病与精神症状无关

题目	选项	选项
	需要做用药调整	正常服药也会出现
3. 病情严重时需住院治疗	症状迟早会消失不用管它	让亲朋不要担心
	病情复发了	应该喝适量的酒
4. 我可以通过以下措施减少复发的可能性	学会处理病情	不管它
	停止服药	每天服用阿司匹林
5. 紧急情况的处理计划	组织症状复发	减少对药物的依赖
	寻求帮助到接受医生的治疗	不再看医生
6. 在谁的帮助下你能更好地处理病情	医生和我的监护人	亲戚
	朋友	以上所有人
7. 跟我接近的人发现我的症状	可能比我更早	别人指出我的症状时，我应该不理他
	住院时我才能做到	我应该掩饰这些症状
8. 症状有可能在（　）情况下出现	有压力时	停药时
	饮酒吸毒时	以上都是
9. 当我感到烦躁坐立不安时	可能是药物副作用	每人都偶尔会有，不用管它
	不会向医生汇报	应该停药
10. 先兆症状出现时，应告诉医生，因他可以帮助我（　）	分析先兆的根源	找出应对方法
	调整药物	以上都是
11. 持续症状出现时，如果我（　），不会影响我的生活	说服自己持续症状会消失，且不再出现	停药
	喝酒、吸毒减轻症状	学会处理这些症状
12. 可以通过（　）减少持续症状干扰	认识到症状	有些控制方法
	用一些具体措施识别和对付持续症状	以上方法的总和
13. 先兆症状和持续症状的区别	先兆症状重要，持续症状不重要	先兆症状在病情波动时出现，持续症状大多时间存在

题目	选项	选项
	先兆症状需医生处理，持续症状不需要	先兆症状与药物副作用类似，持续症状与情绪变化类似
14. 可以通过（　）减少复发	不饮酒、不吸毒	先兆症状出现即寻求帮助
	寻找减轻压力的办法	以上都是
15. 对先兆症状多长时间监测一次	每周一次	每天一次
	每月一次	每小时一次
16. 饮酒和吸毒能够	破坏药效	降低处理病情的能力
	以上两种情况都可能	以上都不可能
17. 如果有人引诱你饮酒吸毒，你该（　）	只用纯粹的毒品	只和可靠的人一起用
	做有益的事转移注意力	控制自己只喝啤酒或葡萄酒

表 5－10　先兆症状检查表

症　状	很少出现	病情严重时出现	经常出现
1. 我没兴趣做事情			
2. 对外在形象不感兴趣			
3. 对未来没有信心			
4. 注意力不集中			
5. 我的思维变化快，自己跟不上变化			
6. 感觉自己疏远了家人、朋友			
7. 我认为神鬼是真的			
8. 每天要做决定感到很困难			
9. 一些想法的存在让我很困难			
10. 我睡眠不好			
11. 很少见朋友			
12. 无原因地认为很糟糕			
13. 感觉紧张			
14. 情绪低落，感觉活着没意思			
15. 很难记住事情			
16. 吃的少			

症　状	很少出现	病情严重时出现	经常出现
17. 很难跟家人、朋友相处			
18. 觉得别人议论我、嘲笑我			
19. 对任何事情不感兴趣			
20. 感觉很易激动			
21. 和别人谈话抓不住主题			
22. 做噩梦			
23. 我也有点太过热心了			
24. 容易生气			
25. 有过自伤自杀想法			
26. 身体常疼痛			
27. 害怕自己疯了			
28. 想过动手伤人			
30. 喝酒量多，常吸毒			
31. 觉得自己身体发生变化或有异样			
32. 感觉周围环境变了，有点不真实			
33. 睡觉多			
34. 别人说我的样子和行为有点怪			
35. 沉迷与性有关的想法			
36. 经常与人争论			
37. 在放松的环境感觉害怕			
38. 体重下降			
39. 觉得别人不关心我			
40. 感觉别人想害我让我不高兴			

如果有其他想法这里没列出来的请列出：

2. 操作者准备　操作者最好为两人，即 1 名治疗师和 1 名助手，具有精神疾病相关专业知识及精神康复的专业技能，有一定教学经验。治疗师掌握精神疾病知识和医学常识，熟练掌握美国精神康复专家 Liberman（1986）等编制《症状自我处置训练程式》的步骤和操作流程，熟悉心理治疗和团体治疗的基本技巧，具备一定的变化觉察、环境把握和判断力。

3. 患者准备　告知入组的患者训练的目的、训练地点、时间、训练计划和注意事项。

4. 训练方式　以团体治疗和个体训练的方式开展，前者以 10~12 人为宜。每周训练 2~3 次，每次 60 分钟。4 个技能训练用时约 3 个月。团体形式包括团体讲解和团体练习，可以在医疗机构或社区场所开展。个体形式的训练主要通过个人练习和个体咨询的方式开展。

5. 训练方法　包括游戏、讲解、视频播放、示范、角色扮演、讨论以及实践操作等多种形式。

6. 训练内容　以美国精神康复专家 Liberman（1986）等编制《症状自我监控技能训练程式》为内容。识别疾病复发先兆的技能；监控复发先兆症状的技能，使患者掌握先兆发生时及早控制的技能；处理持续症状的技能；在社会交往过程中，如何拒绝酒精等精神活性物质的技能。

7. 治疗过程

（1）非正式的问候，欢迎小组成员，引导患者相互认识　可通过自我介绍、破冰游戏等方式让小组成员互相认识，增进小组成员彼此的了解，减轻患者的紧张和约束感，减少小组成员之间的陌生感。紧张和焦虑明显的患者，应多给予鼓励和支持。

（2）回顾上次课学习的内容　询问患者认为上一节中最重要的学习内容有哪些，是否有疑问。通过讨论的方式总结上节课所学内容，对于患者的疑问认真解答，多给予患者鼓励、理解及支持，及时给予赞赏。

（3）回顾家庭作业　注意赞扬患者所付出的努力，并对患者完成家庭作业中所遇到的困难提出解决建议。

（4）轮流追踪 2~3 名患者目标完成情况，以确保每位成员的训练目标的实现。

（5）介绍学习主题、目的，鼓励患者积极参加。

（6）看录像/幻灯片和回答问题　播放本次课程技能训练的录像内容，也可由治疗师讲授或演示所学技能。训练时注意观察患者的参与情况，在播放或讲解过程中，操作者可根据小组成员的学习情况暂停播放或讲解。在暂停期间，操作者可向患者提问，评价其注意力和理解力，如果出现不正确回答，可重新播放或讲解，明确指出患者应该注意的正确信息。

（7）角色扮演　引导患者就刚刚观看学习的技能进行模仿扮演，期间注意观察及引导其他患者观察角色扮演者的表现，可以从他们的姿态、言语声音及技能练习内容等方面来进行评价。了解患者对技能或知识的获得情况，多使用正性评价，激发患者参与角色扮演和评价的积极性，可根据进度及需要多次进行角色扮演，并尽量引导每位患者参与，直至患者达到最佳表现。也可用摄像机记录患者的角色扮演过程，即时地播放给训练组员，请他们判断角色扮演者的表演过程恰当与不妥之处。

（8）资源管理　帮助患者学会寻找生活中合理应用技能或获取相关知识所需各种条件的方法，包括材料、交通工具、通信工具、时间等。要点：注意引导患者讨论如何获得合理应用技能或相关知识所需的资源，鼓励每位小组成员参与讨论，操作者对获取方法的优缺点进行评价，注意评价的出发点在于方法的恰当和可行性。

（9）解决新出现的问题　帮助患者学会在资源获取的实际情况与预想不一样时如何解决此类冲突问题，引导患者学习解决问题的方法，通过分析问题的本质寻找可以解决问题的最佳方法并予以实施。要点：通过引导的方式让患者积极思考，提出多样的解决途径，操作者也可参与解决方法的提出，通过比较分析各种方法的优缺点来有效解决问题。在操作过程中，应注意积极引导患者参与，多给予鼓励性的评价。

（10）布置家庭作业　根据每次技能训练的内容布置家庭训练作业，如写日记、记录训练成果、在现实生活中对技能进行练习等。要点：布置家庭作业应考虑到患者的能力，是否能有效完成，在下次训练时予以分享给其他队员，在分享时注意鼓励患者为完成家庭作业所付出的努力，并对患者在作业完成过程中所遇到的困难给予建议，通过布置和分享家庭作业，可以帮助患者强化学习内容，增强患者康复的自信心。

8. 训练记录及患者进步评价

技能部分

1. 识别疾病复发先兆的技能

（1）训练目的　了解慢性精神疾病常见的复发先兆症状；学会识别个

人的复发先兆症状；学会观察个人的复发先兆症状。

（2）训练内容　先兆症状，即预告病情会复发的症状，出现于疾病复发的前几天或几周。常见的先兆：睡眠型态紊乱，入睡困难、早醒，睡眠质量差，也可出现睡得太多等。胃口变化：总觉得饿或不饿，食欲差。敏感多疑：对人、对事过于敏感或太认真。行为改变：不爱理人或脾气急躁，总想招惹别人。训练可采用讲解、看录像、角色扮演等方式促进患者对精神疾病先兆症状的认识，主要通过提问和回答主要知识点的扮演方式强化对疾病的认识。

2. 监控病情复发的先兆症状技能

（1）训练目的　使患者学会区别先兆症状和持续症状、药物副作用、情绪变化。学习处理先兆症状的方法，会制定紧急情况处理计划。

（2）训练内容　讲解先兆症状与持续症状、药物副作用、情绪变化的不同，使患者认识到有时先兆症状和持续症状、药物副作用、情绪变化难以区别，此时应学会向医生求助。使患者讨论自己复发的先兆症状，学会每日用《先兆症状监控表》（表5－11）监控自己的症状，并与医生讨论自己识别的先兆症状是否正确。刚开始这种监测的频率为每天一次，直到患者熟练准确掌握症状监测的技能为止。训练可采用讲解、看录像、讨论、角色扮演等方式促进患者对精神疾病先兆症状的认识及与其他三种症状的区别，主要通过提问和回答主要知识点的扮演方式强化对疾病的认识。

表5－11　先兆症状监控表

姓名：　　　　　　　　　　　　　　　　　　　　　年　　　　月

日期	先兆症状描述	轻度　中度　重度
	1.	
	2.	
	3.	
	4.	

备注：把自己的先兆症状写在表中，请专业医务人员帮助你确定你的先兆症状。

3. 识别和处理持续症状的技能

（1）训练目的　患者学会识别自己的持续症状；会观察自己的持续症状。

（2）训练内容　讲解常见的持续症状：如：幻听、离奇想法、情绪低落、焦躁不安等，这些持续症状可能会伴随患者数小时、数日甚至更长。它们严重时会使患者的精力难以集中，会给其生活、工作带来干扰。对于有些没有持续症状的患者，要让他们认识到来自环境中各方面的压力，会使患者产生心理反应，而出现情绪改变如焦虑、紧张、伤心恐惧等，长期的负性情绪会让先兆症状加重。

应对持续症状的方法有以下几种。

①幻听的应对：闭嘴哼唱歌曲，停止和幻听打交道，转而和朋友聊天，也可躺下来放松，看电视，听音乐，运动等，做自己感兴趣的事情。也可反复对幻听说："你走开，我很好"。

②幻视的应对：转移注意力做自己感兴趣的事，如听音乐、看电视、看书、运动等。

③妄想的应对：躺下来放松，读书看报、想"停止怪想法"，与别人聊天。

④压抑情绪的应对：体能运动，看电视、看电影，与别人聊天，听音乐，做放松训练，"想停止忧伤，想高兴之事"。训练可采用讲解、看录像、讨论、角色扮演等方式促进患者对精神疾病持续症状的认识和应对技能。

4. 拒绝酒精等精神活性物质的技能

（1）训练目的　使患者了解酒精等活性物质的严重负面后果及远离它们的好处；如何拒绝社交中的酒精等精神活性物质；如何抵制用酒精等精神活性物质消除坏情绪的想法；与监护人讨论酒精等精神活性物质的使用。

（2）训练内容　训练采用讲解、看录像、讨论、角色扮演等方式促进患者理解酒精等活性物质给人们带来的坏影响，以及远离它们的好处。学会如何拒绝社交中的酒精等精神活性物质；如何抵制用酒精等精神活性物质消除坏情绪的想法；与监护人讨论酒精等精神活性物质的使用。

第六节　职业技能训练

精神障碍患者受疾病影响，技能低下，原有工作胜任困难，因而大部分患者会受到社会的歧视与偏见，难以承受工作压力，病后自行辞职或出院后就被原工作单位辞退。所以患者的职业技能训练非常重要。

职业技能训练可帮助症状稳定的患者获得并保持适当的职业，从而促进他们重返社会，帮助他们寻找自己在社会中的位置，并以其独立的人格和经济地位参与社会生活，从而获得经济上的收入、心理上的平衡及人格上的尊严，过上有价值感的生活。

职业技能训练的主要内容包括以下 6 个方面。

（1）掌握患者的身体、心理和职业能力状况。

（2）就患者职业训练和就业的可能性进行指导。

（3）提供必要的适应性训练、身心功能的调整以及正规的职业训练。

（4）引导从事适当的职业，如简单作业、工艺训练等。

（5）提供需要特殊安置的就业机会，即支持性就业。

（6）患者就业后的跟踪服务。

根据以上内容，可以把职业技能训练归纳为以下几个方面，下面将分节介绍。

一、职业评估

为了评定患者的作业水平和适应职业的可能性，职业评估是职业技能训练的第一个环节。职业评估包括对患者的兴趣、个性、气质、价值观、态度、身体能力、耐力、学习能力和工作适应性等的评定。

常用评估工具包括：韦氏 – 成人智力量表、成人智残评定量表、简明精神病量表（BPRS）、阴性症状量表（SANS）、副作用量表（TESS）、职业技能评估量表、职业人格评估工具。

【目的】

通过职业评估活动，可以诊断、指导和预测患者的职业发展的可能性，并为科学的职业指导、训练与制定职业康复计划提供依据。

【用物】

约 15～20 平方米安静、隔音的训练室 1 间，整体比较宽敞，以不感到压抑为宜（最好能固定房间，整个训练过程需要一定周期，避免频繁更换房间可能会影响训练效果）。

【操作步骤】

（1）一般状况评估　包括患者的兴趣、个性、气质、价值观、态度、耐力、躯体一般情况。

（2）临床精神症状评估　即治疗依从性、精神病性症状、社会功能以及主观生活满意度等。

（3）职业能力评估　对患者的智力、操作能力、逻辑推理能力、记忆力、综合分析能力、注意力、社会适应能力、组织能力、职业人格等进行评估。

【注意事项】

（1）评估中注意观察患者的精神症状，避免引起患者的反感。

（2）评估中患者如有特殊情况或病情波动，应及时与主治医师联系，暂缓或停止评估。

（3）与患者建立良好的治疗型关系，获取其信任，能让其真实表达自我。

二、简单作业训练

简单作业训练是就业行为训练的初级阶段，已在国内多数精神病院中开展。其工序简单，技术要求低，品种内容适合大多数患者，优点是可经常大面积地开展，缺点是不能突出职业性和技能性的要求。按简单作业项目的内容不同可分为以下两类。

（1）室内作业　根据患者的兴趣、爱好及特长，可让其从事缝纫、织毛衣、洗衣、做饭、糊纸盒等。

（2）日常生活技术性作业　如拆洗衣被、择菜、洗菜、整理床铺、叠被子、打扫室内卫生、洗餐具等。

【目的】 简单作业训练可以帮助患者提高自己动手的能力，促使他们多活动，保持良好的精神状态，使患者更好地融入社会，获取人生价值感。

【用物】

（1）常用工具　铁锹、耙子、水桶、喷壶、喷雾器、手套、塑料薄膜等。

（2）常用材料　营养土、园林植物、草花种子、肥料、农药等。

【操作步骤】

（1）操作前准备

1）通过职业评估，选择适合的患者。

2）阅读患者病历，并与患者做训练前谈话。告知训练的过程、意义，取得其配合与支持，激发患者主动性。

3）检查、清点物品，核对患者信息及参加人数。

4）患者参加训练时，穿病号服、轻便平底鞋。

（2）操作过程

1）向患者介绍操作目的、具体内容及注意事项。

2）分发操作工具及用物。

3）讲解各种工具的名称及用途。

4）翻地：用铁锹垂直用力往下铲，把土翻上来，让土晒晒太阳。

5）施肥：把肥料均匀撒到翻好的土地上。

6）搂地：用耙子把翻好的土地搂平，保证没有大块的土，都是小颗粒，使其土块直径约小于5cm。不要再踩整好的土，以保持土壤的疏松、透气。

7）打垄，撒种，将种子撒在土壤上，不要太密，以免妨碍日后成长。撒好种子后，用耙子轻轻地将土拨动，让种子可以被土轻轻地覆盖，也可防止麻雀来啄食种子。

8）浇水，根据土地的含水量，选择浇水量的多少。

（3）操作后处理

1）清点、整理用物并放回原处。

2）记录：内容包括患者对作业训练时的态度、主动性、持久性、精确性、创造性、速度、质量、与他人的合作程度和精神症状的变化、学会了哪些劳动和生活技能、训练效果情况等。

【注意事项】

（1）选择工具时检查是否安全、完好，并登记工具种类、数量；部分工具较锋利，注意避免造成人体伤害。

（2）注意安全，训练前后认真清点所用工具和器材，防止患者用以自伤或伤人。

（3）训练项目和环境应该精心设计和组织实施，具体实施要适合患者疾病和病情的特点，以利于治疗和康复。

（4）做好可能突发事件的应急措施。

（5）训练过程中患者如有特殊情况或病情波动，应及时与主治医师联系，暂缓或停止训练。

（6）应以代币和公开表彰的形式鼓励患者在训练过程中出现的积极改变，对进步显著的患者要给予奖励。

三、工艺制作训练

工艺制作训练：又称为"工艺疗法"，训练患者进行手工的艺术性操作。它带有较强的艺术性和技术性。这种训练适合部分病残程度较轻及有兴趣学习技艺的患者。工艺制作训练可以激发患者的创造力，增强才能，提高兴趣，稳定情绪，对患者的心理社会康复比较有利。

工艺制作大致有以下几方面。

（1）各种编制：编筐、编网袋、织花边、织毛衣等。

（2）各种美术品创作：书法、绘画、摄影、雕刻、泥塑、陶瓷、剪纸等。

（3）服装裁剪、缝制，各种刺绣品制作。

（4）布制和木质玩具制作。

【目的】通过简单作业训练，发挥患者思维能力和操作能力的协调性，培养他们的兴趣和爱好；稳定情绪，转移病态体验；激发创造力、增强才能。

【示例】纸花制作。

【用物】各种颜色的纸、双面胶、剪刀、竹签等。

【操作步骤】

（1）操作前准备

1）通过职业评估，选择适合的患者。

2）阅读患者病历，并与患者做训练前谈话；告知训练的过程、意义，取得配合与支持；激发患者的主动性。

3）检查、清点物品，核对患者信息及参加人数。

（2）操作过程

1）向患者介绍操作目的、具体内容及注意事项。

2）分发操作工具及用物。

3）讲解各种工具的名称及用途。

①折，把纸折叠成一瓣一瓣的形状；

②剪，剪的时候注意不要让花瓣之间断开，有一点相连的地方；

③绕，绕的时候注意最里层要绕的低一点，越外层越高；

④整理，用绿色的纸剪两片叶子，剪一条绿色绕在竹签上当做花杆，用双面胶粘好。

（3）操作后处理

1）清点、整理用物并放回原处。

2）记录：内容包括患者对作业训练的态度、主动性、持久性、精确性、创造性、速度、质量、与他人的合作程度和精神症状的变化、学会了哪些劳动和生活技能、训练效果情况等。

【注意事项】

（1）选择工具时检查是否安全、完好，并登记工具种类、数量，部分工具较锋利，注意避免造成人体伤害。

（2）注意安全，训练前后认真清点所用工具和器材，防止患者用以自伤或伤人。

（3）练项目和环境应该精心设计和组织实施，具体实施要适合患者疾病和病情的特点，以利于治疗和康复。

（4）做好可能突发事件的应急措施。

（5）训练过程中患者如有特殊情况或病情波动，应及时与主治医师联系，暂缓或停止训练。

（6）应以代币和公开表彰的形式鼓励患者在训练过程中出现的积极改变，对进步显著的患者要给予奖励。

四、工作训练

通过简单作业治疗和工艺制作治疗训练后，可为患者提供进一步的职业支持。常见的院内职业技能训练方式有户外清洁、零售服务等。

【示例】户外清洁。

【目的】通过初步的工作训练，使其体验工作，逐步适应工作状态。

【用物】扫帚、簸箕、盆、水、垃圾袋、工作服、手套等。

【步骤】

（1）洒水，首先用盆接水，把地面洒湿，注意湿度合适；

（2）用扫帚清扫，从路的一端到另一端；

（3）把垃圾用簸箕放到垃圾袋里；

（4）再次检查有无打扫不彻底之处。

【注意事项】

（1）强调劳动纪律，按时上岗，不得迟到或早退。

（2）保持良好的状态。

（3）保证自己负责的地段处于干净状态。

（4）各种清扫工具用完后洗净，放到指定位置，不得随意摆放。

【示例】 零售服务。

【目的】 通过初步的工作训练，使其体验工作，逐步适应工作状态。

【用物】 小商店、各式日用物品，售卖机。

【步骤】

（1）操作前准备：①学习使用售卖机售卖货物，扫码收银；②对进货流程熟悉，必要货物及时补充。

（2）操作中：①热情欢迎顾客购物，对顾客有问必答；②对顾客选择的货物进行扫码，收银，找零钱；③再次对顾客上门表示感谢。

（3）操作后：①整理柜台，物品摆放整齐、干净；②记账，上账。

【注意事项】

（1）对顾客热情负责，不要与顾客起争执。

（2）训练过程中患者如有特殊情况或病情波动，应及时与主治医师联系，暂缓或停止训练。

（3）做好可能突发事件的应急措施。

五、就业辅导

就业辅导是指根据患者的情况，提供有关劳务市场、就业方向等信息，还要对患者进行职业工作领域中出现的问题提供跟踪服务；要求对患者的情况有一个全面、深入的了解，并向患者提供有关方面的信息，包括有关的劳动市场、就业方向等信息，以及患者如何与他人相处，求职面试等等。职业选择在评估中已有介绍，在此不再累述。

【目的】 帮助患者介绍就业、选择职业、求职面试、获得工作，增进职业效率。

【用物】 康复训练室、桌椅、多媒体播放设备、录像资料或幻灯片、黑板、纸张、笔、训练手册和资料等。

【操作步骤】

（1）向患者分析如今的劳务市场；

（2）提供就业信息；

（3）帮助联系合适的岗位；

（4）进行岗位培训；

（5）面试准备

1）面试训练

①和面试者进行目光接触，目光柔和，面带微笑。

②自我介绍，语气要自信，声音洪亮。

③告诉面试你的人，你为什么想干这份工作。

④回答任何和工作有关的提问，按自己真实情况作答。

⑤表示感谢。

2）角色演练备选场景

①参加超市收银员的面试；

②参加餐馆服务员的面试；

③参加交通协管员的面试。

在训练开始之前，训练者要帮助学员列出一般面试最可能问的问题，学员可以准备这些问题的答案，"你以前有没有工作经验?""你有哪方面才能"。

与患者讨论第一印象的重要性。讨论参加面试时是否注意穿着得体，卫生良好。需要反复提醒学员保持目光接触，表现镇定、自信。应该认真准备一份很好的求职简历。患者如果需要帮助，可以帮忙提供模板。

（6）工作要求

1）按时上下班，不迟到、早退，有事及时请假；

2）个人卫生及仪表整洁；

3）能接受与工作有关的表扬或批评；

4）能听从具体的指令；

5）具有完成工作任务的责任感；

6）具有帮助同事及求助于同事的能力；

7）能遵守工作中的规则、纪律；

8）对交谈有正常的反应，并具有主动与同事交谈的能力。

（7）工作中可能出现问题应对

1）工作完成不好受领导指责，参照情绪管理。

2）和同事有分歧时，可一起讨论，解决争议。

【注意事项】

（1）指导过程中对患者的鼓励及适当的监督非常重要，要避免在指导过程中直接帮助患者完成某些其自身难以完成的指导内容。

（2）指导者要有耐心，对指导程式中所涉及的内容必须要使患者全部掌握，有些内容一次难以掌握或完成，应多次进行指导直至掌握为止。

（3）关心患者的状态，注意其异常表现，及时将指导进展情况与医师沟通，以便调整治疗用药情况。

（4）指导中发现有个别学习困难者，可以单独指导，帮助其掌握一些基本技巧或更好理解指导内容之后再参与小组指导。

（5）对于指导中不能坚持完全部指导内容者要积极与其沟通，了解问题所在并及时解决，尽量使患者完成整个指导项目。

（6）指导时尽量安排同类症状患者在同一个小组，这样更利于小组成员之间的交流。强调患者及家属自助组织的作用。

（7）时间以 30 ~ 90 分钟为宜，保证患者的不疲劳。

六、支持性就业

支持性就业是最新发展的康复技术，在帮助患者获取竞争性工作方面有较好的成效。支持性就业是帮助出院后的精神病患者尽可能地在竞争性市场中找到并从事他们喜欢的工作，从专业工作者那里得到所需技能的培训，和正常人一起工作并获得经济收入，并且得到长期的持续支持。

支持性就业有利于提高患者就业率，增强患者个体的生产力，获得更好的满意度。

支持性就业也是企事业单位愿意接纳的安置患者的就业方式，因此支持性就业是一种"产出－效益"比良好的职业康复模式。

为患者先开拓工作机会，再进行职业训练。在就业中需要得到持续的支持和追踪辅导。

可设置的岗位：理发师、图书管理员、洗衣工、勤杂工、装配工、烹饪工、伙房炊事工、室内外保洁员、花卉养植员、饲养员、物品投递员。该形式可由地区福利部门和社区服务相关部门组织建立，也可由医疗机构临时提供。

【目的】开拓更多的工作机会，以满足患者就业需求，获得合理的工资，建立积极的人际关系。

【用物】康复训练室、桌椅、黑板、纸笔、电脑、投影仪等。

【操作步骤】

（1）为患者开拓工作机会。

（2）工作机会与患者的匹配。

（3）为患者制定个别转衔计划，即 ITP，并在个别转衔计划的指导下，根据患者的个别需求提供相应的训练，最终保障患者得到相适宜的工作机会。ITP 的核心问题是使工作及其环境与患者的个别需求相匹配。

（4）在维持该项职业的过程中，我们将通过跟踪辅导的方式，在个案需要的时候提供所需的帮助。

为实现此目标需要的训练内容（包括如何保持工作效率、恰当的人际沟通技巧等），此领域技能的训练可采用实地练习、小组练习及个体指导的方式。具体训练步骤如下：

步骤一：内容介绍。每次训练开始前，训练者都要首先熟悉当次训练内容并将其介绍给所有参与人员，使他们在训练开始即能了解此次训练的目标，以及如何实现该目标。同时，通过内容介绍也可使患者对所有训练项目形成一个整体认识，有利于保持学习的连贯性。内容介绍之后要询问并确认患者是否已了解此次训练的目标及应该掌握的主要内容，如果有人尚未掌握则需对其强化。

步骤二：观看视频。在这个步骤中，训练者先播放一段工作中处理人际关系或面对批评与表扬、求职等事件处理实例的视频，让患者观看视频并思考。在放映过程中播放至训练要点时应暂停并向患者提问，提问的问题应事先根据训练目标确定好。对于视频中患者没有看懂的内容可以重复播放。患者回答的内容应与实现设定的答案接近，对于与答案差异较大者应帮助患者思考并确定对问题中场景合适的回答或解决方式。

步骤三：角色扮演。观看视频之后，为了使患者能够更好地掌握训练内容，应进行角色扮演。在角色扮演中，训练者应参与其中并在角色扮演之前使患者明确双方角色及各自任务。训练者会在扮演中提出一些与此次训练相关的问题，患者对这些问题按照此前观看到视频中的正确处理方式进行处理。同时，训练者要注意不断鼓励患者顺利完成扮演，避免直白地纠正患者在训练中的不当之处。所有人员都要参与角色扮演，扮演完毕由训练者组织所有参与人员讨论，讨论的内容主要针对每位成员表现好的部分，不允许成员之间的相互讥讽、嘲笑。

步骤四：训练后作业。完成训练项目之后，患者对一些基本职业技能已有所掌握，但为了让他们更好地使用所需技能，还需让其进行进一步的练习，最终使其成为个人习惯并能熟练运用到以后的职业中。为收到尽量好的效果，练习最好能在实际工作环境中进行，如果不能达到此标准，也应在模拟的环境中练习。模拟环境中的练习需要有人在场指导，及时对患者的行为进行反馈，但都应以鼓励为主，避免批评或严格的监督。

步骤五：总结与检查。以上训练完成之后要询问患者是否对所学习的内容还有疑问并完成每位患者的训练情况记录表，以便动态评估训练掌握情况及确定下一步工作方案。

【注意事项】

（1）训练过程中注意患者的反应，若有突发情况，及时中断训练，及时处理。

（2）训练项目和环境应该精心设计和组织实施，具体实施要适合患者疾病和病情的特点。

第6章 严重持续性精神障碍患者的康复

第一节 精神分裂症

精神分裂症是一组病因未明的重性精神病，多在青壮年缓慢或亚急性起病，临床上往往表现为症状各异的综合征，涉及感知觉、思维、情感和行为等多方面的障碍以及精神活动的不协调。患者一般意识清楚，智能基本正常，但部分患者在疾病过程中会出现认知功能的损害。其临床症状具有反复发作、慢性衰退的特点。精神分裂症在成年人口中的终生患病率为1%左右，该病预后不良，约2/3患者长期存在阴性症状和认知缺陷，社会功能损害明显，精神残疾率高，被认为是导致伤残和影响寿命的前十大疾病之一。目前在早期诊断与预防难以实现的情况下，重视预防症状复发，防止精神活动衰退，提高治疗依从性，促进功能康复和回归社会是治疗精神分裂症的最主要目标。

一、临床特征

1. 一般特点

（1）精神症状　精神分裂症可以出现大多数精神症状，常见症状可涉及"知、情、意"三方面，如幻觉、妄想、言行紊乱、阴性症状等，但常见症状不一定是具有诊断特异性的症状，在其他精神障碍也可能见到，如双相情感障碍、脑器质性精神障碍。Schneider提出一级症状：①思维化声；②争论性幻听；③评论性幻听；④思维被夺；⑤躯体被动体验；⑥思维被插入；⑦思维被广播；⑧情感被动体验；⑨冲动被动体验；⑩妄想知觉；⑪思维阻塞。一级症状具有较高的诊断特异性，是症状学标准的框架。Bleuler提出精神分裂症核心症状包括联想障碍（disturbance of association）、情感淡漠（apathy）、自闭（autism）、矛盾意向（ambivalence），出现在所有精神分裂症患者及各个阶段，描述了精神分裂症的"本质特征"，但临床认证较难。20世纪80年代初，Crow提出精神分裂症生物异质性的观点，将精神分裂症按阳性、阴性症状群进行分型。阳性症状指精神功能的异常或亢进，包括幻觉、妄想、怪异的行为紊乱。阴性症状指精神功能的减退或缺失，包括情感平淡、言语贫乏、意志缺乏、无快感体验、注意缺陷等。目前对临床症状的认识，从过去只重视阳性症状，现转为全面关注精神分裂症的五维症状，即阳性症状、阴性症状、认知功能损害症状、情感症状和攻击性症状。认知功能损害和阴性症状是直接影响患者功能性结局的核心症状。

（2）躯体症状 精神分裂症患者由于疾病的影响，缺乏良好的自我照顾和健康的生活方式，同时由于长期服用精神药物，很多患者存在躯体症状，如出现头晕、头痛、心慌、出汗、肌张力改变、便秘、尿频等。近年来越来越多的研究证据表明，精神分裂症患者的期望寿命缩短，死亡年龄早于普通人群。

2. 精神分裂症不同亚型的特点

（1）偏执型 又称妄想型，是精神分裂症中最常见的一个亚型，多在青壮年和中年起病，起病缓慢或呈亚急性，病初敏感多疑，逐渐发展以相对稳定的妄想为主要特征，以关系、被害妄想最多见，患者常伴有幻觉，以言语性幻听最常见。情感和行为常受幻觉和妄想的支配。精神衰退不明显。

（2）青春型 多在青春期发病，起病较急，进展快，表现为思维散漫、喜怒无常、情感幼稚、幻觉妄想片段凌乱，行为紊乱，不少患者本能意向亢进，有明显的性色彩行为，如脱衣露体、手淫等。

（3）紧张型 多发病于青壮年，起病较急，多表现为木僵状态，轻者运动缓慢、少语、少动，重者不动、不语、不食，对外界毫无反应，可出现违拗、蜡样屈曲、空气枕头。有些患者可与紧张性兴奋交替出现，此时患者可突然冲动伤人、毁物。较少产生精神衰退。

（4）单纯型 起病于青少年时期，持续缓慢发展。早期多表现类似"神经衰弱"的症状，如主观的疲劳感、失眠、工作效率下降等，逐渐表现为孤僻、懒散、退缩、情感淡漠、生活毫无目的等。一般无幻觉妄想。

（5）未分化型 患者同时存在以上各型的症状特点，没有明显的分组特征。

知识链接——ICD-10中精神分裂症诊断标准

1. 症状标准 具备下述（1）～（4）中的任何一组（如不甚明确常需两个或多个症状）或（5）～（9）至少两组症状群中的十分明确的症状。

（1）思维鸣响、思维插入、思维被撤走及思维广播；

（2）明确涉及躯体或四肢运动，或特殊思维、行动或感觉的被影响、被控制或被动妄想，妄想性知觉；

（3）对患者的行为进行跟踪性评论，或彼此对患者加以讨论的幻听，或来源于身体某一部分的其他类型的幻听；

（4）与文化不相称且根本不可能的其他类型的持续性妄想，如具有某种宗教、政治身份或超人的力量和能力（如能控制天气，与另一世界的外来者进行交流）；

（5）伴转瞬即逝或未充分形成的无明显情感内容的妄想，或伴有持久的超价观念，或连续数周或数月每日均出现的任何感官的幻觉；

（6）思潮断裂或无关的插入语，导致言语不连贯、不中肯或语词新作；

（7）紧张性行为，如兴奋、摆姿势，或蜡样屈曲、违拗、缄默及木僵；

（8）阴性症状，如显著情感淡漠、言语贫乏、情感迟钝或不协调，常导致社会退缩及社会功能下降，但需澄清这些症状并非由抑郁症或神经阻滞剂治疗所致；

（9）个人行为的某些方面发生显著而持久的总体性质的改变，表现为丧失兴趣、缺乏目的、懒散、自我专注及社会退缩。

2. 严重程度标准 无。

3. 病程标准 特征性症状在至少1个月以上的大部分时间内肯定存在。

4. 排除标准 存在广泛情感症状时，就不应作出精神分裂症的诊断，除非分裂的症状早于情感症状出现；

分裂症的症状和情感症状两者一起出现，程度均衡，应诊断分裂情感性障碍。

严重脑病、癫痫、药物中毒或药物戒断状态应排除。

二、功能障碍

精神分裂症常起病于成年早期，呈慢性病程并有明显的功能损害，对患者及其家庭带来巨大的负担并消耗了大量的医疗资源。不同个体、不同类型、不同疾病阶段的精神分裂症患者的临床表现有很大差异，由此导致的功能障碍表现也有很大区别。

1. 前驱期 大多数精神分裂症患者发病是渐进的，起初并没有明显的精神症状出现，可逐渐变得退缩、孤僻，不关心个人卫生、仪表仪态，忘记洗澡、洗脸等，学习或工作能力下降，迟到，做事粗心大意，同时情绪变得冷淡、不适宜。有时表现为头痛、失眠、敏感、焦虑等神经症症状，但患者并不关心这些不适或痛苦，没有求医的想法。

2. 显症期 患者开始出现明显的精神病性症状，如幻觉、妄想、言语行为紊乱或孤僻、退缩等，受到症状的严重影响，患者在自我形象、与亲友的关系、学习和工作方面的功能处于瓦解状态，并且患者对疾病或症状缺乏认识，不主动求医和坚持治疗，更糟糕的是，一些患者因为攻击行为带来人身或财物的伤害。尽管有的精神分裂症患者对时间、空间和人物可能有妄想性解释，但一般能同时进行正确的定向，意识清晰，记忆和智能没有明显的障碍。

3. 残留期 大多数患者在显症期后会进入残留期，此时行为表现类似前驱期，主要表现的情感迟钝、情感淡漠、言语减少、思维散漫，可有片断、不持续的幻觉、妄想，生活懒散、很难坚持学习或工作，也可以见到躯体不适、强迫、焦虑等症状。

患病的最初 5 年，患者的功能水平可能逐渐恶化，社交和工作能力下降，认知障碍变得更明显，逐渐疏于生活自理，阴性症状更加明显，通常发作期间功能损害会增加。头 5 年过后，患者的残疾程度达到最高峰并趋于稳定，有研究表明在以后的生活中疾病的严重度可能减轻，尤其是女性患者。

三、治疗

多学科基础研究的重大发现和相关理论的创立，促使人们对精神分裂症本质的认识发生了深刻变化，从所谓"功能性"到"存在脑器质性损害"的疾病，研究表明大量神经元的功能衰退或者丢失，是患者疾病慢性化、社会功能丧失和精神功能缺损的主要原因。精神分裂症首次发作多在青年或成年早期，治疗越早，神经功能损害越小，治疗结局越好。精神分裂症的治疗与康复是分不开的，具有相互补充的作用。Kopelowicz A 和 Liberman R. P 于 2003 年提出整合治疗的概念，认为精神分裂症治疗与康复一体化，应该是一个无缝隙的过程，包括药物治疗、社会技能训练、家庭心理教育、主动式社区治疗、支持性就业以及对患者整合治疗等。精神分裂症的常用治疗方法有以下几种。

1. 药物治疗　药物治疗是最关键的治疗手段。用药应系统而规范，强调早期、足量、全病程治疗。精神病前驱期至发病后的头 5 年是影响精神分裂症预后的关键时期，而第一次发病是治疗的关键，这时抗精神病药物的治疗反应最好，所需治疗剂量也小。如能获得及时、正确及有效的治疗，患者复原的机会最大，长期预后也最好。

2. 心理治疗　越来越多的人认识到精神分裂症患者心理演变过程的重要性，包括其对疾病发作、病程的影响以及精神分裂症的诊断对患者的身心、社会功能和生存的影响等。有效的心理治疗可以提高患者对药物治疗的依从性，降低复发率和再住院率，减轻精神症状带来的痛苦，改善患者的社会功能和生活质量，为患者家属或照料者提供必要的支持。常用的心理治疗方法包括支持性心理治疗、CBT、认知矫正治疗等。

3. 改良电抽搐疗法　改良电抽搐疗法适应证包括出现极度兴奋躁动、冲动伤人；或出现拒食、违拗和紧张性木僵；或出现对抗精神病药物治疗无效或对治疗药物不能耐受的精神分裂症患者。研究表明，不管是否合并抗精神病药物，改良电抽搐疗法对精神分裂症的总体症状是有效的。

四、康复护理

对每一位具体的精神分裂症患者进行康复护理必须遵循护理程序来进行，其中对患者进行全面评估是基础，通过评估确定患者存在的康复护理问题，然后根据患者当前功能水平以及患者本人和照料者期望达到的功能水平确定护理目标，制定护理计划，目标和计划要切合实际，先要制定相对简单的目标，达到目标后再逐步增加难度。最后是实施和评价护理过程，需要时进入下一护理程序过程。不同类型精神分裂症患者使用的康复护理方法不尽相同，现介绍如下。

1. 精神分裂症常用的康复方法

（1）心理教育　心理教育是由精神卫生工作者向精神分裂症患者和家属传授有关疾病的系统化和结构化的信息，以协助其更有效地应对疾病，内容不仅包括疾病的病因、诊断、症状、治疗和预后，还包括家庭支持、危机干预等方面的知识。心理教育的核心是通过教育增加患者和家属有关精神分裂症的知识，帮助其正确认识疾病，维护和增强患者及家属的心理健康。心理教育可以在医院、社区或在患者家中进行。

（2）家庭干预　家庭关系与家庭支持的好坏是影响精神分裂症患者康复结局的重要因素。家庭干预的重点放在改变家庭成员的人际关系上。家庭干预主要包括：提高家庭对疾病的认识；提高服药的依从性；支持、关心家庭中的照顾者；促进家庭中其他成员的成长；教会家庭成员一些应对措施；促进家庭内部的交流，减少指责和过度保护；建立对未来的自信心；鼓励家庭建立家庭以外的支持网。

（3）社会和独立生活技能训练　精神分裂症患者重返社会后多存在人际关系处理困难、长期待业、生活质量下降等问题，社会和独立生活技能训练是针对患者在回归社会过程中遇到的问题而设计的。目前较为成熟有Liberman R. P 的社会独立生活技能训练程式，该程式包括基本交谈技巧、娱乐休闲、药物自我管理、症状自我管理 4 个模块。每一个模块都设计了训练者手册、患者练习簿和示范录像带，专门教授一种技能。

（4）认知矫正　认知矫正就是通过各种方法恢复或改善认知功能。可以采用一对一的训练，也可以是以小组形式开展治疗。其治疗原则是早期开展简单任务训练，以后循序渐进，不断增加任务难度。精神分裂症的认知训练模式主要包括认知增强治疗、神经心理教育式矫正治疗、整体心理治疗、社会认知训练、计算机辅助认知功能康复等。

（5）艺术治疗　艺术治疗通过艺术让患者产生自由联想来稳定和调节情感，消除负性情绪，为精神疾病的康复服务。艺术治疗包括美术治疗、音乐治疗、舞动治疗、陶艺治疗、心理剧治疗等形式。

（6）职业康复　职业康复帮助症状稳定的精神分裂症患者获取和维持

职业,从而获取收入,增强自信和自我认同,提升生活质量,较好地回归社会。为帮助患者出院后恢复工作或重新找到工作,精神康复工作者设计开发了多种职业康复方法,包括日间治疗、庇护性就业、职业俱乐部、过渡性就业、支持性就业等。

2. 一般情况康复护理

(1) 建立信任的护患关系 在确信患者信任自己以前,要接受患者对自己的考验,不要取笑他或与他开玩笑;在接触或执行治疗操作前,要向患者说明自己的目的,不要冒然触碰患者;采用接纳、包容的态度,在信任建立以前短暂、反复的接触对于改善关系是有帮助的,不要回避或企图强行制服患者;沟通过程中要注意清晰明了,避免不必要的误会。

(2) 保证安全 保持治疗环境安全,将刺激降到最低限度;如果患者拒进食,应定期称体重,留意其营养状态和生化指标,对怀疑食物有毒的患者,可能的话,让其自行挑选食物,或给予密封包装的食物由其自行打开;如果患者有自杀观念,要制订自杀预防措施,注意记录其表现和所采取的预防措施;如果他有伤人的想法,要制订预防其伤人的措施,通知医生和可能的受害者,做好相关记录。根据需要,必要时采取躯体约束,以保证患者和他人的安全。

(3) 最大限度地保持功能 根据患者的能力来安排日常活动,满足患者的合理需求,但只帮助其不能做的事情,避免增加其依赖性。对患者好的行为给予表扬和奖励,和患者共同做事以增加其提高自身功能水平的责任感。

(4) 保持现实 安排患者参与各种现实活动,如看日历、听新闻、看报纸、参与社交技能训练活动、参观社区等。对有疑病症状或体像变形的患者提供以现实为基础的解释。清楚地告知患者,他们发明的语言或新词别人是听不懂的。

(5) 处理幻觉 当患者出现幻觉,要问清幻觉的内容,当为幻听时,要特别注意有无涉及到患者本人或他人安全的命令性幻听,如有,要及时进行针对性安全防护,同时与患者沟通,告诉他护士并没有听到那种声音,但护士相信患者能听到。在患者症状缓解或消失时,要对患者进行症状识别和自我管理的教育,提升患者正确应对症状的能力。

(6) 提高药物依从性 无可否认,与患者建立信任的关系有助提高依从性。实际上,很多患者在开始使用药物的时候,对使用药物的种类和方法存在疑虑,需要监督患者使用药物来控制症状或减轻焦虑,当患者感受到药物带来的好处的时候，他就会打消疑虑，从而主动接受药物治疗。在服药过程中，鼓励患者遵医嘱服药，以防复发。如果患者使用需要监测药物浓度的药物，应当向患者强调定期监测药物的重要性。在使用药物的过程中，要定期评估药物的副作用，及时记录和报告。

（7）鼓励家庭成员参与　家庭成员作为患者生活中的重要人物，在评估时家庭成员提供患者在家庭和社会中的真实资料，有助于医务人员全面了解患者的生理、心理和社会功能水平；在康复护理过程中，家庭成员的精神和物质支持，有助于患者增加康复的信心；在回归社会的过程中，家庭成员的接纳和尊重，营造良好的家庭氛围，有助于患者顺利回归社会。由于家庭成员在患者患病过程中往往需要承受各种压力，因此在康复护理的全过程中需要对家庭成员提供支持，鼓励家庭成员参与，共同面对疾病和康复过程中遇到的挑战。

3. 特殊情况康复护理

（1）偏执型精神分裂症　在刚开始与偏执型精神分裂症患者接触时，要注意尽量短时间接触，不要威胁患者或承诺自己做不到的事；在开始治疗护理前作出简单、实事求是的解释，平静、不慌不忙地接近患者，但要注意不要过于接近；当患者出现危险行为符合约束有关要求时，约束要果断，不能表现出愤怒的情绪，不能用约束惩罚患者；如果患者变得多疑或激越，可考虑推迟需要医护人员和患者有身体接触的操作；不要试图和患者用逻辑来辩论他的被害妄想内容，可对他的感受和需要作出反应，如"看来你受到了伤害""你叫我走开，是要一个人静一静?"

（2）紧张型精神分裂症　即使紧张型精神分裂症患者不语或看上去没有反应，需要注意的是他对周围环境实际上是有觉察的，因此要花些时间与患者在一起，给他支持，让他觉得安心；直接与他讲话，而不是在他身边谈论他。与患者接触时，提供机会让患者了解现实情况，如可以说："现在是上午 10 点""你妈妈刚才来过，带了一些苹果来""你已经在床上躺了 1 天了。"直接告诉患者要做什么，而不是让患者选择，可以说："要帮你抽血，把左手伸出来"，而不是说："要采血了，你想抽哪只手呢?"注意评估患者的躯体症状和体征，患者如果不说话，他就不会主诉疼痛或其他不适。如果患者长时间保持不动，应注意观察血液循环和皮肤情况，应给予活动训练。如患者活动过度时，尽量防止患者出现体力衰竭和受外伤。适当满足患者的饮食、排泄要求，遵医嘱进行营养护理、留置尿管和灌肠等。如果发生暴力行为，要迅速求救，保证自己、患者和他人的安全。

（3）其他类型精神分裂症　可参考一般情况康复护理。

五、康复评定

一般而言，社会功能评估是精神分裂症患者康复过程中最基本的环节，如对住院患者可选用的评估工具有 Hall 和 Baker 的康复评估量表，为反映患者的总体功能水平可选用康复状态量表。显然，不同精神分裂症患者之间因为一般情况、病情严重程度、家庭和社会支持、环境资源等情况多有不同，因而在对精神分裂症患者进行康复评定时应根据患者的具体情况进行，如康复过程可能存在安全风险的患者，应针对性选择暴力、自杀、噎食、压疮等风险评估工具，及时识别可能存在的安全风险，以便进行预防和干预；如精神症状对患者康复过程有较大影响的，应对精神症状进行评定，临床上常用的症状评定量表有简明精神病量表（BPRS）、阴性症状量表（SANS）、阳性症状量表（SAPS）等；如合并躯体疾病，有明显的躯体功能障碍，则应进行相应专科康复评估，必要时邀请相应专科专家进行会诊指导；如日常生活自理能力改变，可选用日常生活能力量表（Activity of Daily Living Scale，ADL）进行评定；如患者的人际关系对其康复过程有明显影响，还应进行家庭关系和其他社会关系的评估。具体康复评定内容可参考本书第四章精神康复的评估。

六、健康教育

精神分裂健康教育是一种系统性、具有教学性质的心理治疗干预措施，目的是告知患者和家属所患疾病及治疗方面的相关知识，有利于他们理解和掌握这些知识，使他们更好地应对疾病。健康教育的对象主要是住院或院外患者及家属，有家属参与的健康教育的效益一般要明显优于无家属参与的健康教育。健康教育的形式主要有讲座、培训班、研讨会、小组活动、技巧训练、角色扮演、提问讨论、个人咨询，有的辅以书面材料或视听材料，比如小册子、多媒体资料、视频资料、书籍等。如为讲座或培训班形式，每次上课时间以 45~90 分钟为宜。在对患者及家属进行健康教育评估时应考虑：患者和家属的利益；患者和家属参与的程度和质量；医生、家属、患者是否将患者情况的改善作为共同目标；患者和家属是否将选择健康教育而不是其他途径作为认同的目标。

设计健康教育内容可以参考表6-1进行。

表6-1 精神分裂症健康教育内容

序号	题目	序号	题目
1	精神分裂症的概念	19	导致精神分裂症复发的因素
2	精神分裂症的病因	20	精神分裂症复发的早期预警症状
3	精神分裂症的症状	21	精神分裂症复发的预防
4	精神分裂症的早期表现	22	精神分裂症患者的饮食
5	精神分裂症的诊断	23	精神分裂症患者的睡眠
6	与精神分裂症相似的疾病	24	精神分裂症患者的大小便
7	精神分裂症的类型	25	精神分裂症患者的躯体健康
8	精神分裂症早期发现与治疗	26	精神分裂症患者日常安排
9	抗精神病药物	27	精神分裂症患者的婚恋与生育
10	抗精神病药物常见副作用	28	家庭和精神健康的关系
11	服药自我管理	29	精神分裂症患者的家庭照料
12	体重管理	30	家属的责任监护内容
13	精神分裂症住院治疗	31	精神分裂症家属的精神卫生
14	精神分裂症急性期治疗	32	提供有利康复的家庭环境
15	精神分裂症恢复期治疗	33	病耻感对患者的不利影响
16	精神分裂症心理治疗	34	消除病耻感对策
17	精神分裂症康复治疗	35	精神分裂症患者的社区精神服务
18	影响精神分裂症预后的因素	36	精神分裂症患者的权益保障

第二节 躁 狂 症

躁狂症是一种情感性精神障碍，以明显的心境高涨为主，并有相应的思维和行为的改变，可伴有精神病性症状，如幻觉、妄想等，与其所处的处境不相称。躁狂症发作时间一般会持续1周以上，呈发作性病程，每次发作后进入精神状态正常的间歇缓解期，容易反复发作。发病年龄早，多在45岁以前发病，首次躁狂发作多发生在青年期，起病较急，可在数日内发展到疾病状态。成人发病者需仔细询问既往是否有不典型的、轻度而短暂的抑郁，如果有，应诊断为双相障碍。双相Ⅰ型：躁狂发作明显且严重，又有重性抑郁发作；双相Ⅱ型：躁狂发作一般较轻，其抑郁发作明显而严重；双相其他型：躁狂或抑郁发作均不严重。其致病因素主要为中枢神经介质功能、代谢异常、体质因素及遗传因素等。我国尚缺乏躁狂症的流行病学调查，但长期临床观察发现，始终仅有躁狂或轻躁狂发作者非常少见，由于病前的人格和疾病症状的影响，患者酒精依赖、物质滥用、药物依赖发生率高。躁狂症发作时会发生攻击性行为，不但伤害自己，同时对家庭和社会产生严重影响。

知识链接——与躁狂症相关的疾病诊断

躁狂症的诊断，必须符合躁狂发作的诊断标准。躁狂发作的诊断标准具体如下：

1. 症状标准 以情绪高涨或易激惹为主，并至少有下列三项（若仅为易激惹，至少需四项）：

（1）注意力不集中或随境转移；

（2）语量增多；

（3）思维奔逸（语速增快、言语迫促等）、联想加快或意念飘忽的体验；

（4）自我评价过高或夸大；

（5）精力充沛、不感疲乏、活动增多、难以安静，或不断改变计划和活动；

（6）鲁莽行为（如挥霍、不负责任或不计后果的行为等）；

（7）睡眠需要减少；

（8）性欲亢进。

2. 严重程度标准 严重损害社会功能，或给别人造成危险或不良后果。

3. 病程标准

（1）符合症状标准和严重程度标准至少已持续一周；

（2）可存在某些分裂性症状，但不符合分裂症的诊断标准。若同时符合分裂症的症状标准，在分裂症状缓解后，满足躁狂发作标准至少一周。

4. 排除标准 排除器质性精神障碍，或精神活性物质和非成瘾物质所致躁狂。

5. 轻躁狂发作诊断标准 除了社会功能无损害或轻度损害外，发作符合躁狂发作标准。

在《中国精神障碍分类与诊断标准（CCMD－3）》中，与躁狂症有关的疾病诊断是躁狂发作。它包括有轻性躁狂症（即轻躁狂）、无精神病性症状的躁狂症、有精神病性症状的躁狂症、复发性躁狂症（指至少以前发作过1次躁狂，且间隔≥2个月。它又包括：轻躁狂、无精神病性症状的躁狂、有精神病性症状的躁狂、其他或待分类的躁狂。）、双相障碍（轻躁狂、无精神病性症状的躁狂、有精神病性症状的躁狂、混合性发作、快速循环发作等）。

临床中习惯把躁狂状态分为4型：轻躁狂、急性躁狂、谵妄性躁狂、慢性躁狂。精神疾病的国际分类法系统（ICD－10）和美国分类法系统（DSM－Ⅳ）已将躁狂症列为双相障碍的一种。

一、临床特征

躁狂发作的典型临床症状是"三高"症状，即心境高涨、思维奔逸和活动增多，也可伴有精神病性症状（如夸大妄想、被害妄想等）、冲动行为等。

（1）心境高涨 是一种强烈而持久的喜悦与兴奋。患者自我感觉良好，整天兴高采烈，得意洋洋，笑逐颜开，具有一定的感染力，常博得周围人的共鸣，引起阵阵的欢笑。有的患者尽管心境高涨，但情绪不稳，变幻莫测，时而欢乐愉悦，时而激动暴怒。部分患者则以愤怒、易激惹、敌意为特征，甚至可出现破坏及攻击行为，但常常很快转怒为喜或马上赔礼道歉。

（2）思维奔逸 患者联想速度明显加速，自觉脑子变得非常聪明，思维内容丰富多变，思潮汹涌，甚至感到自己言语跟不上思维的速度，常表现言语增多，说话滔滔不绝，眉飞色舞，手舞足蹈，即使口干舌燥，声音嘶哑，仍要讲个不停，内容不切实际，经常转换主题。严重时可出现"音联"和"意联"。

（3）活动增多 患者自觉精力旺盛，不知疲倦，忙忙碌碌，爱管闲事，但往往虎头蛇尾，一事无成。对自己行为缺乏正确判断，常常是随心所欲，不计后果，常挥霍无度，慷慨大方。为了吸引眼球，喜欢装扮自己，好接近异性。哗众取宠，喜欢对别人颐指气使，举止轻浮，严重时自我控制能力下降，可出现攻击和破坏行为。

（4）精神病性症状　在心境高涨的基础上，患者表现得非常自信，过高地评价自己，言语内容夸大，如认为自己才华天下无双、富可敌国、世界统帅等。其夸大的内容常因时间、环境变化而有所不同。在夸大妄想的基础上，可以发展出关系妄想和被害妄想，如认为所有人都在关注他，有人嫉妒而要加害他等。

（5）躯体症状　患者因自我感觉良好，很少有躯体症状和自诉不适。体格检查可发现心率加快，瞳孔轻度扩大等交感神经兴奋症状。睡眠需要减少，入睡困难，早醒，睡眠节律紊乱。食欲亢进，暴饮暴食，或因过于忙碌而进食不规则，加上过度消耗引起体重下降。对异性的兴趣增加，性欲亢进，性生活无节制。患者长时间极度兴奋，体力过度消耗，可发生脱水、电解质紊乱、心血管意外等情况。

（6）其他症状　部分患者极度的兴奋躁动，可有短暂、片段的幻听，行为紊乱而毫无目的指向，伴有冲动行为；也可出现意识障碍，有错觉、幻觉及思维不连贯等症状，称为谵妄性躁狂。多数患者在疾病的早期即丧失自知力。

（7）轻躁狂发作　躁狂发作临床表现较轻者称为轻躁狂，患者可存在持续至少数天的心境高涨，精力充沛，活动增多，有显著的自我感觉良好，轻度挥霍，社交活动增多，性欲增强，睡眠需要减少。有时表现为易激惹，自负自傲，行为较莽撞，但不伴有幻觉、妄想等精神病性症状。对患者社会功能有轻度的影响，部分患者有时达不到影响社会功能的程度。一般人常不易觉察。

二、功能障碍

一些轻躁狂发作患者精力充沛、自我感觉良好、充满自信，社会交往能力和工作效率反而有所提高，然而，大多数轻躁狂发作还是伴有明显的功能改变，他人可以观察到心境的异常和功能的改变，但发作未严重到引起社交和职业功能的明显损害或者必须住院，也无精神病性症状。一些轻躁狂发作患者如果不经过适当的治疗，有可能发展成为躁狂症或转为抑郁症。躁狂发作时症状较轻躁狂严重得多，职业功能、日常社交活动或人际关系明显损害，必须住院以防伤害自己或他人，可能伴有精神病性症状，冲动行为可以引起广泛的情感和社会功能紊乱，从而带来不良后果，如离婚、失业、淫乱、伤害他人等，由于性欲增强，可能沾染性传播疾病，女性容易发生意外怀孕。兴奋性过度和睡眠的紊乱可导致精力衰竭和营养不良。如不治疗，易反复发作，长期的反复发作，导致患者疾病慢性化、人格改变和社会功能受损。

预后良好的因素包括：病前性格良好，社会适应能力良好，急性起病，病程短，发病前存在明显的心理社会应激或躯体疾病，发病年龄晚，获得早期治疗，治疗效果好，家庭和社会支持系统好，无反复发作史，无精神疾病家族史，没有合并人格障碍、焦虑障碍、药物依赖、精神活性物质依赖、躯体疾病等。反之，预后不佳。

三、治疗

躁狂症的治疗原则：早期识别，早期治疗，足量足疗程治疗，全程治疗；采取包括药物治疗、物理治疗、心理社会干预和危机干预在内的综合治疗；树立长期治疗的理念；患者和家属共同参与治疗。

急性期治疗目的是控制症状、缩短病程；巩固期治疗目的是防止症状复燃、促使社会功能的恢复；维持期治疗目的在于防止复发、维持良好社会功能，提高生活质量。主要治疗方法介绍如下。

1. 药物治疗　以心境稳定剂治疗为主，心境稳定剂可以治疗和预防躁狂症发作，常用的有碳酸锂和抗抽搐剂两类，抗抽搐剂包括丙戊酸钠、丙戊酸镁、卡马西平、拉莫三嗪。在心境稳定剂基础上，根据病情需要，及时联合用药，如联合另一种心境稳定剂，或抗精神病药，或苯二氮䓬类。及时监测药物的作用和副作用，根据情况调整药物，联合用药时，注意药物之间的相互作用。

2. 心理治疗　心理治疗通过识别和改善患者不良的认知模式、情绪和行为模式，提供危机干预，向患者和家属宣传疾病知识，以提高治疗疗效，提高社会适应性及改善社会功能，提高依从性、减少复发。

四、康复护理

在实施康复护理时必须进行充分的评估，即系统地分析患者的整体健康状况，从心理及社会状况等多层面进行全面细致的分析。面对患者所表现出来的各种护理问题，护士应把那些威胁患者或他人生命安全、对患者社会功能影响较大的问题放在突出的位置，作为护理工作的重点。根据患者所处的状态确定护理目标，如躁狂发作时，在护理人员的帮助下，患者能控制自己的情感，不发生伤人或自伤的行为，与人交往采用合适的态度和行为，生活起居规律，生活自理能力改善，饮水和进食充足，活动量减少，机体消耗与营养供给达到基本平衡，睡眠恢复正常。

1. 躁狂症康复护理要求　护士应尊重、理解、接纳、关心、支持、帮助躁狂症患者，以建立良好的护患关系。护士要支持患者积极治疗、尽早治疗，反复发作时帮其树立长期治疗的理念，监测病情和药物副反应，维持病情稳定，以防复发。病情不稳定时，注意防止自伤自杀，冲动伤人，及早就诊治疗，做好心理疏导。处于激越及严重躁狂状态时避免冲突，避免激惹患者。密切观察病情，及时应对病情变化，采取正确的应对策略，避免对患者和他人造成伤害。平日注意帮助患者培养良好的性格，矫正不良的认知模式和行为模式，学习心理调节的方法，避免不良的社会心理因素。

2. 躁狂状态康复护理

（1）防范安全意外　护士应该意识到患者处于躁狂状态时由于自控能力下降，稍不如意就可能发生伤人、毁物等冲动暴力行为，也常常因为过高地估计自己的能力，可能做出一些危险行为，从而导致严重的自我伤害。因此在患者发生暴力或伤害自己的行为之前，应尽早辨认和发现患者的先兆表现，如情绪激动、挑剔、质问、大声喧哗、有意扰乱秩序、哗众取宠、动作多而快等，此时应及时设法安抚患者的情绪，尽量满足其合理需求，避免简单、直接地拒绝患者不合理的要求，可以根据当时的情景选择婉转、暂缓、转移等方法，护士始终要保持稳定的心态。若患者出现危险行为，护士应保持沉着、冷静，设法分散患者的注意力，疏散周围其他患者，争取其他医务人员的支援配合，按有关应急预案进行合理处理，既要保证患者的安全，又要保证医务人员的安全。

在进行药物治疗时，要注意药物毒副反应所致的意外，如患者服用锂盐可以影响人的精神和躯体功能，应提醒患者服药期间不要驾驶和操作危险性设备；也要告诉患者出现中毒症状（如腹泻、腹痛、呕吐、步态不稳、困倦乏力、尿频或震颤等）时不应继续服锂盐，应告知医生。

（2）维持正常的生理功能

1）保证营养和水分的摄入：为了预防营养不良、脱水及体重减轻，宜选择高营养、高热量、易消化的食物，可采用少量多餐的方式进食，如患者无法静坐用餐，要为患者准备容易携带的食物，如三明治、小蛋糕、水果、瓶装饮料等，可以让患者边活动边进食。如患者集体进餐时受环境刺激分心，无法安静进餐，应考虑安排其在单独的环境中用餐。如患者不主动喝水，护士要多提醒和督促患者喝水，或指定一个小时喝一次水。平时注意观察患者的体重情况，以评估患者的进食量是否足够。

2）保证充足的睡眠时间：对夜间难以入睡的患者，护士可以陪坐一会儿，或安排洗热水澡，或喝杯温牛奶，让患者放松再入睡，必要时遵医嘱使用药物帮助睡眠。若已睡 4~5 小时而无法再睡时，可安排较不消耗体力也不影响别人的活动。

3）保持个人仪表的整洁：鼓励患者自行完成有关个人卫生、衣着的活动，对其适宜的打扮及适当的穿着表示肯定，提醒其保持仪表的整洁，对其不恰当的言行给予适当的引导和限制。

（3）合理安排患者的休息环境和活动　将患者安置在安静、安全、舒适的环境中，室内空气应清新，温度适宜，空间宽敞，墙壁、窗帘应选择淡雅色，病房可播放轻松、慢节奏的音乐。室内陈设应简单，清除可能被患者用作伤人的物品。安排活动时，护士态度宜友善、坚定并接纳患者，鼓励患者合作，避免争论。选择限制少、竞争小、时间短、有益身心、患者能自控的活动，如跳舞、写字、画画、慢跑等，多予赞美，少公开批评。

（4）合理处理患者的性冲动　患者很渴望与异性接近，喜欢谈论性的话题，或有性挑逗行为。如果患者不针对特定的异性，护士可将患者带开，转移他的注意力。若患者针对的对象是护士，必须明确地强调彼此之间的角色和护患关系，并表达自己的感受，避免强化不恰当的社交行为或暗示性评论。如"你这样做，让我感觉很不舒服，想要离开。"希望患者学习尊重别人，鼓励其与异性相处时以尊重的口语和态度来表达自己。

五、康复评定

躁狂症临床上常用的量表有倍克－拉范森躁狂量表（Bech－Rafaelsen Mania Rating Scale，BRMS）、杨氏躁狂评定量表（Young Manic Rating Scale，YMRS）等，用以评定疾病的性质和严重程度，也可借此制订合适的康复方案和评估治疗效果。

1. 倍克－拉范森躁狂量表 由 Bech 和 Rafaelsen 于 1978 年编制，用于双相障碍的躁狂相或分裂情感性精神病的躁狂状态成年患者。本量表共 11 项，经国内量表协作组于 1985 试用并在国内推广，协作组修改时增加了两项，共 13 项。主要统计指标为总分：0～5 分为无明显躁狂症状；6～10 分为有肯定躁狂症状，22 分以上为严重躁狂症状。总分反映疾病严重性，总分越高，病情越重，治病前后总分值的变化反映疗效的好坏，差值越大疗效越好。

2. 杨氏躁狂评定量表 1978 年由 R. C. Young 提出，主要用来评定躁狂症状以及严重程度，包括心境高涨、性兴趣、易激怒、破坏性－攻击行为等 11 个条目。0～5 分正常，6～12 分为轻度，13～19 分为中度，20～29 分为重度，30 分以上为极重度。杨氏躁狂评定量表减分率 =（治疗前分数－治疗后分数）/治疗前分数 ×100%，据此评定疗效：基本痊愈，减分率 >75%；显著进步，减分率为 50%～74%；好转，减分率为 25%～49%；无变化，减分率 <25%。

另外，躁狂症患者较易出现暴力行为，可进行暴力风险评估；躁狂症患者如合并精神病性症状，可根据症状选用评定量表，如简明精神病量表（BPRS）、阴性症状量表（SANS）、阳性症状量表（SAPS）等。资源评估和具体康复评定内容可参考本书第四章精神康复的评估。

六、健康教育

对患者及家属开展健康教育非常重要，有利于疾病康复、巩固治疗、预防复发。可从以下几个方面开展健康教育。

（1）讲解患者和家属积极参与治疗的重要性，使患者真正获得对自己健康的主动权，并激发家属负起督促患者的责任，加强对患者的支持。

（2）讲解疾病相关知识，如疾病的发生、发展、治疗、预后等，使用通俗易懂的语言，使患者及其家属对疾病知识有比较全面的了解和认识。

（3）要使患者了解坚持服药可较好地预防复发，并能较好地恢复病前社会功能及工作能力，而自行停药有复发的危险，其发作的频率与预后有密切联系。

（4）讲解药物治疗常见的不良反应，如服锂盐时，定期到医院验血，饭后服药，以减轻胃肠道反应。并注意有无恶心、呕吐、腹痛、腹泻，如有上述不适，不必惊慌，可多饮些盐开水。若出现头昏、步态不稳、震颤，应停药，并及时就医。

（5）讲解疾病复发可能出现的先兆表现，如睡眠明显变差、情绪不稳、烦躁、疲乏等，迟早识别复发症状，及时到医院就医。平时即使病情稳定，也要按时门诊复查，在医生的指导下服药，不可擅自加药、减药或停药。

（6）讲解保持规律的生活、合理的营养、充足的睡眠、积极地参与社会娱乐活动等对疾病的积极作用，同时避免精神刺激，培养乐观生活的积极态度。

第三节 抑 郁 症

抑郁症又可称为抑郁障碍，以显著而持久的心境低落为主要特征，是心境障碍的主要类型。临床可见心境低落与其处境不相称，情绪的消沉可以从闷闷不乐、郁郁寡欢到悲痛欲绝、自卑、抑郁，甚至悲观厌世，可有自杀观念或行为；甚至发生木僵。部分病例有明显的焦虑和运动性激越；严重者可出现幻觉、妄想等精神病性症状。每次发作持续至少 2 周以上，长者甚或数年。多数病例有反复发作的倾向，每次发作大多数可以缓解，部分可有残留症状或转为慢性。

一、临床特征

1. 病因 抑郁症的病因目前还不十分清楚，但可以肯定的是，生物、心理与社会环境等诸多因素参与了抑郁症的发病过程。生物学因素主要涉及遗传、神经生化、神经内分泌、神经再生等方面；与抑郁症关系密切的心理学易患素质是病前性格特征，如抑郁气质。成年期遭遇应激性的生活事件，是导致出现具有临床意义的抑郁发作的重要触发条件。然而，以上这些因素并不是单独起作用的，目前强调遗传与环境或应激因素之间的交互作用以及这种交互作用的出现时点在抑郁症发生过程中具有重要的影响。

2. 临床表现 抑郁症可以表现为单次或反复多次的抑郁发作，以下是抑郁发作的主要表现。

（1）心境低落 主要表现为显著而持久的情感低落，抑郁悲观。轻者闷闷不乐、无愉快感、兴趣减退；重者痛不欲生、悲观绝望、度日如年、生不如死。典型患者的抑郁心境有晨重夜轻的节律变化，即清晨破晓时患者的情绪最为低落，而黄昏时分低落情绪和症状则有所好转。在心境低落的基础上，患者会出现自我评价降低，产生无用感、无望感、无助感和无价值感，常伴有自责自罪，严重者出现罪恶妄想和疑病妄想，部分患者可出现幻觉。

（2）思维迟缓　患者思维联想速度缓慢，反应迟钝，思路闭塞，自觉"脑子好像是生了锈的机器""脑子像涂了一层糨糊一样"。临床上可见主动言语减少，语速明显减慢，声音低沉，对答困难，严重者交流无法顺利进行。

（3）意志活动减退　患者意志活动呈显著持久的抑制。临床表现行为缓慢，生活被动、疏懒，不想做事，不愿和周围人接触交往，常独坐一旁，或整日卧床，闭门独居、疏远亲友、回避社交。严重时连吃、喝等生理需要和个人卫生都不顾，蓬头垢面、不修边幅，甚至发展为不语、不动、不食，称为"抑郁性木僵"，但仔细精神检查，患者仍流露痛苦、抑郁情绪。伴有焦虑的患者，可有坐立不安、手指抓握、搓手顿足或踱来踱去等症状。严重的患者常伴有消极自杀的观念或行为。消极悲观的思想及自责自罪、缺乏自信心可萌发绝望的念头，认为"结束自己的生命是一种解脱""自己活在世上是多余的人"，并会使自杀企图发展成自杀行为。这是抑郁症最危险的症状，应提高警惕。患者偶尔会出现所谓"扩大性自杀"，可能在杀死数人后再自杀，导致极严重的后果。

（4）认知功能损害　研究认为抑郁症患者存在认知功能损害。主要表现为近事记忆力下降，注意力障碍，反应时间延长，警觉性增高，抽象思维能力差，学习困难，语言流畅性差，空间知觉、眼手协调及思维灵活性等能力减退。认知功能损害导致患者社会功能障碍，而且影响患者远期预后。

（5）躯体症状　主要有睡眠障碍、乏力、食欲减退、体重下降、便秘、性欲减退、阳痿、闭经等。躯体不适的体诉可涉及各脏器，如恶心、呕吐、心慌、胸闷、出汗等。自主神经功能失调的症状也较常见。病前躯体疾病的主诉通常加重。睡眠障碍主要表现为早醒，一般比平时早醒 2～3 小时，醒后患者常常陷入苦闷的思考自重，导致不能再入睡，这对抑郁发作具有特征性意义。有的表现为入睡困难，睡眠不深；少数患者表现为睡眠过多。体重减轻与食欲减退不一定成比例，少数患者可出现食欲增强、体重增加。

3. 诊断 抑郁症的诊断主要应根据病史、临床症状、病程及体格检查和实验室检查，典型病例诊断一般不困难。目前国际上通用的诊断标准有 ICD - 10 和 DSM - IV。国内主要采用 ICD - 10，适用于首次发作的抑郁症和复发的抑郁症，不包括双相抑郁。

抑郁发作一般分为三种不同形式：轻度抑郁发作、中度抑郁发作、重度抑郁发作。各种典型的发作中，患者通常有心境低落、兴趣和愉快感丧失，导致劳累感增加和活动减少。其他很常见的症状还有稍作事情即觉明显的倦怠。其他常见症状是：集中注意和注意的能力降低；自我评价和自信降低；自罪观念和无价值感（即使在轻度发作中也有）；认为前途暗淡悲观；自伤或自杀的观念或行为；睡眠障碍；食欲下降。

低落的心境几乎每天一样，且一般不随环境而改变，但在一天内可显示出特征的昼夜差异。与躁狂一样，临床表现可有明显的个体差异；青少年患者中，非典型的表现尤为常见。某些病例中，焦虑、痛苦和运动性激越有时比抑郁更为突出。此外，心境的改变也可以被易激惹、过度饮酒、戏剧性行为、原有恐怖或强迫症状恶化等附加特征或疑病性先占观念所掩盖。对于三种不同严重程度抑郁的诊断均要求至少持续两周，但如果症状格外严重或起病急骤，时间标准适当缩短也是有道理的。

区分出不同的严重程度旨在包括不同类型精神科实践中所遇到的各种临床状态。轻度抑郁发作者多见于初级保健机构和普通医疗机构，而精神科住院部主要处理重度抑郁患者。轻度、中度、重度抑郁之间的区分有赖于复杂的临床判断。

二、功能障碍

1. 有自伤（自杀）的危险 主要表现为抑郁情绪、自我评价低、悲观绝望、认为自己活在世上没有意义、活着是一种负担等消极厌世观念。

2. 睡眠型态紊乱 主要表现为早醒及入睡困难，患者主诉比平时早醒 2～3 小时，且醒后难以再入睡。

3. 认知功能损害 主要表现为记忆力下降、注意力障碍、学习困难、思维灵活性等能力减退。

三、治疗

1. 治疗目标 抑郁发作的治疗要达到三个目标：①提高临床治愈率，最大限度减少病残率和自杀率，关键在于彻底消除临床症状；②提高生存质量，恢复社会功能；③预防复发。

2. 治疗原则 ①个体化治疗；②剂量逐步递增，尽可能采用最小有效量，使不良反应减至最少，以提高服药依从性；③足量足疗程治疗；④尽可能单一用药，如疗效不佳可考虑转换治疗、增效治疗或联合治疗，但需要注意药物相互作用；⑤治疗前知情告知；⑥治疗期间密切观察病情变化和不良反应并及时处理；⑦可联合心理治疗增加疗效；⑧积极治疗与抑郁共病的其他躯体疾病、物质依赖、焦虑障碍等。

3. 药物治疗 药物治疗是中度以上抑郁发作的主要治疗措施。目前临床上一线的抗抑郁药主要包括选择性 5 – 羟色胺再摄取抑制剂（SSRI，代表药物氟西汀、帕罗西汀、舍曲林、氟伏沙明、西酞普兰和艾司西酞普兰）、5 – 羟色胺和去甲肾上腺素再摄取抑制剂（SNRI，代表药物文拉法辛和度洛西汀）、去甲肾上腺素和特异性 5 – 羟色胺能抗抑郁药（NaSSA，代表药物米氮平）等。传统的三环类、四环类抗抑郁药和单胺氧化酶抑制剂由于不良反应较大，应用明显减少。

4. 心理治疗 对有明显心理社会因素作用的抑郁发作患者，在药物治疗的同时常需合并心理治疗。常用的心理治疗方法包括支持性心理治疗、认知行为治疗、人际治疗、婚姻和家庭治疗、精神动力学治疗等，其中认知行为治疗对抑郁发作的疗效已经得到公认。

5. 物理治疗 有严重消极自杀企图的患者及使用抗抑郁药治疗无效的患者可采用改良电抽搐（MECT）治疗。电抽搐治疗后仍需用药物维持治疗。近年来又出现了一种新的物理治疗手段——重复经颅磁刺激（rTMS）治疗，主要适用于轻、中度的抑郁发作。2016 年美国经颅磁刺激治疗抑郁共识：推荐 rTMS 作为缓解抑郁症状的急性治疗手段；若 rTMS 急性治疗有效，则可将 rTMS 作为疾病反复时的维持治疗手段；rTMS 既可单用，也可和抗抑郁药或其他精神科药物联用；若 rTMS 急性治疗应答良好，则可将 rTMS 作为维持治疗的手段；初次 rTMS 治疗应答良好的患者若出现抑郁复发，可考虑重新使用 rTMS 治疗。

6. 预防 有人对抑郁症患者追踪 10 年的研究发现，有 75% ~ 80% 的患者多次复发，故抑郁症患者需要进行预防性治疗。发作 3 次以上应长期治疗，甚至终身服药。多数学者认为维持治疗药物的剂量应与治疗剂量相同，还应定期门诊随访观察。心理治疗和社会支持系统对预防本病复发也有非常重要的作用，应尽可能解除或减轻患者过重的心理负担和压力，帮助患者解决生活和工作中的实际困难及问题，提高患者应对能力，并积极为其创造良好的环境，以防复发。

四、康复护理

1. 康复护理原则与目标

（1）康复护理的原则

①康复的第一个原则：倡导全程治疗，急性期的康复护理目的为控制症状，尽量达到临床痊愈；巩固期的康复护理目的是防止症状复燃；维持期的康复护理目的是防止症状复发。

②康复的第二个原则：把错误的观念转变为正确的观念，把错误的思维方式转变为正确的思维方式。

③康复的第三个原则：在具有正确观念和正确思维方式的基础上，逐渐建立良好的自信心和良好的自我意识。

④康复的第四个原则：把错误的心态和情绪逐渐转变为正确的积极心态和情绪。正确的心态和情绪应该是自信、乐观、豁达的；应该理智地、正确地（心平气和地）对待错误和失败（既包括自己的，也包括别人的错误和失败）。只有正确地对待错误和失败，才能有正确的心态和情绪。

（2）康复护理的目标

①注重患者的能力与需求：康复护理目标制订的焦点应集中在患者的能力和需求，而不是他们的弱点和残疾。不管患者的损伤程度如何，他们都具有一定的能力代偿其失去的功能，并有可能达到不同程度的生活自理。在制订护理目标时应该特别注意强调能力，制订出符合实际情况的目标，指导并鼓励患者充分发挥其潜能；强调需求而不是残疾，则是为了便于康复治疗小组在目标制订时能够确定患者的特殊困难，并帮助患者找到解决困难的方法。

②多专业的合作：抑郁患者的需求是多方面的，其中包括日常生活、自我护理知识、心理护理、就业安置、家庭的支持及其他社会问题。显而易见，依靠一个专业不可能满足患者的诸多要求。康复工作中最突出的特

点是护理工作形式，因此在制定康复目标时，要充分发挥各专业优势，每一位康复小组成员要明确患者在自己这一领域的具体需求和潜力，从不同的角度帮助患者达到预定的目标。

③目标的适度与灵活实施：康复护理目标制定的核心则是目标要明确、适度。这种做法要求在制定远期总目标时，同时还要确定不同的近期小目标，而这些小目标甚至只需几天训练就可达到。制定适度的康复护理目标，可以减少工作中的失败情绪，避免患者因达不到目标而丧失康复的信心。

2. 康复护理措施

（1）常规的康复护理内容

①安全管理：处在康复期的患者已经逐步认识到自己的疾病，但许多患者仍存在消极言语和自杀倾向。护理人员或家庭照顾者应严密观察患者的一举一动，做好危险物品的管理，做好早期自杀风险的防范工作。

②帮助患者掌握应对压力的方法：鼓励患者通过各种正确的方式宣泄自己的内心的感受、想法及痛苦，如通过运动、歌唱和听音乐来宣泄情绪。

③自我激励，增强自信心：帮助患者克服性格中的缺陷，教会患者大胆肯定自己的优点，勇于承认并正确看待自己的不足之处，充分肯定自己过去的成功，相信自己能以坚强的信念和毅力战胜烦恼。

④生活技能训练：了解患者在病前的个人特长及爱好，如：唱歌、跳舞、绘画、书法等个人才艺，制订针对性的生活技能训练计划，做些力所能及的事情，以恢复患者病前的兴趣。

⑤人际关系的恢复和发展：重点是帮助患者告别过去，应着眼未来，恢复原有的人际关系，发展新的人际关系，适当地参加社会活动，恢复患者在社会中的正常地位，而不至于被社会所遗弃。同时还需要积极调动患者家属、同事等社会支持力量，改变周围人对患者的态度，多关心与支持患者。

⑥职业技能的训练：这是最终的康复目的，因为只有患者的工作和学习得到安置，恢复病前的职业技能或者掌握了新技能，重新发挥社会作用，康复才得以真正实现。

⑦集体康复训练：有研究指出针对轻、中度抑郁症患者给予集体康复训练，可改善轻、中度抑郁症患者的抑郁情绪。在集体训练过程中适当引导患者参与组间或个人比赛型训练，训练期间注重对患者兴趣感及成就感

的培养，让患者在集体训练的娱乐氛围中真切感受到参与集体互动或交流的乐趣，并从中体会到自身价值，忌让患者多次失败，以免挫伤其参与集体康复训练的积极性。

（2）持续心理治疗

1）持续心理治疗对抑郁症临床康复的必要性

①心理治疗与药物治疗协同可以提高疗效：相对多的抑郁症患者不愿意维持用药，同时药物副反应在一定程度上也阻碍了维持治疗。虽然各种新型抗抑郁药物通过降低药物副反应有效地提高了患者服药的依从性及治疗维持率，但是并没有真正提高抑郁症的社会痊愈率。心理治疗在增强药物疗效、改善预后等方面作用显著。心理治疗可以针对药物治疗无法解决的特定问题发挥作用，如自罪、无望、消极、低自尊、减少残留症状（如激惹）、增强应对技巧，以及促进持续、健康的认知改变等。

②心理治疗促进心理社会功能的恢复：即使得到良好的药物治疗，抑郁症患者仍然存在较多的残留症状及较高的复发率。心理治疗比药物更具有可维持性，持续管理更有效，改善心理社会功能更有效。

③心理治疗能更有效地预防抑郁症的复发：认知治疗不仅有利于急性期治疗，而且还能在治疗结束后持续发挥作用，持续的心理治疗可以帮助患者改变错误的认知，弥补创伤的自尊，培养生活信心，帮助自我能力的恢复，并且有助于患者充分利用各方面的资源，对降低抑郁症的复发率具有积极作用。

2）认知行为疗法：认知行为疗法（cognitive behavior therapy，CBT），由 A. T. Beck 在 20 世纪 60 年代提出，是一组通过改变思维、信念或行为的方法来改变不良认知，达到消除不良情绪和行为的短程心理治疗方法。它主要针对抑郁症、焦虑症等心理疾病和不合理认知导致的心理问题。它的主要着眼点，放在患者不合理的认知问题上，通过改变患者对己、对人或对事的看法与态度来改变心理问题。该治疗方法可以修正消极的自动式思维和潜在意识或信念的紊乱，从而改变患者对特定相关问题的行为模式，达到心理康复的目的。抑郁症最大的风险是自杀。国外多项研究表明，认知行为干预可通过帮助患者分析经历的某些特殊事件得出一般规律，协助其认识自己惯用的曲解认知模式，给予积极的心理干预，使患者充分认识到自身的积极力量，从而调动患者的主动性和积极性，纠正存在自杀意念患者的不良认知。

抑郁症患者常见的不合理认知的核心信念：我不好，我不受欢迎，别人不喜欢我。核心信念和个人经历、他对重要人物的认同以及对别人态度的感知等因素有关。如童年有过重大丧失体验的人，孩子不能理解事情是跟他无关的，相反会认为和他有关，并且是由于他不好造成的，会形成"我不好"的核心信念。

①极端化：抑郁者受挫后会无端地自罪自责，夸大自己的缺点，缩小自己的优点；②自责：把全部责任归咎于自己，表现出一种认知上的不合逻辑性和不切实际性。③消极思维：在他眼中的自己和未来，都蒙上了一层厚厚的灰色，常常坚信自己是一个失败者，并且失败的原因全在于自己。他坚信自己低人一等、不够聪明、不够称职、不够好看、不够有钱等。抑郁症患者的这些观点常常是扭曲的，与现实不相符合的。

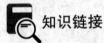 知识链接

认知行为对抑郁症患者自杀意念干预的方案

时间	内容	具体措施
第1周	建良好医患关系	全面了解病史，采用倾听、鼓励、解释指导、疏泻和保证等方法，给予心理支持
第2周	了解患者负性想法	通过启发式或心理想象等方法布置行为作业，即指导患者记录抑郁症状和自杀意念最明显的时间、当时的情景、自动想法和情绪反应
第3~4周	分析曲解认知模式	通过分析患者经历某些特殊事件总结一般规律，协助其认识自己已经惯用的曲解认知模式
第5~6周	纠正曲解认知	找出支持和反对这些负性自动想法的证据，指导患者用另一种解释来替代现实想法，进一步确定每一种解释的可能性，从而再归因
第7~8周	建立合理的认知模式	列出对某件事件想法的长处和短处，采用真实性检验、反应预防等方法指导患者改变不合理的想法，接受积极的应对模式

资料来源：李桂林，陈炯华，张玉琦，等. 认知行为干预对抑郁症患者自杀意念的影响［J］. 中华护理杂志，2014，49（10）：1202－1206.

五、康复评定

1. 康复护理评估 《2010 版美国抑郁症治疗指南》中指出要评估患者的安全性的重要性：①必须对患者自杀风险进行评估；②如果患者表现出自杀或杀人的观念、意图或打算，则需要密切监控；③如果自杀风险显著，应住院治疗。

在将近 1/4 世纪里，麦克阿瑟工作组（MacArthur Task Force）标准一直深深影响着我们对于重性抑郁发作（MDE）纵向病程的概念化。麦克阿瑟工作组将缓解（remission）定义为：个体无症状（即抑郁发作后仅有轻微症状）的"相对短暂的"时期，量化标准为 HDRS－17 得分≤7。而康复（recovery）则标志着当前发作已解决，定义为缓解状态持续≥6 个月。缓解期内再次出现完全 MDE 被认为是当前发作的复燃（relapse），康复期内的完全 MDE 则被认为是一次新的发作，称为复发（recurrence）。此后，美国神经精神药理学会（ACNP）重新回顾了麦克阿瑟标准中的这一术语，并建议将康复定义中的缓解持续时间缩短为 4 个月，因为随机安慰剂对照试验发现，绝大多数缓解后再次出现的 MDE 都发生于 4 个月内。然而，缓解与康复、复燃与复发之间的边界一直未经严谨论证，却依然用于指导研究设计与临床决策。

研究者 Judd 等对美国国家精神卫生研究院（NIMH）协作抑郁症研究（CDS）中的 322 名患者的数据进行了调查，随访期长达 31 年。他们指出，除非患者维持无症状状态≥1 个月，否则任何再次出现的完全 MDE 均为同一次发作的复燃，而非另一次复发。这就意味着，原本康复定义中将 HDRS 评分 7 分作为阈值过高，达到 7 分的患者实际上并未达到康复水平。然而如果真的提高这一阈值，MDD 治疗则可能不及之前报告得那么有效，可能影响公众对治疗的信心。然而我们应认识到，目前对存在轻微症状的患者下"康复"的断言才更对患者无益，因为"康复"的门槛过低，造成了不必要的治疗终止，而患者实际上需要更长时间的维持治疗。

2. 常用的评定量表

常用的评定量表有汉密尔顿抑郁量表（表 6－2）和 PHQ－9 抑郁症筛查量表（表 6－3）。

表 6 – 2 汉密尔顿抑郁量表（17 条版）

症 状	症 状 描 述
1. 抑郁心境	0 = 无症状 1 = 只在问到时才诉述 2 = 在谈话中自发地表达 3 = 不用言语也可以从表情、姿势、声音或欲哭中流露出这种表情 4 = 患者的自发言语和非语言表达（表情、动作）几乎完全表达为这种情绪
2. 有罪恶感	0 = 无症状 1 = 责备自己，感到自己连累他人 2 = 认为自己犯了罪，或反复思考以往的过失和错误 3 = 认为目前的疾病，是对自己错误的惩罚，或有罪恶妄想 4 = 罪恶妄想伴有指责或威胁性幻觉
3. 自杀	0 = 无症状 1 = 觉得活着没有意义 2 = 希望自己已经死去，或常想到与死有关的事 3 = 消极观念（自杀观念）
4. 入睡困难	0 = 无症状 1 = 主诉有入睡困难，上床半小时后仍不能入睡 2 = 主诉每晚均入睡困难
5. 睡眠不深	0 = 无症状 1 = 睡眠浅，多恶梦 2 = 半夜（晚 12 点钟以前）曾醒来（不包括上厕所）
6. 早醒	0 = 无症状 1 = 有早醒，比平时早醒 1 小时，但能重新入睡 2 = 早醒后无法重新入睡
7. 工作和兴趣	0 = 无症状 1 = 提问时才诉述 2 = 自发地直接或间接表达对活动、工作或学习失去兴趣，如感到无精打采，犹豫不决，不能坚持或需要强迫自己去工作或活动 3 = 活动时间减少或成效下降，住院患者每天参加病房劳动或娱乐不满 3 小时 4 = 因目前的疾病而停止工作，住院者不参加任何活动或者没有他人帮助便不能完成病室日常事务

症　状	症 状 描 述
8. 阻滞	0 = 无症状 1 = 精神检查中发现轻度阻滞 2 = 精神检查中发现明显阻滞 3 = 精神检查进行困难 4 = 完全不能回答问题（木僵）
9. 激越	0 = 无症状 1 = 检查时有些心神不定 2 = 明显心神不定或小动作多 3 = 不能静坐，检查中曾起立 4 = 搓手、咬手指、扯头发、咬嘴唇
10. 神经性焦虑	0 = 无症状 1 = 问及时诉述 2 = 自发地表达 3 = 表情和言语流露出明显忧虑 4 = 明显惊恐
11. 躯体性焦虑 (指焦虑的生理症状，包括：口干、腹胀、腹泻、打嗝、腹绞痛、心悸、头痛、过度换气和叹气，以及尿频和出汗)	0 = 无症状 1 = 轻度 2 = 中度，有肯定的上述症状 3 = 重度，上述症状严重，影响生活或需要处理 4 = 严重影响生活或活动
12. 胃肠道症状	0 = 无症状 1 = 食欲减退，但不需他人鼓励便自行进食 2 = 进食需他人催促或请求和需要应用泻药或助消化药
13. 全身症状	0 = 无症状 1 = 四肢，背部或颈部沉重感，背痛、头痛、肌肉疼痛，全身乏力或疲倦 2 = 症状明显
14. 性症状	0 = 无症状 1 = 轻度 2 = 重度 3 = 不能肯定，或该项对被评者不适合（不计入总分）

续上表

症　状	症　状　描　述
15. 疑病	0 = 无症状 1 = 对身体过分关注 2 = 反复考虑健康问题 3 = 有疑病妄想 4 = 伴幻觉的疑病妄想
16. 体重减轻	0 = 无症状 1 = 一周内体重减轻超过 0.5 公斤 2 = 一周内体重减轻超过 1 公斤
17. 自知力	0 = 知道自己有病，表现为忧郁 1 = 知道自己有病，但归咎伙食太差，环境问题，工作过忙，病毒感染或需要休息 2 = 完全否认有病

<7 分为正常；7～17 分为轻度抑郁，患者表现为心境低落，精神萎靡，反应迟钝，言语缓慢，思维混乱，注意力难以集中，失眠或思卧；18～24 分为中度抑郁，除上述症状加重外，常有兴趣丧失，精力明显减退，持续疲乏，活动明显减少，联想困难，自我评价过低，食欲减退，情绪不稳；>24 分为重度抑郁，除以上症状加重外，常有精神运动明显迟滞，过分自责或内疚感，可达妄想程度，体重明显下降，性欲全失，反复出现死亡或自杀念头。

表 6 - 3　PHQ - 9 抑郁症筛查量表

在过去的两周里，你生活中以下症状出现的频率有多少？把相应的数字总和加起来。

序号	项目	没有	有几天	一半以上 时间	几乎 天天
1	做事时提不起劲或没有兴趣	0	1	2	3
2	感到心情低落，沮丧或绝望	0	1	2	3
3	入睡困难、睡不安或睡得过多	0	1	2	3
4	感觉疲倦或没有活力	0	1	2	3
5	食欲不振或吃太多	0	1	2	3
6	觉得自己很糟或觉得自己很失败，或让自己、家人失望	0	1	2	3
7	对事物专注有困难，例如看报纸或看电视时	0	1	2	3

序号	项目	没有	有几天	一半以上时间	几乎天天
8	行动或说话速度缓慢到别人已经察觉？或刚好相反——变得比平日更烦躁或坐立不安，动来动去	0	1	2	3
9	有不如死掉或用某种方式伤害自己的念头	0	1	2	3

评分说明：

1. 总分分类　0～4分：没有抑郁症；5～9分：可能有轻微抑郁症；10～14分：可能有中度抑郁症；15～19分：可能有中、重度抑郁症；20～27分：可能有重度抑郁症

2. 核心项目分　项目1，项目4，项目9，任何一题得分 > 1（即选择2、3），需要关注；项目1，项目4，代表着抑郁的核心症状；项目9代表有自伤自杀意念

六、健康教育

据世界卫生组织调查分析，全世界人口中抑郁症的患病率约为30%，发病率占各种情感障碍之首，其自杀率可达20%左右，其死亡率高居世界第三位。心理护理和康复指导在抑郁症患者中的合理运用，不仅提高了患者对治疗护理的依从性，同时调动了患者的主观能动性，不仅缩短了疗程，更增强了患者战胜疾病的信心。在提高患者的治愈率与生活质量的同时，也体现护士不仅是照顾者、管理者，更是教育者的角色。

康复期间，抑郁症患者的思想比较复杂，顾虑也很多，怕家人不能接纳自己，怕遭到社会的歧视。康复指导可以使患者更加清晰地认识自身疾病，树立克服困难，回归社会，增强适应社会的信心和决心，从而达到痊愈的康复目标。指导患者家属，建立良好的家庭环境：与患者家属沟通交流，了解其家庭状况，引导家庭成员多给予患者支持、关心、体贴，做到不歧视，不抱怨，解除患者的后顾之忧。减少对患者不必要的刺激，少训斥、多鼓励，尊重患者人格，多安排一些有益的家务劳动，和亲朋好友聚会，让患者学会与人交往、共处，适应社会生活。家属还应督促患者坚持服药，巩固疗效，忌酒，忌浓茶，忌碳酸饮料等，生活有规律，适时复诊，防止疾病复发。同时应细心观察患者的病情变化，重点是睡眠、情感、行为及药物反应等方面的变化，遇到心理、社会或其他应急事件应及时做好防范工作，对表露出的自杀危机应及时进行处置。

知识链接——《2010版美国抑郁症治疗指南》中有关患者健康教育的建议

指南强调应为患者提供健康教育，适当时也应包括家庭成员，并提出以下几点建议。

1. 使用患者容易理解的语言。

2. 纠正常见的关于疾病和治疗的错误观念，如抑郁不是真正的疾病、抗抑郁有成瘾性等。

3. 针对全疗程治疗的必要性、复燃风险、反复发作症状的早期识别以及尽早获得治疗的重要性给予教育。

4. 强调下列信息　①何时与怎样服药；②药物出现可观察到的疗效需要2~4周的滞后；③感到好转后坚持服药的必要性；④在停止服药前与处方医生协商的必要性；⑤如果问题再出现该做什么；⑥停用抗抑郁药应逐渐减量；⑦促进有益健康的行为，如锻炼、保持良好的睡眠习惯、维持良好的营养状态以及减少烟草、酒精及其他潜在的有害物质的使用。

资料来源：赵靖平.2010版美国抑郁症治疗指南要点介绍[J].中华精神科杂志，2012，45（3）：177-180.

第四节　酒　精　依　赖

酒精依赖俗称"酒瘾"，是由于长期反复饮酒所致的对酒渴求的一种特殊心理状态，这种渴求导致的行为已极大地优先于其他重要活动。酒精依赖一般多在5~10年内形成，女性进展快于男性。长期大量饮酒可导致慢性酒精中毒，引起肝硬化、胃炎等一系列躯体疾病和遗忘、幻觉、意识障碍等精神症状。除危害个人健康外，经常饮酒和醉酒还给家庭生活和社会治安带来一系列的麻烦，如家庭不和、夫妻分居、离婚等，酒精依赖者的子女中，酒精依赖、药物依赖和反社会人格障碍的发生率都显著增加。酒精依赖者对工作不负责任，经常迟到、早退或旷工，生产事故发生率也很高。此外，酒精依赖者中交通事故发生率及自杀率都很高。酒精依赖的发生率依社会文化背景不同而异，酒精依赖者男性显著多于女性，城市居民多于乡村居民，白种人多于黄种人。青少年期和中年后期是发生酒精依赖的两个高峰阶段。中国 1982 年在 6 大行政区中 12 个地区进行的全国精神疾病流行学调查表明，中国人酒精依赖的总患病率为 0.16%。

酒精依赖的发生通常是生物学因素、心理因素与社会因素综合作用的结果。生物学因素主要包括人体所含与酒精代谢有关酶的活性高低以及遗传因素。心理因素方面，具有易焦虑、易紧张、易冲动、好炫耀、不易满足及缺乏自制能力等个性特点的人容易发生酒精依赖。心理因素对酒精依赖的形成还有诱发作用，如在遭遇精神刺激之后，不少人借酒浇愁，饮酒越来越多，结果导致依赖。社会因素对酒精依赖的发生有着肯定的作用，重要的方面包括公众对饮酒所持的态度、习俗的饮酒方式、酒的供应、家庭及社会人际关系情况等。有研究发现，酒精依赖的发生率与社会人际关系的紧张程度成正比，而与家庭成员间的亲密程度成反比。

一、临床特征

酒精依赖表现为对酒的渴求和经常需要饮酒的强迫性体验。可连续或间断性发作，停止饮酒出现躯体不适、坐立不安或出现肢体震颤、恶心、呕吐、出汗等戒断症状，恢复饮酒则这类症状迅速消失。患者为体验饮酒的心理效应或避免不饮酒的不适感，想方设法地寻求饮酒。常见的临床表现如下所述。

1. 强迫性饮酒体验　酒精依赖者自知不能停止饮酒，停止饮酒则出现强烈和强制的饮酒渴求，并且伴随出现难以控制地寻求饮酒行为。

2. 精神依赖性　指对酒的心理渴求。到出现明显的躯体依赖前，精神依赖是轻度的，对酒的渴求并不明显。直到患者有严重的躯体依赖时，患者会恐惧戒断症状，出现强烈和强制的饮酒渴求，导致无法控制的寻酒行为。此时戒酒的决心和誓言早已抛在脑后。

3. 躯体依赖性　反复饮酒使躯体对酒精产生了依赖，当体内酒精浓度不足反而使躯体功能不能正常行使，从而出现戒断综合征。出现戒断综合征表明躯体已对酒形成依赖，一旦断酒，即可出现一定的躯体和精神症状。一般发生在酒量减少或断酒后 6～8 小时，24 小时达到高峰，持续 1 周左右。早期戒断症状常表现为焦虑、抑郁，同时伴有震颤、恶心、呕吐、出汗、脉速、心悸、睡眠障碍等，也可出现戒断性幻觉症和痉挛。震颤是酒精依赖者戒断的典型体征之一，常表现为晨起手指及眼睑震颤，严重者可出现不能咀嚼、捏握物品、扣纽扣和站稳。一经饮酒，症状数分钟内消失，这是与其他震颤鉴别之点。若戒断综合征未得到及时合理处理，可出现癫痫发作和震颤谵妄。

4. 耐受性 指饮用原有的酒量达不到期待的饮酒效果，为了达到期待的饮酒效果必须增加饮酒量。对正常饮酒者可致伤害或正常饮酒者不能耐受的酒精浓度，酒精依赖者却可以耐受，其自认为是酒量大，还继续饮酒，实际上耐受性增加是依赖性加重的表现。依赖者对酒精耐受性的增加较为缓慢，一般在青壮年达到高峰，而后随中毒的加重及年龄增长耐受性降低。酒精耐受性降低时，只要少量饮酒就会导致功能失调，结果每次饮酒量减少，饮酒次数增多，但酒精依赖患者觉得找不到"真正的陶醉感"，为了追求"真正的陶醉感"而发生连续饮酒。

5. 固定的饮酒模式 酒精依赖患者必须定时饮酒，以解除或避免戒断症状的出现。一般患者经过一夜睡眠后，体内酒精浓度下降，晨起后必须马上饮酒才能避免戒断症状，这种"晨饮"模式被看作是酒精依赖的标志之一。另外，临床上也可见到酒精依赖患者两种极端单调的饮酒模式——"连续"饮酒模式和"山型"饮酒模式。"连续"饮酒模式中，患者为了追求"真正的陶醉感"，连续几天饮酒，不吃、不喝、不洗漱，甚至大、小便于身上，一直饮到脱水，喝水也呕吐，不能再饮酒而终止；以后数日处于严重戒断状态，不久又陷于饮酒状态，以此连续反复发作。而"山型"饮酒模式中，患者反复出现"饮酒－醉酒－入睡－清醒－饮酒－醉酒－入睡"的饮酒周期。

6. 其他表现 酒精依赖患者以饮酒为中心，饮酒高于一切活动，为了饮酒，可以不顾影响事业、家庭与人际关系。多数酒精依赖患者为了缓解戒断症状，经常随身携酒。酒精依赖者在戒断后一段时间，不久常常会复饮，在较短的时间内恢复到原来的依赖状态。有些酒精依赖患者还联用其他药物，如镇静催眠药。

二、功能障碍

酒精依赖者可出现明显的人格改变，变得自我中心，孤僻内向，兴趣狭窄，情绪不稳，不爱整洁，缺乏基本的责任感及道德感，对家庭亲人的生活漠不关心，一心只想着弄钱喝酒。酒精依赖者对工作不负责任，经常迟到、早退或旷工，容易发生生产事故。此外，酒精依赖者也容易发生交通事故及自杀，国外有调查发现，自杀身亡者中，约 1/4 是酒精依赖者。

酒精依赖并发症包括急性酒精中毒、慢性酒精中毒和戒断综合征三个方面。消化系统和神经系统是酒精中毒时受害最重的部位。一次饮酒过量可以造成急性酒精中毒，严重者可因延髓呼吸中枢受抑制而死亡，饮酒过量也容易诱发急性出血性胰腺炎。慢性酒精中毒对健康有广泛的不良影响，酒精依赖者中，肝硬化，胃炎，消化性溃疡，食管静脉曲张，食管癌和急、慢性胰腺炎的发生率都高于常人，肝硬化的发生率是一般人群的 10 倍。酒精中毒除可引起一系列的精神障碍之外，还可引起周围神经炎、小脑变性、癫痫和视神经萎缩等。此外，酒精依赖者中贫血、阳痿、心肌病、维生素缺乏症和结核病的发生率也高于一般人群。

酒精依赖者在停饮之后可出现戒断症状，一般表现为肢体震颤和情绪激动，也可出现幻觉和癫痫性抽搐。最严重的反应是戒酒谵妄，亦称震颤谵妄，通常发生在长期大量饮酒者突然停饮 2~7 天之后，表现为意识模糊、恐怖性错觉、幻觉、感知觉综合障碍、精神运动性兴奋、肢体或全身剧烈震颤，并伴有心动过速、血压升高及大量出汗。若不及时抢救，可因衰竭致死。

三、治疗

酒精依赖还没有有效的治愈方法，完全禁酒是唯一有效的治疗方法。对酒精依赖明显的患者不要在住院条件下接受治疗，而且早期最好在封闭病房中进行。治疗通常包括以下几种方法。

（1）采取措施减轻相关的生理症状，一般采用小剂量的抗精神病药或抗焦虑药合并支持疗法改善机体状况。

（2）服用抑制酒精饮用的药物（如用厌恶疗法、催吐或使用拮抗药治疗）。要等待机体状况改善后再使用，厌恶疗法使患者饮酒后产生强烈的胃肠道反应及躯体不适，因此对酒产生厌恶心理，从而达到戒酒的目的。

（3）心理咨询和心理治疗，通常包括行为改变、团体治疗和家庭治疗。提供脱毒、康复和调养的支持性方案，提高患者应对应激、焦虑和挫折的能力，能帮助患者认清自己滥用酒精的根本原因。主要目标是：激发戒酒者动机；提高治疗的依从性，坚持治疗；改善家庭关系；矫正心理行为问题；提高心理及应对应激的技能；复发的预防；重建健康的生活方式及矫正其不健康的人格。

（4）建立社会支持系统，提供咨询和团体的不断支持可帮助患者克服酒精依赖。鼓励患者参加社会活动及文体活动。另外，家庭支持对酒精依赖患者成功戒酒具有重要意义。要教会家属学习新的应对技巧，使家庭成为具有治疗作用的环境。对于有些酗酒者，如已经与家庭和朋友失去了联系，长期失业，存在法律纠纷或其他问题，那么康复的内容要考虑其居住、生活、工作等实际问题。

四、康复护理

对酒精依赖患者从生理、心理、社会文化等方面收集与患者健康状况有关的资料，如患者饮酒史、饮酒量、饮酒的种类、饮酒的模式、既往戒酒史、治疗用药、药物不良反应、目前的生理状况（意识、生命体征、营养状况、有无戒断症状、检查检验结果等）、心理状况（认知、情感、意志、行为活动、人格特征等）、社会状况（日常生活、工作学习能力、人际关系、社会支持等），从而根据资料确定患者存在的护理问题及制订针对性护理计划。主要的康复护理措施有如下几种。

1. 生活护理　由于长期饮酒，患者存在体质差、无力、步态不稳、肢体震颤等症状。患者应尽量减少活动，多卧床休息，防止跌倒意外。入院后督促患者勤洗澡、勤更衣，保持皮肤清洁，做好生活护理，培养良好的个人卫生习惯。患者长期以酒代食，往往存在饮食差、营养不良、体质较差等问题。要保证患者饮食的摄入量，给予足够的热量、高蛋白、高维生素膳食。吞咽困难的患者，进食时特殊照顾，嘱其细嚼慢咽，防止发生噎食等意外；不能进食者及时遵医嘱给予鼻饲或静脉营养支持，保持水、电解质平衡。当患者身体健康状况改善时，让患者进行力所能及的生活料理和参与病区活动。

2. 安全护理　将患者安排在安全、安静、整洁的房间。室内空气清新，光线充足，尽可能提供舒适的环境，避免诱发因素。做好危险品的管理，对于那些震颤、步态不稳的患者，行走时要有人陪护，严重者绝对卧床，必要时给予保护性约束，并派专人守护，尽可能避免增加对患者的刺激。酒精戒断综合征患者常因痉挛发作及意识障碍而导致病情复杂多变。应将酒精戒断反应的具体症状表现及可能出现的危险情况提前告知患者家属，使其具有心理准备。若出现谵妄、幻觉等症状时，要严密监护，并尽量减少容易激惹患者的话语和行为。

3. 特殊护理　因长期大量饮酒的患者可导致肝炎及肝硬化等疾病，患者易出现牙龈出血、上消化道出血、口腔溃疡等并发症，因此在照顾患者生活起居时要做到小心细致，以减少不必要的伤害。例如出现黄疸时因胆盐刺激易发生全身瘙痒，家属应帮助患者修剪指甲并用清水擦洗，以防抓伤感染。干硬的食品如饼干、干炸鱼、核桃、栗子等必须禁食；如需食用，必须用水泡软或加工成细末再食。这对保护食管、胃黏膜，防止上消化道出血是有利的。另外，吃鱼时必须注意将鱼刺取净，以免鱼刺刺破食管血管而引起出血。

4. 心理支持　大多数酒精依赖患者工作、生活中存在大量的应激，对自己又缺乏信心，自暴自弃；且多数患者被家属强制送来戒酒，如忽视其心理状况，无疑会增加他们的复饮现象，最终使戒酒失败。酗酒者常见心理防御反应为否认，患者否认失去自制，否认家庭的痛苦或对家庭关系的影响。护士要善于等待，允许患者用较多的时间做出反应。护士应从尊重、理解、同情的心理出发，避免简单的道德说教，对于谴责与忠告，患者已听的足够多了，委屈和羞愧也过多经历了，此时更应爱护患者已受到损害的自我价值感，耐心介绍戒酒成功的实例，或让戒酒成功的患者现身说法，起到以点带面的作用，帮助患者树立信心。

5. 社会支持

（1）提高家庭、社会支持　家庭成员提供可靠的支持对酒精依赖患者的康复非常重要，但家庭成员往往对患者的行为感到失望，因此护士及其他有经验的工作人员要做家庭咨询，以协助家属了解疾病知识，强化家庭功能，充分发挥家庭支持的作用，帮助患者戒酒。社区应建立无歧视的康复环境，让患者在这个环境中既可以学习到有效的应对知识，又能够参与健康有益的娱乐活动。

（2）鼓励参与自助团体　鼓励酒精依赖者参与康复自助团体活动，如"匿名戒酒会"是由戒酒者自行组织的自助团体，主要是帮助众多的酒精依赖者彻底戒酒，重新过上正常的生活。该组织通过互助与自助相结合，依靠酒精依赖者集体的力量来解决共同的问题。

（3）利用过渡性安置机构　让酒精依赖患者参与社区暂时性的安置机构，如"中途之家"可以为患者从戒断期至完全康复返回社区的过渡期间有一个生活的地方，还可以为患者提供个体和团体的咨询，指导患者解决依赖和康复方面的问题，从而帮助患者调整自己慢慢适应社区生活。

五、康复评定

可应用评估工具对患者酒精使用情况进行筛查和评估，如 WHO 开发的用于筛查酒精及其他精神活性物质使用问题的访谈量表（the alcohol, smoking, and substance involvement screening test，ASSIST）、酒精依赖疾患识别测验（the alcohol use disorders identification test，AUDIT）等。

酒精依赖者因根据其身体及活动能力情况选择评估工具，如针对性选择跌倒、噎食、暴力等风险评估工具，及时识别可能存在的安全风险，以便进行预防和干预；如有明显的躯体功能障碍，则应进行相应专科康复评估，必要时邀请相应专科专家进行会诊指导；如日常生活自理能力改变，可选用日常生活能力量表（Activity of Daily Living Scale，ADL）进行评定；如患者的人际关系对其康复过程有明显影响的话，还应进行家庭关系和其他社会关系的评估。具体康复评定内容可参考本书第四章精神康复的评估。

六、健康教育

根据酒精依赖的临床特点，采取有计划、有目的的健康教育模式。健康教育的方法应因人而异，对年轻、文化程度高、性格开朗的患者，可采取宣传材料、介绍书籍、教育讲座等，做到缺什么补什么。对年龄大、文化程度低、性格内向的患者，在进行健康教育时要通俗易懂，并举例说明。健康教育的对象不能仅仅局限于患者，还应扩展到家属和社区人群。可从以下方面开展教育。

1. 加强酒精依赖患者及家属健康教育　住院患者入院初期，各项治疗初步开展，戒断反应、精神症状明显，患者体质差，精神状态不佳，健康教育应重点讲解戒酒治疗的要点，隔离患者与酒接触的一切可能，讲明封闭式管理的重要性。以解释、劝导、督促患者接受常规治疗及日常生活护理为主，争取患者配合治疗。

康复期患者的戒断反应及精神症状基本得到控制，认知能力恢复，应对患者进行疾病知识宣教，如介绍酒精依赖的病因、症状表现、药物治疗、不良反应等，使患者对酒精依赖有所了解，同时还应仔细观察，体会患者对戒除饮酒行为的信心及认知，引导、鼓励患者树立战胜酒瘾的信心，促进疾病的康复。如：患者认为饮酒是最基本的社交生活行为，多不愿承认病态，或患者自认为生活压力大，饮酒可以改善情绪，缓解压力。对此，医护人员要帮助患者认识饮酒虽然是基本的生活行为，但大量长期饮酒，损害自身健康，影响正常工作、生活，危害社会、他人安全，不能自拔，就是疾病。饮酒虽然有可能一时缓解抑郁、沉闷，但并没有解决实际问题，而且长期饮酒本身也会带来情绪的问题。只有戒除饮酒行为，积极面对生活压力，才能根本改善情绪。

出院前期患者已达康复，体质及精神状态正常，躯体依赖消失，其心理活动复杂，一方面对过去的酗酒懊恨万分，另一方面担心回归社会后家庭经济问题、工作安排问题。应向患者介绍复饮的征兆与防治，指导患者避开或减少朋友聚餐活动；必须参加时以茶或饮料代酒。心情烦闷时参加一些自己喜爱的活动。遇有挫折或有心理压力时寻求亲朋的帮助，向他们倾诉内心苦闷，获取他们的支持。培养广泛兴趣，丰富生活内容，生活要规律，保证睡眠等。要与家属取得联系，对患者家属进行健康教育，使他们改变对酒精依赖患者的态度，不排斥、歧视患者，学会与患者的沟通交流，使家庭和谐，从而为患者回归社会创造有利条件。

2. 加强公众教育，提高全社会对酒危害的认识

（1）首先要重视和加强有关酒的精神卫生宣传工作，尤其宣传文明饮酒、不劝酒、不酗酒、不空腹饮酒、不喝闷酒，提倡移风易俗，以饮料代酒，并减少职业之便所致的酒精依赖者。

（2）加强心理咨询及心理治疗，以减少生活事件、家庭及环境的不良影响而导致的滥用酒，并重点加强对高危人群的宣传及管理，增强自控能力，做到不饮酒或少饮酒。

（3）提倡国家提高酒类产品价格、控制酒类广告、控制酒类销量、减少或停止烈性酒的生产，打击制造冒牌劣等酒的违法行为。

（4）严格执行《中华人民共和国未成年人保护法》，控制和禁止未成年人饮酒，同时加强这方面的法律宣传和检查工作。

（5）加强酒精依赖知识的宣传，使受教育者了解酒精依赖的特点和表现，做到及时识别和预防。如及时治疗某些躯体疾病或精神疾病，避免以酒代药导致酒精依赖。

第五节　儿童孤独症

儿童孤独症（childhood autism）又称儿童自闭症，是一种起病于3岁前，以社会交往障碍、沟通交流障碍、兴趣与活动内容局限、重复与刻板为主要特征，是广泛性发育障碍（pervasive developmental disorder，PDD）中最具代表性的疾病。儿童孤独症患病率约为儿童人口的 0.2‰～0.5‰（据 DSM－Ⅳ），有人认为这只是较严重患者的患病率，而常见的多为轻症患者，男女比例为 4:1～3:1，一般女孩较严重。我国目前还没有全国范围内孤独症儿童发病率的抽样调查数据，2006 年第二次全国残疾人抽样调查结果显示，0～6 岁精神残疾（含多重）儿童占 0～6 岁儿童总数的1.10‰，约为 11.1 万人，其中孤独症导致的精神残疾儿童占到 36.9%，约为 4.1 万人，男孩多见。美国疾病控制与研究中心 2012 年公布的数字显示，美国儿童孤独症患病率已经达到 1.14%，其中男孩居多，每 56 个男孩中就有一个是孤独症患者，美国卫生署将孤独症列为十大难症之首。儿童孤独症的病因尚不明确，患病率与种族、地域、文化和社会经济发展水平无关。目前的研究认为与遗传、产前或围产期及幼儿期的脑器质性损害、神经解剖学、神经生化及免疫学等多种因素有关，其中与遗传因素的关系更为密切。目前尚缺乏针对儿童孤独症的有效药物，预后一般较差，多数患儿至成年仍存在不同程度的社会适应困难，部分处于严重的功能缺陷状态，需长期照管和养护。家庭参与的康复训练是改善孤独症患儿症状，提高其生活质量的有效措施。

 知识链接——世界自闭症日

自闭症又称孤独症，由美国约翰·霍普金斯大学专家莱奥·坎纳在 1943 年首次提出，是一个尚未被全社会了解的病证。与唐氏综合征等疾病不同，自闭症不会影响患者的面容，因此自闭症患者容貌与正常人没有区别。为了提高人们对自闭症的关注，争取早期治疗改善患者的状况，2007 年 12 月联合国大会通过决议，从 2008 年起，将每年的 4 月 2 日定为"世界自闭症关注日"，以期实现自闭症患者与普通人间的相互尊重、相互理解与相互关心。

一、临床特征

儿童孤独症起病于 3 岁前，其中约 2/3 的患儿出生后逐渐起病，约 1/3

的患儿经历 1~2 年正常发育后退行性起病。患儿倾向于使用僵化刻板、墨守成规的方式应付日常生活。

1. 兴趣范围狭窄 患儿兴趣较少，感兴趣的事物常与众不同。患儿通常对玩具、动画片等正常儿童感兴趣的事物不感兴趣，却迷恋于看电视广告、天气预报、旋转物品、排列物品或听某段音乐、某种单调重复的声音等。部分患儿可专注于文字、数字、日期、时间表的推算、地图、绘画、乐器演奏等，并可表现出独特的能力。

2. 行为方式刻板重复 患儿常坚持用同一种方式做事，拒绝日常生活规律或环境的变化。如果日常生活规律或环境发生改变，患儿会烦躁不安。患儿会反复用同一种方式玩玩具，反复画一幅画或写几个字，坚持走一条固定路线，坚持把物品放在固定位置，拒绝换其他衣服或只吃少数几种食物等。

3. 对非生命物体的特殊依恋 患儿对人或动物通常缺乏兴趣，但对一些非生命物品可能产生强烈依恋，如瓶、盒、绳等都有可能让患儿爱不释手，随时携带。如果被拿走，则会烦躁哭闹、焦虑不安。

4. 刻板重复的怪异行为 患儿常会出现刻板重复、怪异的动作，如重复蹦跳、拍手、将手放在眼前扑动和凝视、用脚尖走路等。还可能对物体的一些非主要、无功能特性（气味、质感）产生特殊兴趣和行为，如反复闻物品或摸光滑的表面等。

二、功能障碍

孤独症患者病情的轻重程度差异很大，症状复杂，但主要表现为社会交往障碍、交流障碍，并常伴有智力低下、情绪不稳定、睡眠障碍等精神行为障碍。

1. 社会交往障碍 患者在社会交往方面存在质的缺陷，他们不同程度地缺乏与人交往的兴趣，也缺乏正常的交往方式和技巧。具体表现随年龄和疾病严重程度的不同而有所不同，以与同龄儿童的交往障碍最为突出。

（1）婴儿期 患儿回避目光接触，对他人的呼唤及逗弄缺少兴趣和反应，没有期待被父母或他人拥抱、爱抚的表情或姿势，或被抱起时身体僵硬、不愿与人贴近。

（2）幼儿期 患儿仍然回避目光接触，呼之常常不理，表现冷漠，不会对他人的身体不适或不愉快表示安慰和关心，也不会与他人分享快乐，不会寻求安慰，不能与父母等主要抚养人建立正常的依恋关系，即使自己遭到打击也不会寻求别人的安慰（如患儿摔痛了不会找父母诉说），对陌生人缺少应有的恐惧，缺乏与同龄儿童交往和玩耍的兴趣，交往方式和技巧也存在问题，不会通过目光和声音引起他人对其所指事物的注意，常常不会玩想象性和角色扮演性游戏。

（3）学龄期　随着年龄的增长和病情的改善，患儿对父母、同胞可能变得友好而有感情，但仍然不同程度地缺乏与他人主动交往的兴趣和行为。虽然部分患儿愿意与人交往，但交往方式和技巧依然存在问题。他们常常自娱自乐，独来独往，我行我素，不理解也很难学会和遵循一般的社会规则。

（4）成年期　患者仍然缺乏社会交往的兴趣和技能，虽然部分患者渴望结交朋友，对异性也可能产生兴趣，但是因为对社交情景缺乏应有的理解，对他人的兴趣、情感等缺乏适当的反应，难以理解幽默和隐喻等，较难建立友谊、恋爱和婚姻关系。

2. 交流障碍　儿童孤独症患者在言语交流和非言语交流方面均存在障碍。其中以言语交流障碍最为突出，通常是患儿就诊的最主要原因。

（1）言语交流障碍

①言语发育迟缓或缺如。患儿语言发育明显落后于同龄儿童，会说话后言语进步也很慢。起病较晚的患儿可有相对正常的言语发育阶段，但起病后言语逐渐减少甚至完全消失。部分患儿终生无言语。

②言语理解能力受损。患儿言语理解能力不同程度受损，病情轻者也多无法理解幽默、成语、隐喻等。

③言语形式及内容异常。对于有言语的患儿，其言语形式和内容常存在明显异常。患儿常存在即刻模仿言语，即重复说他人方才说过的话；延迟模仿言语，即重复说既往听到的言语或广告语；刻板重复言语，即反复重复一些词句、述说一件事情或询问一个问题。患儿可能用特殊、固定的言语形式与他人交流，并存在答非所问、语句缺乏联系、语法结构错误、人称代词分辨不清等表现。

④语调、语速、节律、重音等异常。患儿语调常比较平淡，缺少抑扬顿挫，不能运用语调、语气的变化来辅助交流，常存在语速和节律的问题。

⑤言语运用能力受损。患儿言语组织和运用能力明显受损。患儿主动

言语少，多不会用已经学到的言语表达愿望或描述事件，不会主动提出话题、维持话题，或仅靠其感兴趣的刻板言语进行交流，反复诉说同一件事或纠缠于同一话题。部分患儿会用特定的自创短语来表达固定的含义。

（2）非言语交流障碍　儿童孤独症患者常拉着别人的手伸向他想要的物品，但是其他用于沟通和交流的表情、动作及姿势却很少。他们多不会用点头、摇头以及手势、动作表达想法，与人交往时表情常缺少变化。

3. 精神行为障碍　儿童孤独症患者还常存在自笑、情绪不稳定、冲动攻击、自伤等精神行为障碍。多数患儿在 8 岁前存在睡眠障碍，认知发展多不平衡，约 75% 的患儿伴有精神发育迟滞（25% 为轻度智力低下，50% 为中、重度智力低下），极少数患儿在音乐、机械记忆（尤其文字记忆）、计算能力方面相对较好甚至超常。64% 的患儿存在注意障碍，36% ~ 48% 的患儿存在过度活动，6.5% ~ 8.1% 的患儿伴有抽动秽语综合征，4% ~ 42% 的患儿伴有癫痫，2.9% 的患儿伴有脑瘫，4.6% 的患儿存在感觉系统的损害，17.3% 的患儿存在巨头症。

 知识链接——原卫生部《儿童孤独症诊疗康复指南》中儿童孤独症诊断标准（参照 ICD – 10 中儿童孤独症诊断标准）

1. 3 岁以前，在下列三方面中，至少已有一方面的发育延迟或功能异常。

（1）用于社交的言语；

（2）社会交互关系；

（3）象征性或想象性的游戏。

2. 具有以下（1）、（2）、（3）项下至少六种症状，且其中（1）项下至少两种，（2）、（3）两项下各至少一种。

（1）社会交往有质的损害

1）非语言性交流行为的应用存在显著损害。如不能恰当地应用眼对眼注视、面部表情、身体姿势及手势等来调节社会交往；

2）尽管有充分的机会，不能与同龄人交往；

3）缺乏社会性情感的相互交流，表现为对他人情绪的反应偏颇或有缺损；或不能依据社交场合调整自身行为；或社交、情感与交往行为的整合能力弱；

4）不能自发地寻求与他人分享欢乐、兴趣或成就等（如不向旁人显示、表达或指出自己感兴趣的事物）。

（2）交流能力有质的损害

1）口语发育延迟或缺如，不伴有想用手势或模仿动作等方式替代的尝试（此前常没有咿呀学语的沟通）；

2）有一定说话能力者，提出话题和维持谈话的能力也有明显受损。

3）刻板或重复的语言或特殊的、只有自己听得懂的语言；

4）缺少与其年龄相应的自发的假扮性游戏或模仿日常生活游戏。

（3）兴趣局限、行为和活动重复刻板，表现在下列至少一个方面：

1）有一种或几种固定的、重复的、局限的兴趣，其程度和内容均属异常，并且不易改变。

2）固执地遵循某种特殊的、没有意义的常规或仪式；

3）重复刻板的作态行为，如手指扑动或旋转、搓搓手或手指，复杂的全身运动等；

4）长期持续地迷恋物体的一部分或玩具的没有功能的性质（如气味、质感或所发出的噪音或振动）。

3. 临床表现不能归因于以下情况：其他类型的广泛性发育障碍；特定性感受性语言发育障碍及继发的社会情感问题；反应性依恋障碍或脱抑制性依恋障碍；伴发情绪/行为障碍的精神发育迟滞；儿童少年精神分裂症和 Rett 综合征。

三、治疗

目前尚缺乏针对儿童孤独症核心症状的药物，儿童孤独症的治疗以教育干预、行为矫正等康复措施为主，药物治疗仅为辅助性的对症治疗措施。如果患儿存在明显的情绪行为症状，可根据症状表现特点、药物的药理作用、适应证、禁忌证和副作用选择用药。药物治疗的目的在于改善特定症状，也为照料和教育训练提供条件。对于明显易激惹、发脾气、冲动、攻击、自伤等行为症状，可选用有循证依据的抗精神病药或情绪稳定剂；对于强迫刻板行为，可选用舍曲林、氟伏沙明等抗抑郁药或有循证依据的第二代抗精神病药；对于注意缺陷多动症状，可选用治疗注意缺陷多动障碍的药物。

1. 药物治疗的基本原则

（1）权衡发育原则　0～6岁患者以康复训练为主，不推荐使用药物。若行为问题突出且其他干预措施无效，可以在严格把握适应证或目标症状的前提下谨慎使用药物。6岁以上患儿可根据目标症状或合并症影响患儿生活或康复训练的程度适当选择药物。

（2）平衡药物副反应与疗效的原则　药物治疗对于儿童孤独症只是对症、暂时、辅助的措施，因此是否选择药物治疗应当在充分考量副作用的基础上慎重决定。

（3）知情同意原则　儿童孤独症患者使用药物前必须向其监护人说明可能的效果和风险，在充分知情并签署知情同意书的前提下使用药物。

（4）单一、对症用药原则　作为辅助措施，仅当某些症状突出（如严重的刻板重复、攻击、自伤、破坏等行为，严重的情绪问题，严重的睡眠问题以及极端多动等）时，才考虑使用药物治疗。应当根据药物的类别、适应证、安全性与疗效等因素选择药物，尽可能单一用药。

（5）逐渐增加剂量原则　根据儿童孤独症患者的年龄、体重、身体健康状况等个体差异决定起始剂量，视临床效果和副反应情况逐日或逐周递增剂量，直到控制目标症状。药物剂量不得超过药物说明书推荐的剂量。

2. 各类药物的主要副反应

（1）抗精神病药　主要包括震颤、手抖、肌肉强直等锥体外系副反应，以及体重增加、催乳素升高等神经内分泌副反应，对部分患儿有镇静作用。偶见口干、恶心、呕吐等胃肠道反应。

（2）抗抑郁药　包括肠胃道不适、厌食、恶心、腹泻、头痛、焦虑、神经质、失眠、倦怠、流汗、颤抖、目眩或头重脚轻。肝肾功能不良者慎用或禁用。

（3）多动、注意缺陷治疗药物　包括上腹部不适、恶心、乏力、心慌及血压升高等。

3. 中医药治疗 近年来有运用针灸、汤剂等中医方法治疗儿童孤独症的个案报告，但治疗效果有待验证。

四、康复护理

1. 安全护理 为患者提供安全舒适的治疗康复环境，密切观察患者的活动内容及情绪变化，必要时专人护理，避免患儿受到意外伤害或出现自伤、伤人行为。

2. 生活护理 首先保证患者的生活需要，根据患者生活自理能力评估，指导、协助患者洗脸、刷牙、穿衣、整理床单元等，将生活自理能力训练融入到日常生活中。

3. 康复训练 在康复师指导下，对患者进行生活自理能力、语言交流能力、社会交往能力训练。

4. 康复技术

（1）行为分析疗法（ABA） 采用行为主义原理，以正性强化、负性强化、区分强化、消退、分化训练、泛化训练、惩罚等技术为主，矫正孤独症患者的各类异常行为，同时促进患者各项能力的发展。经典 ABA 的核心是行为回合训练法（DTT），其特点是具体和实用。现代 ABA 在经典ABA 的基础上融合其他技术，更强调情感与人际发展。

①评估患者行为和能力，分析目标行为。

②分解任务并逐步强化训练，在一定的时间内只进行某项分解任务的训练。

③患者每完成一个分解任务都必须给予奖励（正性强化），奖励物主要是食品、玩具和口头、身体姿势的表扬，奖励随着患者的进步逐渐隐退。

④运用提示和渐隐技术，根据患者的能力给予不同程度的提示或帮助，随着患者对所学内容的熟练再逐渐减少提示和帮助。

⑤两个任务训练间需要短暂的休息。

（2）治疗教育课程（TEACCH） 儿童孤独症患者虽然存在广泛的发育障碍，但视觉方面存在一定优势。应充分利用患者的视觉优势安排教育环境和训练程序，增进患者对环境、教育和训练内容的理解、服从，全面改善患者在语言、交流、感知觉及运动等方面存在的缺陷。

①根据不同训练内容安排训练场地，强调视觉提示，即训练场所的特别布置，玩具及其他物品的特别摆放。

②建立训练程序表，注重训练的程序化。

③确定训练内容，包括儿童模仿、粗细运动、知觉、认知、手眼协调、语言理解和表达、生活自理、社交以及情绪情感等。

④在教学方法上充分运用语言、身体姿势、提示、标签、图表、文字等各种方法增进患者对训练内容的理解和掌握。同时运用行为强化原理和其他行为矫正技术帮助患者克服异常行为，增加良好行为。

（3）人际关系发展干预（RDI）　是人际关系训练的代表。其他方法还有地板时光、图片交换交流系统、共同注意训练等。目前认为共同注意缺陷和心理理论缺陷是儿童孤独症的核心缺陷。共同注意缺陷是指患者自婴儿时期开始不能如正常婴儿一样形成与养育者同时注意某事物的能力。心理理论缺陷主要指患儿缺乏对他人心理的推测能力，表现为缺乏目光接触、不能形成共同注意、不能分辨别人的面部表情等，因此患儿无社会参照能力，不能和他人分享感觉和经验，无法与亲人建立感情和友谊。RDI通过人际关系训练，改善患儿的共同注意能力，加深患儿对他人心理的理解，提高患儿的人际交往能力。

①评估确定患者人际关系发展水平。

②根据评估结果，依照正常儿童人际关系发展的规律和次序，依次逐渐开展目光注视－社会参照－互动－协调－情感经验分享－享受友情等能力训练。

③开展循序渐进的、多样化的训练游戏活动项目。活动由父母或训练师主导，内容包括各种互动游戏，例如目光对视、表情辨别、捉迷藏、"两人三腿"、抛接球等。要求训练者在训练中表情丰富夸张但不失真实，语调抑扬顿挫。

（4）孤独症语言交流训练　语言障碍是大多数孤独症儿童就诊的主要原因，语言交流障碍一般经历无口语期、仿说期、不善交流期三个合乎语言发育年龄的时期，不同时期康复治疗的重点也有所不同。

①无口语期：此期孤独症儿童多在一岁至三岁年龄，表现为随着年龄的增大，患者仍不开口说话，还有些儿童曾经会发音，但到一岁半左右逐渐出现语言障碍，不用口语交流。康复训练重点要利用儿童有明显需求时训练行为表达，如口渴时儿童手指饮水的行为，治疗师要把握时机，训练

模仿饮水的动作，以求教导儿童通过该动作完成表达需求，如果儿童可以通过表达饮水动作实现交流，再训练发"水"的语音。该时期主要训练内容包括：a. 语言相关能力训练、发音训练、通过视觉或听觉让患者知道发音可得到反馈。b. 进行发音诱导训练，发音训练形式包括主动发音训练和被动发音训练，同时可使用早期语言评定与训练系统或沟通训练系统，积累词汇，为发有意义的音节做好准备。

②仿说期：患者表现为鹦鹉学舌样仿说，自创语言、自言自语。主要训练内容为听声音、听理解、恰当的指示、让患者学会简单语句表达。训练儿童对各种声音的聆听，包括自然声、音乐声、语言声，给予丰富的语言刺激并辅助夸张的口型和手势及面部表情等恰当的指示。a. 拼音提示：治疗师出示妈妈的照片或指着妈妈，念"m""m－a""mā"，用拼音的每一节给予提示 b. 字头提示：治疗师提示单词或短语开头的第一个字，儿童接下去说，然后再完成重复，如："阿姨再见"；c. 动作提示：治疗师做再见手势的同时说"阿"，提示患者说出"阿姨再见"；d. 口形提示：治疗师只做出夸张式的口形或发出很轻的声音，等待患者大声说出；e. 口头提示：治疗师不能有任何的语音线索，在相应情景下，要求用"说话"表示。

③不善交流期：训练内容为"逼"患儿说话，让患者知道说话才有可能得到相应的需要，强化"有需求→说话表达→满足需求"的行为模式，设置要说话的情景。孤独症患者需求范围窄，治疗师要巧妙地设置一些情景，激发患儿的需求，设计适合其能力的交流。主要训练内容如下：a. 患者喜欢的游戏做一次就停下来，引导他说"我要""我还要"等。d. 制造点小困难、小麻烦，引导他说"帮帮我""打不开"等。c. 做他不喜欢或违反常规的事，引导他说出相应的话。

④训练用具及注意事项：a. 训练用具如录音设备、计算机辅助语言系统、早期语言评定与训练系统、沟通训练软件、孤独与多动症训练系统。发音训练所需的蜡烛、纸条、风车等，语言训练所需的图片实物及各类强化物等。b. 训练注意事项：设计适合其能力的交流，任何一个患儿都要经历发展的各阶段，治疗师与患者语言交流时，要把握该患者的语言水平，用适合该水平的方式交流，不要超出患者能力。交流时避免讲复杂句子同时注意让其提问等，尽量以平等的方式进行交流。注意保持儿童对训练任务的注意，观察儿童的反馈。

（5）其他干预方法　地板时光训练也将人际关系和社会交往作为训练的主要内容，与 RDI 不同的是，地板时光训练是以患者的活动和兴趣决定训练的内容。训练中，训练者在配合患儿活动的同时，不断制造变化、惊喜和困难，引导患者在自由愉快的时光中提高解决问题的能力和社会交往能力。训练活动分布在日常生活的各个时段。应当充分考虑时间、经济等因素，慎重选择感觉统合治疗、听觉统合治疗等辅助治疗方法。

五、康复评定

由医师、护士、康复师组成的团队共同对患者进行康复评定，评定时间在康复治疗前、中、后分别进行，内容包括两个方面。

1. 基本情况评定　包括年龄、性别、身高、体重、营养状况、躯体发育情况、有无先天畸形、有无视听觉障碍、有无神经系统阳性体征、有无家族史，观察患儿生活自理能力、运动、言语、认知能力，评估家庭状况、康复治疗环境等。

2. 主要功能障碍评定

（1）孤独症筛查评定　主要有简易婴儿孤独症筛查量表，适用于 1 岁半以上的儿童；

（2）诊断评定量表克氏行为量表、ABC 孤独症行为量表和 CARS 儿童孤独症评定量表，这三个量表均通过治疗师询问父母或对患儿非常熟悉的人员对患儿行为进行判断，适用于 2~5 岁的儿童；

（3）语言行为评定　用语言行为评估量表，通过治疗师询问父母或对患者的观察填写，适用于 2 岁以上的儿童，主要从句法学、语义学、语用学三方面评定语言行为。

（4）发育评定常用丹佛发育筛查测验（DDST）、盖泽尔发展诊断量表（GDDS）、波特奇早期发育核查表和心理教育量表（PEP）。

（5）智力测验评定韦氏儿童智力量表（WISC）、韦氏学前儿童智力量表（WPPSI）、斯坦福－比内智力量表、Peabody 图片词汇测验、瑞文渐进模型测验（RPM）等。

（6）辅助检查评定电生理检查（如脑电图、诱发电位）、影像学检查（如头颅 CT 或磁共振）、遗传学检查（如染色体核型分析、脆性 x 染色体检查）、代谢病筛查等。

六、健康教育

儿童孤独症的预后受到多种因素的影响，目前在药物治疗效果不够理想的情况下，早期诊断，早期长程、科学、系统、个体化及有家庭参与的康复训练，在有效改善孤独症患者的核心症状，促进智力发育，培养生活自理和独立生活能力，减轻残疾程度，提高生活质量方面具有重要作用，甚至有部分患者的认知水平、社会适应能力和社交技巧能够达到正常水平。因此，对患者及家属的健康教育及相关的康复技术指导具有重要意义。

1. 儿童孤独症相关知识教育

（1）基本知识介绍　向患儿家长介绍儿童孤独症的概念、主要临床特征、主要功能障碍、治疗、家长参与的康复的重要性与长期性等相关知识，让患儿家长有充分的思想准备，配合康复师等专业人员的工作。

（2）与预后相关的知识介绍

①诊断和康复干预的时间：早期诊断并在发育可塑性最强的时期（一般为 6 岁以前）对患儿进行长期系统的干预，可最大程度地改善患儿预后。对于轻度、智力正常或接近正常的儿童孤独症患者，早期诊断和早期干预尤为重要。

②早期言语交流能力：早期言语交流能力与儿童孤独症预后密切相关，早期（5 岁前）或在确诊为儿童孤独症之前已有较好言语功能者，预后一般较好。

③病情严重程度及智力水平：儿童孤独症患儿的预后受病情严重程度和智力水平影响很大。病情越重，智力越低，预后越差；反之，患儿病情越轻，智力越高，预后越好。

④有无伴发疾病：儿童孤独症患者的预后还与伴发疾病相关。若患者伴发脆性 X 染色体综合征、结节性硬化、精神发育迟滞、癫痫等疾病，预后较差。

2. 健康教育效果确认　确认家长了解儿童孤独症的相关知识，理解并掌握基本的康复技术，与康复治疗师建立良好的关系，了解寻求帮助的途径及方法。

第六节　阿尔茨海默病

阿尔茨海默病（Alzheimer's disease，AD）是一种中枢神经系统原发性退行性变性疾病，主要临床相为痴呆综合征。本病起病徐缓，病程呈进行性、不可逆性加重。

知识链接——9 月 21 日 "世界阿尔茨海默病日"

1906 年德国神经病理学家阿尔茨海默（Alois Alzheimer）首次报告了一例具有进行性痴呆表现的 51 岁女性患者，1910 年这种病被命名为阿尔茨海默病。1994 年国际老年痴呆协会在英国爱丁堡第十次会议上将每年的 9 月 21 日确定为 "世界阿尔茨海默病日"，希望在全球范围内引起更多人关注老年痴呆症。

欧美地区有关痴呆的流行病学研究较多，AD 的患病率比较接近。在英国 AD 患病率为 5%~8%。亚洲地区，2001 年 Yamada 报道日本 65 岁以上老年人 AD 患病率为 2.1%；2003 年 Suh 报道韩国 1037 名 65~94 岁老年人的调查结果，AD 患病率为 4.2%。国内 AD 流行病学方面的研究资料比较少，2005 年张振馨等采用统一的诊断标准和调查程序在北京、上海、成都、西安四个主要城市对 55 岁及以上老年人进行痴呆患病率调查，结果 65 岁以上老年人 AD 患病率为 5.9%，与西方国家资料接近；2013 年马勇等报道上海徐家汇街道 2442 名 65 岁以上人群 AD 患病率为 3.88%，与韩国 Suh 的报道接近。虽然阿尔茨海默病的病因和发病机制一直是国内外学者研究的热点，也在神经病理学特别是分子生物学研究中有很大进步，但仍处于探索阶段，AD 的病因远未阐明。从现有研究来看，比较一致的高危因素是增龄、遗传、女性和低教育水平。AD 的患病率随年龄增加几乎成倍增长，随着人均寿命延长，AD 患者人数相应增加；痴呆阳性家族史是 AD 公认的危险因素，遗传因素对早发性 AD（EOAD）和晚发性 AD（LOAD）的发生发展起决定性作用，AD 的胆碱功能低下假说认为，AD 的核心症状记忆丧失是由于乙酰胆碱缺失引起；AD 女性患病率明显高于男性，为男性的 2~3 倍，可能与女性比男性更长寿有关；低文化程度多指文盲以及受教育年限低于 6～8 年者，早期的文化教育可能增强大脑的功能性储备而延缓 AD 临床症状的发生。一般认为，高浓度铝及硅在脑中堆积是细胞死亡的结果而不是原因，体外研究表明，铝可能促进 Tau 蛋白磷酸化，导致淀粉样蛋白生成。

一、临床特征

阿尔茨海默病是一个临床综合征，临床主要表现为认知功能障碍、无意识障碍，但往往伴有非认知的精神行为障碍。起病潜隐，患者及家属常说不清何时起病。多见于 60 岁以上的老人。病程呈慢性进行性，总病程 2～12 年，可分为三期，但各期之间可存在重叠与交叉，并无截然界线。

1. 痴呆综合征

第一期（早期）：一般持续 1～3 年。以近记忆障碍、学习新知识能力下降、视空间定向障碍、缺乏主动性为主要表现，患者常常忘记定好的约会、分配的任务，常常在熟悉的环境迷失方向、外出散步找不到回家。有远记忆的轻度受损，焦虑，固执，不注重仪表，词汇少，表情淡漠，偶尔易激惹，悲伤，有些患者有妄想，运动系统正常，生活可以自理或部分自理。

第二期（中期）：一般持续 2～10 年，病情继续发展，远、近记忆严重受损，不能回忆自己的出生年月、工作经历、结婚日期等，部分患者会以虚构的内容来填补记忆的空白。智力与人格改变日益明显，出现皮质受损症状，患者理解、判断、计算、逻辑推理能力受损，概括、分析能力丧失，看不懂报纸、电影，听不懂别人说话，说话离题，出现计算不能，不能完成过去熟悉的工作，甚至失语、失用和失认。视空间定向障碍进一步加重，在家中迷失方向。也可以出现幻觉、妄想，神经系统可有肌张力增高等锥体外系症状。生活部分自理或不能自理。

第三阶段（晚期）：一般持续 8～12 年，患者智力、人格严重衰退，人的"灵性"丧失殆尽，远近记忆全面受损，记忆极差，刚吃完饭又要吃饭，找不到床和厕所。语言理解与表达严重受损，翻来覆去几句简单的话，可以出现刻板语言，语言不连贯，最终失语。有明显肌强直、震颤、强握、屈曲体位、摸索及吸吮反射。大小便失禁，可出现癫痫样发作，生活完全不能自理。预后不良，部分患者病情进展较快，最终常因营养不良、压疮、肺炎等并发症或因衰竭死亡。

2. 与其他疾病所致痴呆症状区别

（1）与正常老化区别。两者关系存在争议，多数学者认为两者有别，主张 AD 是一个独立的疾病单元，是一个病理过程，有其病理生理基础，不是正常老化的加剧，不应与正常衰老混为一谈。

（2）与老年人良性健忘症（benign senescent forgetfulness，BSF）即年龄相关记忆障碍（age associated memory impairment，AAMI）区别。AAMI 指老年人有健忘症状而缺乏痴呆临床证据，是一种正常或生理性非进行性大脑衰老的表现。AD 记忆障碍主要涉及铭记困难，即学习新知识困难和不能贮存、保存记忆。而 AAMI 的记忆减退主要为记忆再现过程，即不能自如地从记忆库中提取已贮存的信息。如记不住人名、地点、电话号和邮政编码，经提示就能回忆起来。病人对此往往感到负担，或主动求医或设法弥补而采用记笔记、请人提醒的办法。Crook 等（1996）提出 AAMI 诊断标准：①年龄至少 50 岁；②主诉日常生活中逐渐出现的记忆减退（如记名字困难，将东西放错，忘记电话号码）；③记忆减退的心理测查证据，如公认的标准化测验操作分比年轻人平均值至少低一个标准差；④总的智力功能无损；⑤无痴呆证据；⑥现在和过去无任何可引起认知障碍的内科疾病、神经病或精神病，包括亲精神药物或其他药物或酒滥用，也无导致一小时以上意识丧失的脑外伤。AAMI 与早期痴呆鉴别可能存在困难，因两者记忆减退存在某些重叠，需长期随访才能作出正确判断。

（3）与轻度认知障碍（mild cognitive impairment，MCI）区别。MCI 是介于正常衰老和痴呆之间的一种认知功能损害状态，petersen 等指出每年 10% ~15% 的 MCI 患者发展成 AD，而健康老年人这种概率只有 1% ~2%。1999 年，在芝加哥召开的研讨会上有关专家达成共识，建议根据认知损害和临床转归的类型而把 MCI 分为各种亚型：第一种是遗忘型 MCI（amnestic MCI），以记忆损害为主，其他认知领域相对保持完整，这种类型的 MCI 主要结局是发展成 AD；第二种是多领域 MCI（multiple - domain MCI），多个认知领域的轻度损害（不一定包括记忆），严重程度不足以构成痴呆，这种类型 MCI 可能进展成 AD，也可能进展成血管性痴呆或是正常老化的一部分；第三种类型是单个非记忆领域 MCI（single nonmemory domain MCI），指患者有除记忆以外单个认知领域的损害，如单纯语言障碍或单纯注意/执行功能障碍，其他认知技能保存，对日常生活能力的损害不足以构成痴呆。

（4）与抑郁性障碍、谵妄、器质性遗忘综合征、其他原发性痴呆（如匹克氏病性痴呆、克 - 雅氏病性痴呆或亨廷顿氏病性痴呆）、伴有各种躯体疾病或中毒等的继发性痴呆以及轻、中度或重度精神发育迟滞等区别。

二、功能障碍

1. 认知障碍

（1）记忆障碍 是 AD 早期突出的症状或核心症状，表现为忘性大，好忘事，丢三落四，如故事未讲完就忘了开头，很难看懂电影、电视，常常忘记回电话、约会，反复问同样的问题，常将物品遗留在商店或汽车上等。疾病早期主要是近记忆受损（如 3 分钟内不能记住 3 个无关词），学习新知识、掌握新技能的能力减退。随着病情的进展，远记忆逐渐受累，记不住自己的生辰、家庭住址和生活经历。严重时，不知道自己是谁，不能准确回答家里有几口人及他们的姓名、年龄、职业。

（2）视空间和定向障碍 是 AD 的早期症状之一，由于记忆受损，定向力亦进行性受累，如常在熟悉的环境或家中迷失方向，找不到厕所和自己的卧室，外出散步找不到回家；时间定向差，不知道今天是何年何月何日、不知道现在是上午还是下午。

（3）言语障碍 言语障碍的特点为含糊、刻板啰嗦、不得要领的表达方式。患者言语障碍呈特定模式，首先是语义学词意出现障碍，表现为找词困难、用词不当或张冠李戴。随后出现说话啰嗦，不得要领，可以出现病理性赘述。可以出现阅读和书写困难，继而出现命名失能（认识物体，能够正确使用，但不能确切命名）。言语障碍进一步发展为语法错误、错用词类、语句颠倒，最终音素也遭破坏而胡乱发声，不知所云，或缄默不语。

（4）智力障碍 AD 患者是一种全面性的智力减退，包括理解、推理判断、抽象概括和计算等认知功能。患者思维能力迟钝、缓慢、不能进行抽象逻辑思维，不能区分事物的异同，不能进行分析归纳。表现为思维缺乏逻辑性，说话常自相矛盾而不能觉察。

（5）失认、失用也比较常见 认即感觉功能正常，但不能认识或鉴别物体，如不能认出镜子中的自己。失用即理解和运动功能正常，但不能执行运动，又包括观念性失用和观念运动性失用。

2. 精神行为障碍 痴呆的精神行为症状有焦虑、抑郁、幻觉、妄想等，除此之外还有大喊大叫、活动增多等行为紊乱，影响到患者的生活质量，并造成看护人员的精神紧张、心境压抑。1996 年，国际老年精神病协会（IPA）将痴呆的精神行为障碍定义为"痴呆的行为和心理症状（the behavioral and psychological symptoms of dementia，BPSD）"，BPSD 的发生率可高达 70% ~ 90%，人格改变、幻觉、妄想、抑郁和行为紊乱最为常见。抑郁多见于疾病早期，幻觉、妄想往往发生在记忆力严重损害之后。

知识链接——WHO 的 ICD - 10 诊断标准

1. 存在痴呆。

2. 潜隐起病，缓慢退化，通常难以指明起病时间，但他人会突然觉察到症状的存在。疾病进展过程中会出现一个相对稳定阶段。

3. 无临床依据或特殊检查的结果能够提示精神障碍是由其他可引起痴呆的全身疾病或脑部疾病所致（例如，甲状腺功能低下、高钙血症、维生素 B_{12} 缺乏、烟酸缺乏、神经梅毒、正常压力脑积水或硬膜下血肿）。

4. 缺乏突然卒中样发作，在疾病早期无局灶性神经系统损害的体征，如轻瘫、感觉丧失、视野缺损及运动协调不良（但这些症状会在疾病晚期出现）

部分病例 AD 与血管性痴呆并存，如果血管性痴呆先于 AD 发生，临床也许不能作出 AD 的诊断。

三、治疗

目前阿尔茨海默病无特效治疗，需要采用药物治疗和康复护理相结合的综合治疗方案。药物治疗的目的为延缓认知功能衰退和对症治疗。

1. 阿尔茨海默病药物治疗 目前批准治疗阿尔茨海默病的药物有胆碱酯酶抑制剂及兴奋性氨基酸受体拮抗剂，可作为一线用药。胆碱酯酶抑制剂推荐治疗剂量：多奈哌齐 5 ~ 10mg/日，卡巴拉汀 3 ~ 12mg/日，加兰他敏 4 ~ 24mg/日。兴奋性氨基酸（NMDA）受体拮抗剂：美金刚推荐治疗剂量 20mg/日。

2. 精神行为症状的药物治疗 胆碱酯酶抑制剂与 NMDA 受体拮抗剂在一定程度上也可缓解痴呆伴发的精神行为症状。当精神行为症状严重时，可对症采用抗精神病药物、抗抑郁剂、心境稳定剂等药物。

3. 药物剂量调节 遵循个体化原则。在治疗开始后逐渐将所用药物剂量增至有效治疗剂量，根据患者的认知功能、精神行为症状及日常生活功能改善情况，兼顾药物耐受情况，确定最佳有效剂量。

四、康复护理

痴呆患者生活质量的高低、生存时间的长短，与护理有密切关系。

1. 安全护理 在患者入院 2 小时内完成，包括患者的病情和跌倒、噎食、压疮、走失、自杀自伤、暴力等风险评定。如果评定结果为高风险，则应及时佩戴有相关风险标识的腕带。

（1）预防跌倒 由于高龄、认知功能损害、精神行为异常、药物副作用等原因，导致阿尔茨海默病患者跌倒发生率增高。

（2）预防走失 中度 AD 患者需要有专人看护，病区大门夜间上锁，预防老人游走行为和迷路，外出时在口袋放入写明姓名、地址、电话及联系人的卡片，或戴有防止游走的感应器，以便迷路时被他人送回。

（3）预防压疮 对有明显肌强直、强握、屈曲体位、二便失禁、营养不良，生活完全不能自理的中晚期患者，要根据压疮风险评估等级，做好压疮预防工作。

（4）预防患者自伤自杀及伤人事件的发生 早、中期 AD 患者由于对疾病发展的恐惧，或受焦虑、抑郁、幻觉、妄想等精神症状的影响，可能导致自伤自杀及伤人事件的发生，需要及时评估，加强防范。

2. 生活护理 首先保证患者的营养摄入等生活需要，根据患者生活自理能力评估，指导、协助患者洗脸、刷牙、穿衣、整理床单元等，鼓励自我照顾，鼓励患者起床外出活动，将生活自理能力训练融入到日常生活中。

3. 康复技术培训

（1）认知功能训练

1）注意力训练

①设备与用具：录音机、尺子、笔、纸、照片、图片、短篇文章、拼板、日常生活用品、扑克、电话、计算机及计算机辅助训练系统。

②操作方法：a. 了解患者的疾病史、个人史、生活环境及认知情况；b. 选择安静的房间，备好用具；c. 对患者和家属说明训练的目的、内容及要求；d. 信息处理训练。如兴趣法、示范法、奖赏法、电话交谈等。以技术为基础的训练。如猜测作业、时间作业、顺序作业等；e. 分类注意训练：即通过书面作业或根据录音带、电脑中的指令，进行连续性、选择性、交替性及分别性注意训练；f. 根据患者的功能水平指导其在日常生活活动中进行注意训练或采用代偿方法。

③注意事项：a. 预先准备好训练用品，尽量减少患者视野范围内杂乱及不必要的物品；b. 注意患者的主动性，每次给予口令、建议、提供信息或改变活动时应确信患者已经注意或让其复述指令；c. 注意训练环境：从安静的环境开始，逐渐过渡到接近正常和正常环境；d. 训练应由易到难，并记录训练情况；e. 在治疗中可加入短暂的休息，重新开始时先复习；f. 教会患者主动观察周围环境，识别引起注意力不集中的因素并主动排除；g. 与患者及家属共同制定目标。让家属了解照顾技巧，并在非治疗时间督促和纠正患者的行为；h. 治疗师应帮助患者了解自身障碍，注意正面引导，提高自信心和训练水平。

2）记忆训练

①设备与用具：笔、训练用纸、照片、图片、实物、短篇文章、拼板、电话、录音机、计算机及计算机辅助训练系统。

②操作方法：a. 了解患者的疾病史、个人史、生活环境及认知情况；b. 选择安静的房间，备好用具；c. 对患者和家属说明训练的目的、内容及要求；d. 改善记忆力的训练，如图像法、层叠法、联想法、故事法、现场法、倒叙法、关键词法、数字分段记忆法等助记术；e. PQRST 练习法，即通过预习、提出问题、再次仔细阅读、复述和试验来促进记忆；f. 使环境有序简洁，物品固定放置，突出要记住的事物等进行环境适应；g. 训练患者有效使用外在记忆辅助工具，如记事本、计算机、时间安排表、定时器、闹钟、标志性张贴等；h. 计算机辅助记忆康复训练，如使用教育性、专门性训练软件，利用多媒体技术，强化记忆训练。

③注意事项：a. 训练患者把相关或必要的信息分类并记入笔记本；b. 严重记忆障碍者使用的记事本要放在固定位置，养成随身携带并经常、定时查阅的习惯；c. 有条件的患者可使用电子记事本；d. 使家属了解训练情况，指导家属在家中或社区中给患者以帮助。

3）视觉失认训练

①设备与用具：照片、颜色图片、日常用品、拼板等。

②操作方法与步骤：a. 了解患者的疾病史、个人史、生活环境及认知情况；b. 选择安静的房间，根据患者的功能水平选择训练内容和方法，备好用具；c. 对患者和家属说明训练的目的、要求及内容；d. 让物体失认者进行日常用品的识别训练；e. 让面容失认者反复识别家人、亲属、名人等照片，可以借助语言提示；f. 用颜色卡片对颜色失认者进行命名和辨别颜色的练习；g. 教会患者使用视觉外的正常感觉进行代偿；h. 调整生活环境。如在物品上贴标签，或把不能识别的人物名字写在照片上。

③注意事项：进行识别训练时注意感觉的输入方式，以保证训练效果。

4）触觉失认训练

①设备与用具：各种质地的材料、砂纸、日常用品等。

②操作方法与步骤：a. 了解患者的病史、个人史、生活环境及认知情况；b. 选择安静的房间，备好用具；c. 对患者和家属说明训练的目的、要求及内容；d. 辨识训练，让患者闭目，用手感觉、分辨和识别不同质地的材料，如砂纸；e. 感觉刺激。如用粗糙的物品沿患者的手指向指尖移动进行触觉刺激；f. 利用视觉帮助进行感知，重视对物体的形状、材料、温度等特质的体验。

③注意事项：a. 让患者了解其在日常生活中的潜在危险性，避免损伤；b. 进行识别训练时注意感觉的输入方式，以保证训练效果。

2. 日常生活能力训练

（1）轻度 AD 患者　督促、指导、协助患者料理自己的生活，如做饭菜、修剪花草、个人卫生、整理床单元等，选择自己喜欢并适合的着装，鼓励患者参加社会活动，以缓解大脑功能衰退。

（2）中度 AD 患者　鼓励、协助患者料理自己的生活，如梳头、刷牙、洗澡、刮胡子、剪指甲、整理床铺、穿脱鞋子、穿脱衣服、上厕所、便后冲洗、根据天气情况选择适合穿着等。

（3）重度 AD 患者　尽量保存患者残存的功能。

3. 音乐辅助康复治疗　有证据显示音乐治疗通过对痴呆患者听觉、视觉的刺激，可以增强轻度 AD 患者记忆的能力和语言功能，可以减少 AD 患者激越。

4. 心理康复治疗　主要是支持性心理康复治疗，使患者及家属正确认识和接受现实，调整心态，保持身心的舒适与安全，积极配合康复治疗，参加力所能及的活动，最大限度地维持患者的认知和社会功能。

5. 怀旧康复治疗 以患者的远期记忆作为桥梁，通过在患者的房间放置患者的老照片、使用过的物品，定时播放患者熟悉的音乐，与患者一起缅怀过去的生活经历，重新体验过去的生活片段，帮助患者不断增强自我的概念，增强自我认同感和接纳感，减轻失落感。

6. 经皮神经电刺激疗法 是近十年来出现的一种非药物治疗痴呆的康复治疗方法。研究显示，该法可以改善词语的视觉短时及长时记忆，对认识功能和独立生活能力有改善，而且还能改善 AD 患者的昼夜节律紊乱。

五、康复评定

评估团队由医师、护士、心理治疗师、康复治疗师、营养师组成，评估时间在入院时、住院中、出院前分别进行，评定内容包括以下几个方面。

1. 基本情况评定 包括年龄、病史、生命体征、营养状况、进食、睡眠、大小便、皮肤状况、实验室检查及影像学检查等其他检查结果、生活习惯、家族史、家庭及社会支持系统、康复治疗环境等。

2. 主要功能障碍评定

（1）日常生活能力评定 Barthel 指数。

（2）认知功能评定 可以使用蒙特利尔认知评估量表（MoCA）、单项认知功能检查（记忆力、视空间、执行功能、注意力、语言、操作能力等）。

（3）痴呆评定 痴呆分级诊断量表或总量表。

（4）身体状况评估 视力评估、听力评估、晚期老年性痴呆症疼痛评估量表（PAINAD）。

（5）精神状态评估 精神状态检查量表（MMSE）。

（6）精神行为症状评定 精神行为症状评估表。

（7）安全风险评定 包括跌倒风险评定、走失风险评定、噎食风险评定、压疮风险评定、自杀自伤风险评定、暴力风险评定。

3. 不良反应评定 不良反应量表（TESS）。

4. 护士用住院病人观察量表（NOSIE）。

六、健康教育

阿尔茨海默病的病因不明，病程呈进行性、不可逆性加重，药物治疗的作用有限，对患者及其家属进行相关知识、康复技能的教育培训，是为了最大限度地保留患者功能或延缓患者功能衰退，提高患者及照顾者的生活质量。

1. 阿尔茨海默病相关知识教育

（1）基本知识介绍　向患者及家属介绍阿尔茨海默病的概念、主要临床特

征、主要的功能障碍、治疗护理措施。

（2）家属在日常生活中应该遵循的原则

①照顾好老人的饮食起居，尊重老人的生活习惯，不要过多指责，以免伤害老人的自尊心。

②居住环境布置要简单、便于识别，让老人远离开水、电插销等危险品。

③加强康复锻炼活动，鼓励患者坚持日常运动，坚持参与社交，减缓病情

发展。

④为了在万一走失时得到帮助，老人穿的衣物应标明姓名、年龄、住址。

⑤帮助患者调整好心态，多参加一些社会活动，特别是文体活动，多同年轻人在一起，努力接受一些新东西，使生活充实、心情开朗，避免恐慌、沮丧。

（3）对康复治疗环境的要求

①总体要求是安全、舒适。以室温 22～24℃、湿度 50%～60% 为宜，地面平整防滑，过道无障碍物，病房的房间门及病床床头可以贴上鲜艳的、老年人喜欢的动植物图片，以便帮助患者识别自己的房间和病床，桌椅固定不易移动，座椅及床的高度应适合老年人的起坐，以 45～60cm 为宜，病床两侧安装活动护栏，浴室、厕所及楼梯安装扶手，浴室、厕所加装防滑装置，室内光线柔和，保持适当的夜间照明。

②康复治疗环境的设计要适合老年人的特点和有利于老年人认知功能的康复。如医院花园四季均有不同的植物，有鸟语、花香、小桥、流水

声，小池中有各种有色小鱼游动，观赏小鱼时可以触摸到喷泉水，小池边的护栏不是太光滑，有容易触摸到的假山，花园小路上随处有带遮阳功能的座椅，小路能够与病房大门相通，老人不容易迷路。白天老人随时可以在花园里散步、观赏、钓鱼、种花草、种蔬菜。

2. 健康教育效果确认 患者及家属情绪稳定，接受疾病现实，并能积极配合康复治疗；患者及家属了解阿尔茨海默病的相关知识，理解并掌握基本的康复技术，患者至少能够掌握一种替代方法，减少认知功能障碍对生活的影响，家属或照顾者能够掌握与患者沟通交流的技巧及基本的康复技术。

第七节 器质性精神障碍

器质性（包括症状性）精神障碍是一组由脑部疾病或躯体疾病导致的精神障碍，主要包括脑退行性疾病、脑血管病、颅内感染、颅脑外伤、脑肿瘤等以及各种躯体疾病所致的精神障碍。器质性精神障碍多在成年或老年期起病。

一、临床特征

1. 器质性精神障碍的临床特征与原发疾病之间无特异性关系。不同病因可以引起相同的精神症状，相同的病因在不同患者身上可以表现出不同的精神症状。

2. 根据起病的缓急和病程的长短，器质性精神障碍常常出现谵妄、痴呆、遗忘综合征。

3. 器质性精神障碍的病情进展与器质性原发病的进展呈正相关，随原发病的缓解或改善而恢复。

4. 器质性精神障碍患者都具有明显躯体体征，实验室检查结果常为阳性。

二、功能障碍

1. 谵妄（delirium） 又名急性脑病综合征（acute brain syndrome），其特点是急性意识障碍，同时有注意、知觉、思维、记忆、精神运动行为、情绪和睡眠－觉醒周期的功能紊乱。可发生于任何年龄，但以 60 岁以上多见。谵妄往往起病迅速，病情每日波动，严重程度差别很大。有些患者发病前有前驱症状，如坐立不安、焦虑、激越行为、注意涣散和睡眠障碍等，前驱期持续约 1~3 天。谵妄症状通常持续数小时或数天，一般 10~12 天可完全恢复，但有时可达 30 天以上，但总病程不超过 6 个月。药物中毒、代谢及内分泌紊乱、颅内感染、颅脑损伤、脑血管疾病、脑肿瘤、营养缺乏等常导致谵妄的发生。躯体检查无特异性，脑电图表现为广泛的脑电基础频率减慢。谵妄患者常常发生以下功能障碍。

（1）意识障碍　是谵妄的核心症状，主要表现为意识清晰度的下降（从混浊到昏迷）。

（2）注意损害　注意的指向、集中、持续和转向能力均降低，难以保持注意力。

（3）认知功能的全面损害　知觉歪曲、错觉和幻觉，多为幻视；抽象思维和理解能力损害，可伴有短暂的妄想；典型病例往往伴有某种程度的言语不连贯、言语散漫；患者即刻回忆和近记忆受损，远记忆相对完好；时间定向障碍，比较严重的患者可以出现人物和地点定向障碍。

（4）精神运动障碍　活动减少或增多，并且不可预测地从一个极端转向另一个极端；反应的时间增加；语速加快或减慢；惊跳反射增强。

（5）睡眠/觉醒障碍　失眠，严重者完全不眠，或昼睡夜醒、昼夜片段昏睡，恶梦或多梦。

（6）情感障碍常表现为抑郁、焦虑、惊恐、易激惹、欣快、淡漠、惊奇、困惑。

2. 痴呆（dementia）　是由脑部疾病所致的一组慢性或进行性的临床综合征。患者记忆、思维、定向、理解、计算、学习能力、语言和判断能力等高级皮层功能紊乱，常伴有认知功能损害、人格改变、日常生活能力困难、精神症状以及行为异常。患者无意识障碍。导致痴呆的疾病有多种，最常见的脑部疾病为阿尔茨海默病、脑血管病以及原发性或继发性伤害大脑的其他情况。

（1）认知障碍　是痴呆的典型临床表现，包括记忆减退（hypomnesia）、失语（aphasia）、失认（agnosia）、失用（apraxia）。记忆障碍为突出症状，首先出现近记忆障碍，逐渐进展为远记忆障碍，还包括视空间障碍、抽象思维障碍、语言障碍，失认和失用。

（2）人格改变　对周围环境兴趣减少、自私、本能活动亢进、行为不顾社会规范、缺乏羞耻及伦理观念。

（3）精神和行为症状 幻觉、妄想、错认、类躁狂、言语性攻击、随地大小便、睡眠障碍。

（4）社会功能减退 日常生活能力下降，需要他人照料，重者表现为个人生活完全不能自理。

3. 遗忘综合征（amnestic syndrome） 又称柯萨柯夫综合征（Korsakoff syndrome），是由脑器质性病理改变所导致的选择性或局灶性认知功能障碍。突出的临床表现为近事记忆障碍和言谈虚构倾向，患者对新近发生的事情，特别是新近接触过的人名、地名和数字，最易遗忘，为了弥补这些记忆缺陷，常产生错构（确有其事，但时间、地点不符）和虚构（患者所述全属杜撰），患者呈易暗示性，如给病人以新的提示，可引致编造出新的虚构内容。患者意识清晰，智能相对完好。

 知识链接——ICD - 10 中器质性精神障碍诊断标准

1. 存在脑疾病、脑损害或躯体疾病证据；

2. 存在精神症状或综合征，包括痴呆、谵妄、遗忘综合征、幻觉症、紧张性障碍、妄想障碍、心境障碍、焦虑障碍、分离性障碍、情绪不稳定性障碍、轻度认知障碍、人格障碍等；

3. 精神症状发生与脑疾病、脑损害或躯体疾病有关。

4. 血管性痴呆（vascular dementia，VD） 原名动脉硬化性痴呆，是由脑血管病变引起的痴呆综合征，包括多发脑梗死性痴呆，起病、临床特点和病程均与阿尔茨海默病不同。典型病例有短暂脑缺血发作的病史，并有短暂意识损害、一过性轻瘫或视觉丧失。此后，记忆和思维损害成为突出表现。起病通常在晚年，可在某次短暂脑缺血发作后突然起病或逐渐起病。

（1）认知功能障碍 患者认知功能损害常具有波动性，有时在较长时间内处于稳定阶段，有的患者可因脑血流改善而出现记忆改善或好转。

（2）记忆障碍 以近事记忆障碍为主，晚期出现远事记忆障碍，但自知力保持良好。

（3）人格改变　人格相对保持完整，但部分患者可出现明显的人格改变，如淡漠、缺乏控制力或原有人格特点更突出，如自我中心、偏执态度或易激惹等特征。

（4）精神障碍　由于脑血管受到损害的部位不同，可出现不同的神经精神症状。高血压、颈动脉杂音、伴短暂抑郁心境的情绪不稳、哭泣或爆发性大笑、短暂意识混浊或谵妄发作，常因进一步的梗死而加剧。

5. 癫痫性精神障碍　人类对癫痫的认识经历了漫长的过程，但目前仍然缺乏一个世界范围内的癫痫的标准定义。《临床诊疗指南·癫痫病分册》（2015 修订版）认为癫痫不是单一的疾病实体，而是一种有着不同病因基础、临床表现各异，但以反复癫痫发作为共同特征的慢性脑部疾病状态。癫痫患者容易出现多种类型的精神问题、情感障碍、社会心理障碍和行为以及人格的改变等。目前，不论是 WHO 的 ICD 疾病分类，还是美国的 DSM 分类，癫痫性精神障碍已经成为器质性精神障碍中一个肯定的类别。

（1）精神障碍　癫痫的临床表现非常复杂，根据精神障碍与癫痫发作有无直接关系，将癫痫性精神障碍分为发作相关性精神障碍和与发作无关的发作间歇期精神障碍。

1）发作期精神障碍：包括发作性精神运动性障碍、发作性情感障碍及短暂性精神分裂症样发作等。多由皮质的局限性病灶引起，即多存在于部分性发作和部分性癫痫中，特别是复杂部分性发作和颞叶癫痫。发作时的症状由病灶的部位决定。发作时的精神障碍主要有知觉障碍（视觉发作、听觉发作、嗅觉发作、味觉发作）、记忆障碍、思维障碍、情感障碍、自主神经功能障碍、自动症、非抽搐性癫痫持续状态。

2）发作前后精神障碍

①发作前（preictal）精神障碍：部分患者在癫痫发作前数分钟、数小时或

数天出现焦虑、紧张、易激惹、冲动、抑郁、淡漠等心境恶劣或一段时间的自主神经功能紊乱，如胃纳减退、面色苍白、潮红及消化不良等症状，使患者感到发作即将来临，称之为前驱症状（prodromal symptoms），目前对这一现象发生的机制尚未阐明。Blanchet 曾经指出不少患者会在抽搐发作之前 3 天出现抑郁，直到抽搐发作后 1 天才恢复正常。

②发作后（postictal）精神障碍：可发生于任何年龄的患者，但最常见于 30～40 岁。癫痫发作后的朦胧状态常发生于全身强直 - 阵挛性发作及部

分性癫痫发作后，尤其是全身强直 – 阵挛发作持续状态后。在发作后可出现意识模糊、定向力障碍、幻觉、妄想及兴奋等症状。有时幻视或幻听及妄想很明显，幻视常具有完整的结构及迫害性，以致患者企图逃避，偶然会出现意外。此后患者可入睡或意识模糊逐渐减轻，直至完全恢复正常。每次可持续 5 ~ 10 分钟到数小时或更长。再次出现全身性大发作亦可终止发作后精神障碍。发作后精神障碍发作时的脑电图主要表现为高波幅节律，逐渐恢复至正常的基本节律。

随着癫痫发作的增多，发作前后的精神障碍往往加重。极少情况下，精神症状与发作频率呈相反关系，称为"替代性精神障碍"（alternating psychosis），即当患者有癫痫发作时，没有精神症状，当发作消失和脑电图正常后，出现精神症状。

3）发作间歇期精神障碍：精神障碍发生于两次癫痫发作之间，与发作本身不直接相关，无意识障碍，但精神症状的病期具有迁延性，可持续数月至数年之久。包括慢性精神病状态如精神分裂症样精神病、人格改变。人格改变特征性的临床表现包括智力及情感两部分。

（2）与发作可能有关的行为障碍　包括解离障碍（表现为人格解体感和不真实感）、心境障碍、暴力冲动、性功能障碍 、自杀（癫痫患者的自杀率高于非癫痫人群 4 ~ 5 倍）等。

三、治疗

器质性精神障碍的治疗原则为病因治疗与对症治疗并重，但在使用精神科药物时要慎重，避免药物加重有关脏器的损害，避免加重意识障碍。

1. 治疗方案　在系统的病史采集，体格检查和神经系统检查，评估患者精神状态、器质性或躯体疾病状况后制定治疗方案。

2. 治疗原发疾病　遵循个体化原则，积极规范治疗原发病及诱发因素。根据疾病诊断、临床特征、患者的耐受性和不良反应以及患者的经济承受能力，选择最适合患者的原发病治疗药物。

3. 治疗精神症状　遵循个体化原则，根据患者的精神行为症状特点、躯体状况、药物耐受性和不良反应，选择必要的抗精神病药、抗抑郁药、心境稳定剂等。

4. 药物剂量调节　遵循个体化原则，在治疗开始后逐渐将所用药物剂量调整至有效剂量，根据患者器质性疾病状态和精神状态变化，兼顾药物耐受情况，确定最佳有效剂量。

5. 给予充分的非药物干预

四、康复护理

器质性精神障碍患者的康复护理包括导致精神障碍的脑部疾病或躯体疾病的康复护理和精神障碍的康复护理，表现多而复杂。本节将从总的康复护理流程、常见综合征和常见疾病的康复护理进行介绍。

1. 康复技术　患者的康复越早越好，从入院的第一天开始就进行康复，根据患者疾病的进展康复可以分为五级。

（1）一级康复

1）康复对象：刚入院病情处在急性期，有明显的精神症状，思维、行为比较紊乱，自知力缺失，暴力攻击、自伤自杀风险高。

2）管理方式：封闭式管理。

3）活动范围：主要收治在精神科重症监护病房（PICU），康复活动地点以病室大厅为主。

4）康复目的：早期介入，建立生活和服药的良好行为，有利于精神症状的控制和上一级康复。

5）康复实施部门：精神科重症监护病房（PICU）。

6）康复措施：①建立良好的治疗性医患关系，熟悉主管医生、责任护士、病房环境，了解病房作息时间；②做好支持性心理护理，减少患者对陌生环境的恐惧；③服药技能训练：药物由工作人员管理，督促患者按时服药，训练患者服药行为的建立和服药习惯的形成，训练患者知晓自己所服药的名称、性状、剂量。④生活技能训练：主要是自我照顾能力训练，如进食、面部清洁、洗面、剃须、梳头、刷牙、如厕、洗澡、更衣、折叠被子、督促或协助完成个人卫生、睡眠护理、收拾床头柜等，规范放置物品，保持病室整洁。⑤健康指导：根据患者病情，按照制定的标准进行健康教育宣教。

（2）二级康复

1）康复对象：经过急性期治疗，精神症状部分得到控制，自知力缺失或部分恢复，精神科风险降低，基本服从病区管理，由 PICU 转入普通病房的患者。

2）管理方式：住在普通病房，采取每天上、下午定期开放的封闭式管理。

3）活动范围：主要康复护理活动在病区内进行，开放期间在医院康复场地参加工娱治疗，开放期间在工作人员视线内。

4）康复目的：强化服药的自我控制训练，提高治疗的依从性；增加生活技能训练项目，建立和维持生活习惯，预防功能衰退；拓展健康指导内容，让患者对疾病有更清楚的认识。

5）康复实施部门：病区为主，精神康复科、临床心理科为辅。定期开放期间由康复科负责组织，病区协助实施，其余康复措施均在病区内实施。

6）康复措施：①服药技能训练：在一级康复的基础上，维持和强化服药习惯，药物由工作人员发放，记录患者服药的情况（主动或被动）；②生活技能训练：在一级康复基础上增加管理病室内的整洁、协助病区内的保洁等；③行为训练：遵从作息时间的能力、执行力、参加各种活动的能力；④健康知识讲座：按照制定的标准健康教育计划安排讲座，一般每周1~2个课题，每天讲解，强化记忆，促进健康行为的建立。

（3）三级康复

1）康复对象：精神症状基本得到控制，自知力缺失或部分恢复，服从管理，情绪有波动，能自行服药，但偶尔有遗忘，需要督促。

2）管理方式：半开放式管理，白天参加小组职业康复训练，夜间回病区休息。

3）活动范围：在院区内活动。

4）康复目的：通过各种康复措施，建立良好生活和行为习惯，通过职业康复，提高患者的生活和职业能力。

5）康复实施的部门：精神康复科为主，病区为辅，临床心理科参与指导。要求对患者每天进行考勤，每天与病区沟通交接患者，遇有病情变化时及时与科室沟通转介回病区。

6）康复措施：①适时参加病区内组织的康复活动；②继续强化生活技能训练；③加强服药技能训练；④行为训练；⑤参加科室和康复科组织的健康知识讲座；⑥参加职业康复小组训练。

（4）四级康复

1）康复对象：病情处于缓解期或恢复期，能自行服药，自我管理，有一定职业特长，准备出院的患者。

2）管理方式：半开放管理，主要参加就业技能实践培训。

3）活动范围：院内、院外。

4）康复实施部门：康复科为主，病房和临床心理科为辅。

5）康复措施：①主要参加康复科组织的就业技能实践培训；②自身安全管理培训和指导；③适时参加病区和康复科组织的康复活动。

（5）五级康复

1）康复对象：精神症状得到控制，自知力恢复，已经出院。但存在生活、社交或职业技能欠缺，自信心不足，寻找工作困难。

2）管理方式：全开放管理，白天到康复会所参加活动，继续康复训练，夜间住在家中。

3）活动范围：可以自由活动，以参加职业康复小组训练为主。

4）康复目的：在不同职业小组学习不同技能，提高职业康复能力、社会适应能力，促进回归社会。

5）康复实施部门：医院康复会所为主，临床心理科协助指导。

6）康复措施：①职业康复训练：按照个人兴趣和准备从事的工作进行相关康复训练，每一项职业康复训练都分为初级、中级、高级，每个小组技能训练 1~3 个月后，经过康复评估小组评定后发放项目级别结业证书，然后转入上一级别进行康复或转入其他项目训练组进行康复治疗，直到找到工作。②管理能力训练：训练管理能力，通过管理他人提升自己的管理能力。③宣传能力训练：以自我康复体验为主，宣传康复效果，提高患者的综合能力和自信心。④学习业余爱好：舞蹈、唱歌、摄影、主持等兴趣训练。

五、康复转级通知单

科室：_____（请填转入部门）

病员 _____ 住院号 _____ 目前康复级别为 _____ 级康复。根据患者目前的疾病特点、兴趣爱好、主观意愿、综合表现等，经主管医生及康复护士综合评定后由现 _____ 级康复转为 _____ 级康复。

转出部门签字：

接收部门签字：

年　月　日

六、康复评定

康复评定由医师、护士、康复治疗师、心理治疗师、营养师、义工等组成的团队进行，评定时间分别在入院时、住院中、出院前，内容包括两个方面。

1. 基本情况评定 包括年龄，病史，生命体征，营养状况，进食，睡眠，大小、便，皮肤状况，生活自理能力（Barthel 指数），实验室检查及影像学检查等其他检查结果，生活习惯，家族史，家庭及社会支持系统，康复治疗环境等。

2. 主要功能障碍评定

（1）日常生活能力评定 Barthel 指数。

（2）精神状态评定 汉密尔顿抑郁量表、汉密尔顿焦虑量表、简明精神症状检查表、谵妄评估量表、精神状态检查量表。

（3）风险评定 跌倒风险、攻击风险因素评估量表、自杀风险因素评估量表、压疮风险等。

（4）不良反应量表（TESS）。

（5）社会支持评估、家庭功能评估

（6）护士用住院病人观察量表（NOSIE）。

七、健康教育

器质性精神障碍是一组由脑部疾病或躯体疾病导致的精神障碍，常常在综合医院的门、急诊，内、外科病房，特护病房，精神病院，患者家中能够见到这类患者。患者的临床表现多而复杂。需要对患者及其家属进行相关知识、康复技能的教育培训，以最大限度地提高患者的康复治疗效果。

1. 相关知识教育 根据患者的疾病特点，向患者及其家属介绍相关的疾病知识、主要的治疗和康复措施、康复治疗环境的要求等。对癫痫患者重在长期全面的管理，最终目标不仅仅是控制发作，更重要的是提高患者的生活质量。

2. 癫痫患者健康教育

（1）患者及家属需要了解的共同内容

1）治疗：治疗愈早效果愈好；不同类型用药不同；用药时间、停药、换药严格遵医嘱，定期随访，定期检查肝功、肾功、血常规。

2）有前驱症状立即平卧。发作时防范受伤、窒息及其他意外的发生。

3）生活指导：避免过度劳累，劳逸结合，睡眠充足，作息规律，忌烟、酒，外出有人陪行或携带卡片（姓名、诊断、药名、住址、联系人、联系电话）。

4）饮食指导：保持良好饮食习惯，饮食宜清淡，勿过饥过饱，忌辛辣刺激性食物。

5）工作指导：适当脑力活动和体育锻炼，不从事带危险性的工作和活动（电工、矿工、游泳、驾驶、登高、导游、火炉旁等）。

6）个别指导：①学生：只要发作不频繁，未合并其他严重疾病，应边学习边治疗，但应告诉老师和同学，以便在发作时能得到有效帮助。②青年：癫痫患者都可恋爱结婚，身心愉悦利于康复，但遗传性（原发性）癫痫建议不宜生育。③妊娠期和哺乳期妇女：一定要将妊娠或哺乳告知医生，听从医生建议。

7）心理指导：介绍疾病发作的原因、诱因、治疗与预后，关心患者的自觉症状，鼓励患者表达自己的感受，鼓励患者多与家属、医护人员沟通，消除患者及家属的孤独、焦虑、恐惧、自卑、羞耻感、悲观、抑郁、急躁情绪，帮助患者和家属正确对待疾病，保持平静、乐观的心境。

（2）癫痫发作时的紧急处理

1）尽早识别癫痫的先兆症状。一旦发现先兆，立即将患者平卧于床或就地躺下，对来不及安置卧位的患者，立即将其扶着顺势让其倒下，防止突然摔倒造成伤害，可用软枕等物品保护患者头部，帮助患者摘下眼镜，尽可能移开周围可能对患者造成伤害的物品。

2）解开患者衣领、腰带，头偏一侧，取假牙，及时清理口鼻腔内分泌物、呕吐物，保证呼吸道通畅，防止舌后坠、舌咬伤、窒息、吸入性肺炎。

3）顺势保护抽动的关节和肢体，关节处垫软物，防擦伤或碰伤，不要强行限制发作，如不能强行按压抽动的肢体，易造成肌肉关节的损伤、骨折、脱臼。对强直期头过度后仰、下颌过张则一手用力托住患者后枕，另一手扶托下颌以防颈椎压缩性骨折或下颌关节脱臼。

4）抽搐前或强直期开口时可用折叠成条状的毛巾、牙垫或缠有纱布的压舌板置于上下臼齿之间，防止舌咬伤。不可在口腔或牙齿之间强行塞木筷、勺子、手指头等。

5）发作结束后轻轻放置良好的恢复姿势。

6）患者恢复之前不宜进食、进水。

7）不可采用任何措施企图弄醒患者。

8）保持环境安静，避免干扰。

9）遵医嘱用药、吸氧。

10）及时完成观察记录，内容包括发作时的具体情况，如意识，眼球朝哪侧凝视，面色，瞳孔，有无大、小便失禁，发作开始时间、停止时间、意识恢复时间，发作后有无头痛、乏力、肌肉酸痛，意识恢复后有无肢体瘫痪，能否复述发作时的感受，如能复述则尽量询问详细。

3. 脑疾病、损害和功能紊乱所致的人格和行为障碍 人格和行为改变可作为脑疾病、损害或功能紊乱的残留障碍或伴随障碍。器质性人格障碍主要表现为病前行为习惯模式的显著改变，特别是情感。脑炎后综合征症状无特异性。脑震荡后综合征包括许多不同性质的症状，如头痛、头晕、记忆损害、失眠、易激惹等。

第 **7** 章　居家与社区康复

第一节　家庭康复（危机干预）

家庭康复（危机干预）是指当患者出现活跃的精神症状和心理障碍时，采用以家庭为基础的对患者进行恰当的药物治疗和巧妙的家庭教育等治疗手段，是一种短期危机干预措施。家庭康复不仅有助于改变精神病患者封闭式监管方式及补充社区精神卫生服务的不足，还有助于改变家庭成员之间的关系。家庭干预通过对患者及其家属的教育、指导、训练，使患者获得全面康复的机会，最终达到融入社会的目标。

家庭康复的两种方式：个案（个体）家庭治疗和集体家庭治疗。

1. 个案（个体）家庭治疗　将家庭作为一个整体，而不是将其单个成员作为干预目标的一种治疗技术，根据每个家庭个体情况有计划、有步骤、阶段性地进行。按患者病情的变化，可分为疾病期、缓解期、康复早期和康复期。治疗的间隔依据病情的好转程度适当加以延长，在症状缓解巩固治疗期，家庭干预可间隔 1 次/月，如果治疗效果维持良好可 1 次/2 月；症状消失病情稳定后的康复期，可间隔 1 次/3 月，遇到疾病复发先兆或危机发生要及时干预，这样可以缩短控制复发症状的时间。

【具体做法】

（1）制订计划与实施　家庭治疗者要在干预治疗前完成收集病史、精神检查和各种量表的测评工作，然后根据家属情感表达中所存在的问题及目前影响患者康复的各种因素的特点进行分析，找出患者及家属存在的突出问题，对不同的患者和家庭制订不同的初步家庭干预计划。治疗者将初步计划交给患者及家庭成员并和他们进行讨论修改，对需要解决的问题按轻重缓急，排出解决问题的时间表，并取得共识，提出各自的解决方案并说明其可行性及执行困难之处，最后确定一个较为合适的执行方案，明确患者和家庭成员各自的任务与责任，确定执行人员。时间为二周至一个月，让他们有充分的时间尝试在家庭实践中运用学习到的知识，克服计划中要解决的问题。下一次治疗前，先检查上一次计划完成的情况，及时进行讲评，对于成绩给予肯定、鼓励和奖励，加以巩固提高；对于不足之处，提出改进要求和达到要求的期限。完成或部分完成计划以后制订解决下一个问题的计划。

（2）调动积极性和主动性　家属对患者的建议不要轻易否定，对于不足之处，尽量给予补充与完善；对于不被采用的意见，要说明原因或推迟使用。治疗者应注意观察家庭成员之间的思维情感交流情况，及时发现他们存在的问题并恰当调整。治疗者应结合他们的意见确定要解决的问题，帮助他们共同学习理论知识与实践经验，对他们所采取的行动做出指导建议，同时将技巧和方法传授给他们，以提高他们今后克服困难和解决问题的能力。

（3）治疗者在家庭干预过程中主要起引导作用而不是决策者　治疗者应该放弃命令式的传统做法，与家庭成员（包括患者）一起讨论，尊重对方、耐心倾听，促使大家用平和的心态表达各自的意见。对家庭成员之间的问题，应采取包括患者在内全体成员讨论的方式寻找解决的办法；对每种解决方法，每个人都可以发表意见，最后由当事人（包括患者）自己做出选择。

（4）充分发挥家庭成员不同角色的作用

1）帮助患者的父母、子女及与其密切生活在一起的成员共同找出使患者发病、症状加重的家庭因素，指导他们共同运用自我说服或相互理解、相互帮助的方法，改善家庭关系，创造和发展良好的康复氛围，提高家庭生活质量。

2）对患者的配偶进行干预，主要有三类情况：一是因为配偶一方有精神障碍而发生夫妻冲突；二是夫妻间虽然有严重矛盾和冲突，但是双方尚有保持婚姻关系的愿望；三是性生活不协调。治疗者可以分析维持婚姻关系的利弊，启发他们认识夫妻间应当求大同存小异，并有互相容忍分歧的气量，以协助他们扩大共同认识。

（5）按疾病的分期实施不同的家庭干预　疾病急性期干预策略：①应详细了解病情，进行躯体、神经系统检查、精神检查以及实验室检查等，以便于诊断和鉴别诊断；②选择快速、高效、安全的药物治疗，密切观察病情变化及药物反应；③耐心倾听家属叙述，了解病史、家庭关系、沟通中不利或有利的情况。建立良好的治疗联盟，向家庭成员进行精神疾病知识和治疗知识的教育，引导家属对患者的困境表示理解与同情，同时给予他们心理支持，促进建立治疗的信心，为今后康复打下良好的基础。

疾病巩固期和维持治疗期干预策略：①约定患者定期复诊，康复师经常宣传有关精神疾病的知识，以提高治疗的依从性；②指导家属观察病情变化，学习如何认识复发先兆的知识，熟知所服药物名称、剂量、副反应及处理对策，鼓励家属和患者有问题时及时求医；③指导家属降低高情感表达方式；④逐步训练和鼓励患者保持正常生活规律，适当参加各种恢复社会功能的训练。

疾病康复初期干预策略：①锻炼患者独立思考、独立生活的能力，帮助患者提高康复的自信心；②创造良好的家庭康复环境，鼓励患者按时参加康复活动，提高认知功能，逐步增强人际交往、社会交往和文体活动，以达到逐步融入社会的目的；③培训患者及家属用科学知识去除"根治"精神分裂症的幻想，提高认识虚假医疗广告欺骗性的能力，指导他们主动采用切实可行的有效措施处理疾病，使患者得到最佳的治疗。

疾病康复期干预策略：①加强宣传科学知识，进一步巩固患者及家属对疾病和康复规律的认识，及时调整用药，按照具体情况进行心理社会干预或危机干预；②提醒家属降低过高的情感表达以体现他们的爱心、耐心和信心，引导家属对患者多赞扬和鼓励，以建立良好的家庭交流和康复环境，促进和谐的家庭生活的形成。③通过恰当的措施控制病情的波动，以提高患者的信心。

2. 集体家庭治疗　集体家庭治疗，简称集体治疗，指的是召集多个家庭（包括患者）同时进行心理治疗的方法，使他们能够正确认识和对待自己的疾病，接受合理的治疗。目前较为普遍的集体治疗是一般性集体心理治疗，用科普的方法进行心理学知识的普及。这种家庭心理治疗的组别可以多种多样：按参与对象可分为患者组、家庭组、患者家庭组；按年龄可分为青年组、老年组等。

【具体做法】

（1）治疗方法——家属资源共享小组　每月举行一次，时间为 2 小时，参加人数为 15～20 人。如果患者与家属参加人员多，可分为两组进行。每次家属资源共享小组的内容由与会者讨论决定，并由他们确定主讲人员，内容为他们认为急需解决的问题。在下次家属资源共享小组举行以前，治疗者将家属资源共享小组的内容、时间通知所有的家庭，治疗者和患者家属共同围圈而坐，依次自我介绍，便于相互了解和情感交流。家属资源共享小组一般有三个议程。

1）讲解：由治疗者用通俗易懂的言语，深入浅出而又具体地围绕一个主题进行讲解，治疗者须注意调动患者和家属在治疗过程中的主观能动性，这样才有利于使疾病向有利方向转化。

2）讨论分析：与会者对治疗者所讲的内容进行讨论和提问，治疗者启发和引导患者和家属结合自己的具体情况和问题进行讨论、分析，和与会者共享自己的经验或教训，把科学的知识转化成患者自己的认识、理解和体会，以达到解决他们自己在治疗过程中的问题的目的，家属还可以吸取其他病友及其家庭的经验或教训，用于自己的治疗和康复。在讨论时，不能对患者或家属的错误认识予以批评或嘲笑，应引导其他与会者发言，说明在错误认识的指导下的行为所遇到的挫折和教训，以纠正错误的认识。

3）制定康复规划：经过充分讨论后，让患者及家属结合自身情况，制订出自己的康复设想，只要切实可行即可，以后再逐步完善。

（2）家属资源共享小组的主题　主要是疾病知识、家庭护理、家庭治疗、心理治疗和生活社会技能训练等。进行学习与讨论的内容可以重复安排，可以逐渐增加内容和深度，以达到强化记忆并能满足新参加者的需求的目的；也可以组织文体活动，每年组织春游、秋游、新年联欢会，参加精神疾病患者农疗基地和组织体育康复锻炼活动等。

（3）家属资源共享小组的功能

1）聚合作用：参加家属资源共享小组的人们，感觉到自己属于这个集体的一员，不再感到孤单。

2）互助鼓励作用：与会者可相互谈论自己的过去、现在，成功的经验和失败的教训，讨论共同存在的问题，找出有益的解决办法，从中体会到集体的力量。

3）连带作用：提供了家庭间、病友间进行沟通联系的机会，有利于提高治疗的依从性，促进家庭成员改善情感表达。

4）宣传作用：扩大了精神卫生知识的教育与普及，使得患者与家属受益匪浅。

第二节 社区康复

严重精神病者的个案管理模式约于二十世纪五六十年代引入，随着国际社会间非住院化潮流的开始而发展。非住院化是指减少精神病患者住院治疗时间，以社区为本的康复治疗作弥补。这个概念得到当时大多数人的支持，人们认为社区治疗能改善长期住院对患者生活及社交技巧不足、缺乏自主能力等的负面影响；但没有想到的是当这些精神病患者大规模出院后，在社区中缺乏自我生活技能，而社区机构也缺乏应有的服务人员来适当护理他们。

当时的医疗专家也了解到出院后计划的重要性，要使患者能在社区生活中适应必须要有延伸的康复服务，也就是个案管理模式的应用，即要在社区中指派某一单位或某一人负责协助患者获得他们生活上所需要的服务资源，社区机构所提供的零散与片段的服务整合，使患者可以使用。个案管理员就是负责整合与协调服务系统的人，为社区康复服务的主要工作者，所以社区的康复服务也是以个案管理的模式来开展。

国际上精神疾病患者社区服务的个案管理模式有6种：①经纪人服务模式；②门诊个案管理模式；③主动式社区个案管理模式；④重症病案管理模式；⑤优势管理模式；⑥复原模式。

目前国际上应用较广泛的模式有：主动式社区个案管理模式和重症病案管理模式。本节主要补充介绍社区个案管理的实践流程。

在社区主要的康复服务人群为：精神疾病和心理障碍的患者（如精神分裂症、心境障碍、人格障碍、精神发育迟滞、情绪障碍、器质性精神障碍、应激相关障碍、童年和青少年期心理发育障碍等）。

1. 社区个案管理模式

（1）基本的康复技能训练 社交技巧的训练，独立生活能力训练，自我照顾的训练，疾病的自我管理，心理康复训练，职业技能训练。

（2）职业康复 社区的职业康复包括传统的辅助就业（庇护性就业）和综合性支持性就业（ISE）。庇护性就业目前在全国社区是常见的普遍的一种职业康复模式，职业康复可以有效地帮助精神病患者提高对生活的期望，增加患者的责任感。

（3）对有外出公开就业需求的个案，可引入新的支持性就业模式——

综合性支持性就业（ISE）。它以快速就业为目标，没有遵循传统的辅助就业要求——循序渐进、按部就班。它将职业康复整合到精神卫生服务体系中，尊重个案的职业动机和求职喜好，全面系统评估个案相关的工作信息，以便针对性给予支持性服务。

（4）整个服务从转介开始，持续跟踪服务，致力于帮助精神病患者更好、更长久地维持一份工作。

2. 家属干预 由于非住院化潮流的影响，精神病患者度过急性病程后，大多数回归社区及家庭，同时也意味着家庭成员须与患者一起生活，并担负起患者在求医过程、精神复健和日常生活中主要照顾者的责任。因此，为配合患者家庭的需要，近年来精神科护理的支持服务已逐渐由以医院作为基础，转变成以社区及家庭为导向的照顾模式。在这种趋势之下，家庭成员在促进精神病患者康复中扮演的角色也逐渐受到重视。有足够的研究显示，提升家庭成员参与照顾精神病患者的日常生活及其护理能力能有效改善患者的临床病况，该效果在精神分裂症和躁狂抑郁症患者身上更为明显。

有关学者更指出最好的效果是透过教育和培训将家庭成员或护理者整合到治疗团队当中，团队为家属提供压力管理技巧，持续的专业支持和监督，以帮助患者居家的适应和家属能力以内的照料达至完善。上述的合伙模式亦让家庭在制订治疗计划及评估服务时有参与和提供意见的机会，使他们更加认识及掌握照顾精神病患者需要的技能和训练。以下为此合伙模式的实务成分。

（1）一方面积极地让家庭在治疗计划、出院安排及康复等过程中有所参与；另一方面鼓励精神病患者了解让其家庭有所参与的益处。

（2）提供家属教育课程，强化家属对疾病及药物的认识、沟通技巧的训练、社会资源的介绍及使用、了解患者及如何倡导自身的权益等。

（3）为有需要的家庭成员提供专业辅导，照顾家属的精神健康，舒缓家人及照顾者的压力。通过提供资源，协助家属间建立互助组织和自助小组，疏解彼此的压力及就服务政策发展提出意见和要求。

（4）设有多元化的临时托管照顾服务，帮助主要负责照顾患者的家属减轻负担。

（5）以各种协调的方法来为患者家人提供支持、信息、资源、教育及训练。

（6）通过教育及各种不同的方法，提高民众对心理健康的认识，减轻社会对精神疾病患者的偏见与歧视。

3. 治疗环境塑造　世界卫生组织（WHO）建议精神病患者最理想的治疗环境为最少束缚且为患者最熟悉的环境。因此，在康复过程中，应建构一个治疗性、支持性的环境，使病患在其中不但能满足其安全和生理的基本需求，且可缓解身心的压力，获得喘息的机会，而一个个人化、合适的、能支持持续复健的家居环境，更是不可或缺的。这样的环境必须能训练及鼓励精神病患者的独立生活性，但亦不能忽略人际关系的发展，进而使精神病患者产生认同和归属感，以逐渐取代医院或院舍的支持系统。

为推动社区康复工作，各政府及相关单位致力于推动环境设计及住所改造服务，期望与让患者回归社会的理念对齐。由职业治疗师为主导的服务团队会通过了解精神病患者的个人状况和康复需求，作实地的环境评估，建议合适的家居改装或改建工程。团队的目标是提供兼具隐私感、社交性、个别化、安全性、稳定性和预估性等特质的环境，以减低患者对环境的压力及面对出院后改变所需的调适。环境过于硕大或混乱、过多或过少刺激、缺乏规律性或熟悉度都容易诱发问题行为。近年来，团队的服务更扩大至强化建筑与周边环境，例如便利日常活动与走路设计、兼具个别性隐私及符合社交需求的室内外安全规划等。

第三节　个案管理

个案管理是各种人本服务普遍采用的服务模式，可定义为通过不同专业服务人员的团队合作与资源连结，以满足服务使用者生活需求与身心健康为目的的方法与过程。

从二十世纪五十六年代到二十世纪七十年代，个案管理模式不断发展，以应对非住院化出现的问题。当时的医疗专家也了解到出院后计划的重要性，要使患者能够在社区生活中适应，必须要有延伸的复康服务，也就是个案管理模式的应用，即要在社区中指派某一单位或某一人负责协助患者获得其生活上所需要的服务资源，将社会机构所提供的零散与片段的服务整合起来，使患者可以使用。这个负责整合与协调服务系统的人就是今日所称的个案管理员。

在个案管理的发展进程中，在不同社区机制中为满足个体的护理需求出现了下列几种个案管理模式。这些模式在护理方式、接触频率以及涉及的专业人员和个人数量上均有所相似或不同的地方（表7-1）。

表7-1 个案管理的三种模式

管理模式	管理员患者比	特色
中介模式	1:50	着重于执行的传统中介模式，个案管理员主要负责连结服务。在评估患者在医疗、社会以及心理方面的需求后，连结个案所需要的资源；之后再追踪监测个案是否已使用所连结的服务。由于个案管理员时间很有限，负案量大，与个案接触的时间通常很短暂，所以此模式不强调与案主建立治疗性的关系。
治疗或临床模式	1:1	在此模式中，个案管理员不仅扮演中介连结资源的角色，并且提供治疗性的服务。管理员与个案建立治疗的关系，协助个案做出改变。建立关系是此模式介入的重要基础，关系建立的本身就发挥部分治疗的功效。在此模式中的个案管理员须受过高度的训练，个案量较少，与个案建立深度的治疗关系。
主动式社区治疗模式	10:1	此为特别针对精神疾病个案而发展出来的跨领域团队合作模式，目标在于链接各领域的专业知识以提供多方面的服务，减少患者住院率，增强案主在社区独立居住的能力。跨领域合作的评估可以避免某方面需求评估的疏忽，各领域的分工与支持可以减少工作人员的耗竭，提供给患者的服务也不会因为员工的离职而中断。

除了上述三种模式外，有关学者亦将个案管理模式分为四类，分别为中介模式、康复模式、支持模式及优势模式。中介模式以一对一方式，由个案管理员独自评估个案需求以满足所需；康复模式则是由个案管理员评估个案优劣势，协助个案克服困难，增强其在社区独立生活的能力；支持模式则是整合个案照护所有的专业人员提供整合型的照顾；优势模式则针对个案的长处，与个案共同拟定照护计划，并与外在资源联系，持续追踪个案是否达成目标。

一、服务理念、功能和内容

个案管理的目的是促进患者身心的康复。它包括与不同的医疗组织和社区服务机构合作，综合评估患者的健康和社会需求，协调个案自身环境与精神卫生系统内的不同服务，将其置于关注中心，以一个长期及延续性的方式，帮助他实现个人目标，并找到适合自己的恢复方案。与传统针对击退症状的精神科治疗相比，个案管理较侧重于解决精神病患者的整个心理生活需求，并旨在鼓励恢复或适应病况。

1. 理念

（1）以人为本，个人化的服务　个案管理员应以服务用户最大利益为目标。尊重并充分了解患者的长处、目标、需要和困难，根据个案的健康、生活及康复需要、家庭情况和居住环境等，将地区资源和服务协调，全面地制订个人服务计划。

（2）全面综合的复康服务　充分了解服务使用者不同阶段及身心范畴的需要，包括个人照顾及发展、经济援助、社交、医疗、教育、房屋等。个案管理员应确保服务使用者获得所需支持、资源和服务。

（3）积极的社区参与　康复服务的一个目标是要善用及发挥患者的长处和潜能，在支持下参与社区生活。为了提升患者的生活质量，个案管理员应于制订及推行服务计划时，让他们可以积极参与社区活动，运用所长，全面融入社会。

（4）专业团队服务机构紧密合作　精神病患者的需要往往是复杂而独特的，专业团队及服务组织应该了解精神病患者的特殊需要。个案管理员可与他们建立紧密联系，建立支持网络，互相配合以推行个人化服务计划。

2. 功能　个案管理模式在精神健康服务输送中扮演着以下五种基本功能。

（1）连接个案到服务输送体系；

（2）评估个案使用服务输送体系的能力；

（3）激发个案的动机与兴趣；

（4）拓展医院的延伸服务；

（5）检测个案管理的服务效能。

3. 内容

（1）与患者及其照顾者建立关系：与患者建立信任关系、厘清角色，能有效地帮助患者康复。

（2）为患者及其照顾者进行服务需要评估：通过专业团队为患者及其

家庭进行需要及风险评估，了解他们的需要及期望。

（3）制订治疗及康复计划：召开跨专业的个案会议，综合个案的治疗和服务需要，确认目标、制订合适的行动方案。

（4）连结个案到相关服务机构（协调及联络）：与各个服务提供商紧密合作、协调及联络，例如医护人员、专职医疗人员、医务社工、学校社工、家庭服务社工及自助组织同工等。

（5）提供合适援助予患者及其照顾者：如提供辅导服务、情绪支持，并为家人/照顾者提供支持及训练。

（6）监督、评估治疗及康复计划的执行情况：定期与跨专业团队沟通、监察个案的服务推行情况及定期检讨服务成效。视乎进度，再制定新的服务计划或结束个案。

二、个案管理员的角色及工作范畴

1. 角色　在个案管制模式下，每名患者由一名个案管理员支持。个案管理员必须具备多种实证为本的精神科介入专门知识，以切合患者的康复需要。这包括服药管理、提升动机面谈、认知行为治疗、家庭辅导及职业康复等介入。因此，该管理员必须是受过相关培训的专业人员，可能是精神科护士、社会工作者或职业治疗师，重要的一点是，个案管理是基于管理员与患者彼此间的信任与授权关系，其目的在于使患者尽快获得所需用之服务，并要有继续性的照顾服务，恢复或维持最高程度的独立功能。个案管理是一种长期性的服务关系，不是数周、数月，而是经年累月的时间。因此，个案管理员理应成为与患者关系最密切的团队成员，担当下列的角色：同行者、支援者、辅导者、协调者、监察者、倡导者。

2. 工作范畴　个案管理员按照服务用户的康复流程，提供以下服务。

1）建立关系：个案管理员让精神病患者及其家人/照顾者认识其角色，协调彼此期望，接纳及建立信任。

2）作出评估：个案管理员认识患者的个性，发掘其优点，进行需要、风险及优势评估。

3）设立计划：个案管理员应因个别患者的需要、风险及优势状况，为其确立目标，制订合适的个人治疗计划，并把目标转化为行动计划，予以实行。

4）统筹和协调服务：个案管理员应明白患者有不同的服务需要，需要在不同时段与不同服务提供商合作及协调，以作出相应服务转介，确保服务使用者得到适时及有效的治疗、复康和福利服务。

5）资源整合：个案管理员协助服务使用者联系、协商及倡导社区资源，并开发服务使用者的内在资源，提高康复潜能。

6）监察和检讨：个案管理员定时检视患者的康复计划和进度，按时评估结果，有需要时和其他专业人员召开会议，为修订治疗计划作讨论，直至服务使用者因不同原因不需要服务时，才终止个案，结束服务关系。

7）记录及存盘：个案管理员定时记录及存盘患者的康复进度。

第四节　主动式社区治疗

主动式社区治疗（ACT）是针对严重且慢性的精神病患者，与他们协作进行以社区为本的复康治疗方案，让他们可以恢复正常的社会角色，并得到持续的治疗、住宿、就业和社会支持。主动式社区治疗不但贯彻了康复的理念，让患者充分运用残余功能以及激发潜能；主动式社区治疗还减轻了患者长期住院的问题，让患者重返社区拾回自主能力和责任感，有助于其康复之路。

主动式社区治疗在 1974 年得到了美国精神医学会的金奖，最初于美国威斯康新州试验，让部分适合社区生活的个案离院，在家继续治疗及复康，减少住院的束缚及限制，发现其康复成效更为显著。此外，主动式社区治疗既减少社区及家庭负担，又能从中满足病患对家庭、工作、社交等的需要。主动式社区治疗算得上国际上公认的治疗模式，并在许多国家和地区推广应用，而且有广泛的正面评价及实证研究支持。

【服务元素】

主动式社区治疗包括一系列连贯、灵活和全面的干预服务，协调患者多方面的不同需要。服务是由一组流动的专业复康团队提供，内容包括治疗、复康辅导和支持服务，使患者可以成功地在社区生活。此服务是长期连续供应的，只要用者有需要，服务就连续，甚至终生供应，以下是构成主动式社区治疗的基本要素，若要成功地实施此服务模式，以下要素缺一不可，如表 7 – 2 所示。

表 7 – 2　主动式社区治疗

元素	内容	目的
低的职员对患者比例	一组 ACT 服务团队成员大约负责社区内 80 至 120 名患者（人手比例，每 10 名使用者对 1 名职员）。职员与每名患者平均每星期接触三次或以上	低的职员/患者比例能保持 ACT 的服务质量。与患者密集地接触，亦能降低他们入住医院的需要，及对其他危机服务的依赖
多专业团队	一个典型的 ACT 团队由多种专业人员组成，成员通常达 10 人，包括项目领导者、精神科医生、临床心理学家、护士、职业治疗师、社会工作者、物质滥用专家、朋辈专家（康复良好，可以为团队提供服务的患者），服务 100 名左右的患者	个案工作量由所有队员分担。在这个模式中，每位队员都会认识每位患者，而每位患者亦会认识每位队员。这对双方都带来好处，患者会渐渐熟络队员，并且会与他们合作；即使有队员离开，消费者的服务中也不会因而出现缺口。对员工而言，分担个案量的方法可减低队员的工作量，提高士气，减少人才流失
合作式团队运作	团队所有成员都了解入组患者的病况，且每天开会讨论其病情控制及治疗复康方向等，令团队每个成员都能更好地完成其工作	团队间密切的沟通意味着治疗可根据患者的需要进行快速灵活的调整，使各种服务更能贴紧患者的需要
提供综合性服务	ACT 的服务内容包括疾病治疗（例如：定期发放药物、制定药物剂量、定期随访、躯体健康监测等）、康复治疗（例如：日常生活技能康复、为患者提供工作机会、适宜住所、帮助患者改善人际关系等）、药物或酒精滥用治疗、社会服务、家庭服务以及根据患者特定需求所提供的服务等	一站式综合且多元的专业服务，很大程度减少了将个案转介到其他服务部门从而耽误治疗进度的情况，亦可避免传统式治疗中因为个别部门成员能力有限而无法为患者提供连续性服务的现象

续表

元素	内容	目的
主动外展式服务	ACT 的外展服务原则要求队员要积极主动地去接触个案，在患者所在的社区内（例如：家中、餐馆内、公园内等地方）提供服务，而不是患者到办公室来求取服务。服务内容应根据患者生活的实际需要而定（例如：协助患者到银行处理财务事宜）。	弹性的环境和服务内容允许团队了解消费者在实际生活中的需要，使队员可以为他们提供支持及帮助他们学习日常生活的技能。这较传统式办公室治疗更能令患者感到投入，从而增加其治疗的动力及依从性
个别化使用者主导的治疗计划	治疗计划的拟定与执行是依循个案的需求、意愿、现实环境和个人条件来制定和进行调整，而非一成不变	借着个别化治疗的灵活性，来使服务追上患者需求的改变

由于 ACT 运行成本高昂，这个模式应该针对最适合，即极为需要连续及密集服务的精神病者。服务对象应为所有精神病患者中最严重的百分之二，此类人士亦应有以下其中一个或以上的特质。

（1）患有严重和持续性精神病；

（2）患有严重的功能损失；

（3）频繁使用医院及精神科急症服务；

（4）不遵守治疗的规定　①拒绝接受传统式以办公室为基地的跟进服务；②与现有服务缺乏良好的关系。

以下的评估框架（表 7 - 3）可用来帮助找出这类患者。

表 7 - 3　ACT 模式的收症准则

疾病性质	患者患有严重及持续的精神病，因而严重地影响其在社区内生活的能力。属于以下诊断的人士应该被优先受理： ● 精神分裂症 ● 躁狂抑郁症 ● 人格障碍症
临床情况	● 思觉失调症状 ● 其他精神科症状（包括情绪失常、认知功能缺失） ● 病悉感、治疗动力及治疗依从性 ● 同时有滥用药物及其他成瘾行为 ● 身体健康状况

续表

功能损伤	患者患有严重的功能损失，符合以下条件（至少三项）的人士应该被优先受理： • 没有能力做或在没有相当协作下做不到各种日常活动 例如：保持个人卫生、满足自己的营养需要 • 没有能力保持一个安全及稳定的生活环境 例如：无家可归、屡次被业主赶走 • 表现出不适当的社交行为 例如：社区机构要求干预服务、警方要求干预服务 • 在个人效能方面需要协助 例如：表达能力、解决问题的能力、人际沟通技巧 • 没有能力保持较固定的工作 例如：失业、差劣的就业历史 • 缺乏支持系统 例如：没有能力去建立或保持支持系统
过往经历	• 自残或疏忽照顾自己 • 暴力 • 滥用药物或其他成瘾行为 • 精神病历程，例如：治疗依从性、症状、病发情况 • 隐性学习或人格障碍 • 家族成员患有精神病、自杀、成瘾

一、服务团队成员的角色和职责

为严重精神病患者提供主动式社区治疗若要取得成效，有赖清晰界定不同团队成员的角色和职责。这在 ACT 的框架下尤为重要，因当中涉及多种服务及专业。不同职员包括项目领导者、精神科医生、临床心理学家、护士、职业治疗师、社会工作者、朋辈专家的角色和职责见表7－4。

表7－4 ACT 团队成员主要角色和职责

专业人员	主要角色和职责
精神科医生	• 精神科评估 • 处方药物及监察药物的使用 • 治理病患者的身体健康问题 • 心理治疗 • 推广精神健康

续表

专业人员	主要角色和职责
临床心理学家	• 心理评估及介入 • 评估及处理病症，提供支持式治疗 • 危机处理及干预服务
护士	• 个案管理工作（担任个案管理员） • 协调支持服务 • 参与和评估 • 家中或街头探访 • 监察药物的使用 • 教授健康和生活技能 • 支援照顾者 • 心理社会介入 • 推广精神健康
职业治疗师	• 功能及职业评估 • 家中或街头探访 • 安排患者参加职业康复训练 • 生活及职业技能训练 • 目标导向训练 • 就业选配
社会工作者	• 住宿照顾 • 膳食服务 • 督导服药依从性 • 家中或街头探访 • 危机处理及干预服务 • 康复和职业服务 • 协助患者联系福利服务机构及社区资源 • 向消费者及其家人和其他主要照顾者提供教育、支持和咨询。
朋辈专家	• 家中或街头探访 • 与专业人员协作 • 在患者康复过程中给予支持

二、精神科护士的服务范畴

精神科护士是 ACT 多学科团队的重要组成部分。专业护士提供的护理对于重度精神病患者而言是其他保健专业人员不能满足的。一名精神科护士的工作不仅包括独立的患者护理，还包括领导和指导团队方面，以及精神健康教育知识的传授。

1. 提供专业的护理实务　在 ACT 的框架下，精神科护士通过家中或社区探访，向患者提供精神健康评估与及适当的护理；以安全、合法及合乎道德的方式，有效地执行精神科护理工作。同时，社区护士亦向患者及其家人传授预防和治疗的知识，促进他们的康复。精神科护士的护理实务包括：①评估患者的生理健康和精神状况；②评估患者的康复功能程度和鉴定康复需要；③给药及执行给药指引；④协助患者满足其生理健康需要；⑤为患者计划和组织活动；⑥推动患者参与工作和活动；⑦改善患者的个人自理能力；⑧运用护理程序去预防、鉴定、报告和处理患者的急性危机。

2. 担任个案管理员：领导和协调团队工作　ACT 服务是由团队中不同专业背景的职能人员提供的。护士作为最前线的护理人员，应较其他专业对个案本身有更全面、深入的认识；作为个案管理员的护士会根据个案的情况及需要，领导及协调各队员适时及适当地调动和供应其专业技能，为社区的严重精神病患者提供全面的支持。根据 ACT 服务框架，个案管理员的核心职责包括：①评估、预防及处理服务对象及家庭的精神健康风险，以及同事的职业安全和健康；②根据个别患者的需要、风险及优势状况，制订个人化支持计划；③提供适当支持及介入，促进患者康复；④就精神病患者的疾病管理向照顾者或其家人提供适当支持和意见；⑤作为联络点及协调人员；⑥协助患者及照顾者或其家人联系其他社区资源与其他专业一同监察、检讨及协调患者的支持计划。

3. 推广和促进精神健康教育　精神科护士能与健康医护团队、服务对象、家庭及社会各界合力预防疾病，以及促进和保护个人、家庭及公众的健康，特别是精神健康。

①了解影响精神健康的各种因素及促进精神健康所需采取的适当行动；

②识别服务对象在不同医护环境中健康方面的相关需要；

③妥善和有效地运用学习原则及辅导技巧；

④有效地传达健康信息和统筹精神健康教育/促进活动；

⑤收集及利用最新证据和可靠信息，以策划及改善精神健康教育/进活动；

⑥采取适当的介入行动，以保障服务对象的利益及福祉。

第五节　社区精神康复团体活动策划与组织

行为科学家在过去60年发展的团体动力学知识，对于了解团队如何运作有非常大的贡献。这些知识来自许多不同的理论基础，如精神分析理论、存在主义心理学、行为理论、认知行为理论以及近期的系统理论。团体动力可以被定义为影响成员之间互动关系的一种力量，而且最终会影响团体的结果。也就是说：团体治疗是治疗师在团体活动中创造自由的环境，激发成员的互动，增加自我改造的内在动机，通过成员之间的相互影响，最终提升不同组员的康复需求的治疗技术和方法。因此在团队活动中也作为精神科临床上常见的治疗手段，可以利用团队活动中产生的团体动力改善和提升患者在认知、情绪和行为上的问题。这样的团队治疗同样适用于社区的精神康复。

一、团体活动治疗因素

1. 认同　通过小组活动中治疗者和成员的反馈以及鼓励，提高对自我能力的认同。

2. 多面　是指小组活动的训练因素有很多，是一个多元化的治疗过程，不仅仅针对患者的一个功能。①凝聚：通过团队成员合力完成一个任务来训练凝聚力。②存在：治疗者通过关注每一位参与者，将时间均匀地分配到每个参与者身上，提升参与者的存在感，从而提高患者参与活动的积极性。③利他：在小组活动中通过帮助他人，以考虑他人的感受出发，改善小组成员中有以自我为中心、过度关注自我的问题。④自知：提升参与者对自我能力的客观认识，明白自己的优势和限制。通过团体活动，可以帮助患者认识自我。⑤人际：只要有小组成员就能产生人际，提供给参与者一个人际交流和互动的情景。

3. 引导　是治疗者的技巧，也是一种治疗元素。治疗者在整个团队活动过程中只是一个好的引导者，通过引导来使参与者完成小组活动，增加某一方面的感受和经验。

4. 希望 通过治疗者以及其他人的反馈和鼓励，激发参与者对某一方面的新的期望。

5. 发泄 小组活动提供一个支持的、有利于参与者发泄的机会，从而改善情绪行为问题。

6. 扮演 通过角色扮演来增加角色的体验，获得该角色的经验，从而提升对角色的认识和参与度。

二、团体活动的步骤

1. 介绍（introduction） 治疗者首先向团体做自我介绍，再要求组员轮流介绍自己的名字。使组员知道彼此的名字，认同他们是小组的一员，并邀请他们参加团体。接下来是热身活动，热身可以很好地抓住团体成员的注意力，使他们放松，为接下来的活动做好准备。热身可以是有结构的，如游戏；也可以是随性的，如聊天等，其目的都是为了使组员的情绪统一到接下来的小组活动中。最好的热身是与活动主体相关的热身。选择适当的热身以产生适当的情绪固然很重要，但只靠暖身活动是不够的。环境，治疗者的脸部表情，说话的方式以及使用的媒介均有助于团体情绪的准备。环境方面，要预先将活动所需的器材和设备准备好，营造轻松、愉悦的氛围。治疗者的态度和表情能反映出他对团体的期望，而小组成员也以此为榜样，使小组活动朝着大家预期的方向进行。热身活动后，治疗者向团队成员介绍小组活动的目的是非常重要的。治疗者需要根据团队成员的认知水平做出他们能理解的说明，这样使小组成员知道接下来的活动对他们的要求是什么。此外，治疗者还要介绍小组活动的流程有哪些，让组员知道小组的时间分配，进而清楚地了解哪些环节是重要的。

2. 活动（activity） 也是团体治疗的主体。有效的团体治疗有七个步骤，因此主体的活动时间应该控制在 20 分钟以内。缺少事前的规划和目标的设定，要策划活动是非常困难的。因此在活动开始之前，治疗者要对参加团体活动的组员的生理、心理、社会功能情况有具体的评估和了解，根据团体成员的功能来进行设定团体目标。一旦目标确定后，就可开始设计或选择活动，以协助成员达到目标。也就是说活动的难易程度取决于组员的生理和心理功能，这也是团体活动策划最为关键的步骤。除此之外，策划活动时要有调整活动难易度高低的方案，以方便治疗师在团队活动过程中根据小组成员的功能进行调整，使活动更支持成员完成团队活动。

3. 分享（sharing） 完成活动后，每位成员被邀请到团体中分享他的作品或者经验。如果在活动过程中有作品的产生，参与者要分享作品并解说。如果活动是一种互动，成员则分享他们所得到的经验或活动对他们的意义。无论在哪种情况下，治疗者都有责任让每位成员均有机会做分享。在此步骤中，另一个重要的责任是确保每位成员的分享都能得到认同。认同可以使用口语或非口语的方式表达。同理心也是非常重要的因素。治疗者需对成员的分享表示理解。有些成员可能因为各种因素而不愿意分享，治疗者需要支持和鼓励成员分享或是向成员确保不会有负面的后果。若个案仍拒绝分享，我们也必须接受。成员不应该被强迫分享任何关于他们觉得不方便分享的事。

4. 处理（processing） 团体活动过程中，处理是最难的一个环节。在处理阶段，需要让成员表达他们对经验、领导者和其他成员的感受。感受可以引导我们的行为，对成员在团体治疗中有绝对的影响。假使这些情绪没有被表达出来，就无法了解团体治疗的效果。因此一个有治疗经验的治疗者要善于处理分享环节中正性的，尤其是负面的经验，例如在成员负面的体验及小组活动过程中出现的争夺主导权，团体矛盾，逃避责任，争执等。治疗者如果有机会都应该在此环节中提出，必须公开且有技巧地处理。

5. 概化（generalizing） 此步骤是团体中的认知学习部分。治疗者要回顾成员对团体活动的反应，并将这些反应总结为通则（大家公认的通用的规则）。假如团体活动能如期进行，那么总结的通则要与团体原来的目标相似。团体中讨论的通则不是事先计划好的，而是根据成员的反应得知。通过概化这一环节，可以看出团体的治疗效果如何，是否达成，达成情况如何。

6. 应用（application） 应用阶段紧接在概化阶段之后，但是更为深入，治疗者要协助成员了解如何将学到的经验应用到他们日常的生活中，目标是让每一位成员了解如何利用团队活动中的经验来帮助他们在实际生活中更好地运用。有限的自我暴露是治疗者用来协助团体的方式。治疗者可以用角色示范来说一些自己身上的例子，但注意不要说太多隐私。

7. 总结（summary） 总结的目的是强调团体中最重要的部分，使成员可以了解并记住。一个好的总结约需要四至五分钟，内容包括回顾目标，内容及团体活动过程。有时治疗者可以请团体成员一起总结。如回忆活动和学习到的想法，通则几乎包含在总结中，让成员解释他们对团体的观点，以及如何运用，可以增强所学。团体的情绪也是非常重要的，需要在总结中提及，特别是当成员对团体有正向感受或是活动过程中情绪有所好转时，治疗者需要将这些正向感觉说出来，可帮助成员记得团体的正向体验。治疗者应在最后感谢成员将参与团体活动作为情感的一种表达方式，感谢成员对团体的公开、诚实、信任以及愿意分享。

附件：

小组活动/过程策划样本（一）

（一）小组/活动主题_____

日期：_____时间：_____地点：_____

出席人数：_____工作人员人数：_____时长：_____

负责工作人员：_____

参加者姓名：_____

（二）小组/活动目的（可列点）：

_____

_____

_____

（三）流程：

_____

_____

_____

（四）具体内容的介绍：

_____

_____

_____

（五）难易度调整方案：

_____

_____

（六）注意事项：

_____

_____

_____

（七）其他：

_____

_____

_____

填表人：_____　　　　日期：_____

小组活动/过程检讨表样本（二）

小组/活动主题：_____

日期：_____ 时间：_____ 地点：_____

出席人数：_____ 工作人员人数：_____ 时长：_____

负责工作人员：_____

参加者姓名：_____

小组/活动目的（可列点）：

_____

_____

_____

过程：

_____

_____

_____

参加者反应/意见：

_____

_____

_____

成效评估：

_____

_____

_____

所遭遇的困难:

_____

_____

_____

可改善/提升的地方:

_____

_____

_____

其他:

_____

_____

_____

填表人:_____   日期:_____

参 考 文 献

[1] 沈鱼邨. 精神病学 ［M］. 北京：人民卫生出版社，2009.

[2] 翁永振. 精神分裂症的康复操作手册 ［M］. 北京：人民卫生出版社，
2016.

[3] 南登崑. 康复医学 ［M］. 北京：人民卫生出版社，2007.

[4] 王诚，姚贵忠. 实用精神疾病康复手册 ［M］. 北京：人民军医出版
社，2015.

[5] 曹新妹. 实用精神科护理 ［M］. 上海：上海科学技术出版社，2013.

[6] 汤姿英，苏程，龚梅恩. 脑电生物反馈治疗焦虑性神经症的疗效及心
理护理 ［J］. 广东医学，2013. 34 (7)：1144 – 1145.

[7] 陶金花，王红欣. 内观疗法与森田疗法的比较 ［J］. 医学与哲学
(人文社会医学版)，2006. 27 (10)：54 – 55.

[8] 王宁，平雅，蔡佳佳. 绘画艺术疗法在精神疾病治疗中的应用进展
［J］. 护理实践与研究，2017. 14 (1)：20 – 22.

[9] 吴达莘，陈国伟. 精神疾病分区防止和康复的发展与现状 ［J］. 中外
女性健康月刊，2013 (3)：150 – 151.

[10] 李从红，李素霞. 以实现 "和谐共生社会" 为目标的日本精神康复
［J］. 国际精神病学杂志，2015. 42 (1)：141 – 144.

[11] 周用桓. 中国精神疾病康复的概况与未来发展的设想 ［j］. 国际医
药卫生导报，2004. 10 (12)：214 – 215.

[12] 王祖承，季建林，浅井邦彦 ［日］. 欧美 10 国精神卫生工作的现状
［J］. 上海精神医学，2000. 12 (S1)：55 – 62.

[13] 吴逢春，周燕玲，郑英君，宁玉萍. 精神分裂症患者出院后 1 年复
发情况及服药依从性调查 ［J］. 广东医学，2014. 1 (35). 130 –
132.

[14] 申文武，张倬秋，陈娟，黄霞. "医院 – 社区 – 家庭" 一体化精神
康复模式对精神分裂症患者生存质量的影响 ［J］. 中国循证医学杂
志. 2013，13 (10)：1176 – 1179.

[15] 班瑞益. 精神分裂症患者康复护理的研究进展 ［J］. 中外医学研究，

2016. 14（13）：155 – 157.

［16］刘哲宁．精神科护理学［M］．北京：人民卫生出版社，2012.

［17］王元姣．康复护理学［M］．杭州：浙江大学出版社，2011.

［18］黄晓琳，燕铁斌．康复医学［M］．北京：人民卫生出版社，2013.

［19］王诚，姚贵忠．实用精神疾病康复手册［M］．北京：人民军医出版社，2015.

［20］申文武，李小麟．精神科护理手册［M］．北京：科学出版社，2011.

［21］王俊华，周立峰．康复治疗学基础［M］．北京：人民卫生出版社，2014.

［22］周郁秋，张渝成．康复心理学［M］．北京：人民卫生出版社，2014.

［23］王凤荣．人际沟通［M］．北京：人民卫生出版社，2014.

［24］陈美玉，徐佳军．精神康复实践手册［M］．北京：人民卫生出版社，2011.

［25］樊富珉．团体心理咨询［M］．北京：高等教育出版社，2005.

［26］赵靖平．中国精神分裂症防治指南．2 版［M］．北京：中华医学电子音像出版社，2015：172 – 199.

［27］于欣，方贻儒．中国双相障碍防治指南．2 版［M］．北京：中华医学电子音像出版社，2015：152 – 157.

［28］翁永振．精神分裂症的康复操作手册［M］．北京：人民卫生出版社，2009：4 – 39.

［29］姚贵忠，耿彤，王涌．精神分裂症住院康复管理手册［J］．中国心理卫生杂志，2009，23（12）：增刊.

［30］刘协和．临床精神病理学［M］．北京：人民卫生出版社，2011.

［31］张明园，肖泽萍主译．精神病学教科书．5 版［M］．北京：人民卫生出版社，2010.

［32］汪向东，王希林，马弘．心理卫生评定量表手册［M］．北京：中国心理卫生杂志社，1999.

［33］张作记．行为医学量表手册［M］．北京：中华医学电子音像出版社，2005.

［34］赵靖平．中国精神分裂症防治指南．2 版［M］．北京：北京大学医

学出版社，2015.

［35］Richardkeefe 主编．张云淑主译．精神分裂症评定量表指南．3 版［M］．北京：人民卫生出版社，2015.

［36］张明园，何燕玲．精神科评定量表手册［M］．长沙：湖南科学技术出版社，2015.

［37］Arthur E. Jongsma，JR 主编，李占江，等译．严重持续性精神障碍治疗指导计划［M］．北京：中国轻工业出版社，2005.

［38］（日）辰已渚著，刘畅译．会做家务的孩子更幸福［M］．桂林：漓江出版社，2012.

［39］刘璇．日常生活技能与环境改造［M］．北京：华夏出版社，2013.

［40］姚贵忠．精神分裂症住院康复管理手册［M］．北京：中国心理卫生杂志社，2009.

［41］赵靖平，施慎逊．中国精神分裂症防治指南．2 版［M］．北京：中华医学电子音像出版社，2015.

［42］何燕玲．评论：精神分裂症 NICE 指南的更新重点［J］．英国医学杂志中文版，2014，17（4）：260.

［43］王琰（译），何燕玲审校．成年精神病与精神分裂症患者的管理：NICE 最新指南概要［J］．英国医学杂志中文版，2014，17（4）：257－259.

［44］赵靖平．精神分裂症［M］．北京：人民卫生出版社，2012.

［45］李艳，崔蓉，罗小年．国外精神分裂症健康教育方法进展［J］．中国健康心理学杂志，2009，17（6）：749－750.

［46］李艳，崔蓉，张国富，罗小年．精神分裂症健康教育的进展［J］．临床精神医学杂志，2009，19（3）：209－210.

［47］于欣，方贻儒．中国双相障碍防治指南．2 版［M］．北京：中华医学电子音像出版社，2015.

［48］吕春明．精神科护理学．2 版［M］．北京：人民卫生出版社，2013.

［49］雷慧．精神科护理学．3 版［M］．北京：人民卫生出版社，2014.

［50］Springhouse 工作室，张本译．轻松精神病护理［M］．北京：北京大学出版社，2010.

［51］Kendall Tim，Morriss Richard，Mayo－Wilson Evan，Marcus Elena 主编，张磊译．双相障碍的评估与管理：NICE 指南更新概要［J］．英

国医学杂志中文版，2015，18（8）：469－473.

［52］王诚，姚贵忠. 实用精神疾病康复手册［M］. 北京：人民军医出版社，2015.

［53］孟艳芹. 健康信念模式教育对酒精依赖患者康复效果和生活质量的影响［J］. 中华全科医学，2014，12（7）：1101－1102，1149.

［54］李默. 酒精依赖的治疗及康复［J］. 健康导报（医学版），2014，11（19）：118－119.

［55］赵未丽. 酒精依赖患者的心理特征及护理干预研究进展［J］. 实用临床医药杂志，2014，18（2）：248－249.

［56］尤玉静. 酒精依赖患者健康教育需求调查分析与对策［J］. 中国民康医学，2010，22（14）：1884－1885

［57］赵敏，郝伟. 酒精及药物滥用与成瘾［M］. 北京：人民卫生出版社，2012.

［58］Burns, T. , Catty, J, Dash, M. , Roberts, C. , Lockwood, A. , & Marshall, M. （2007）. Use of intensive case management to reduce time in hospital in people with severe mental illness：Systematic review and meta－regression. BMJ, 7615, 335－336.

［69］Bond, G. R. （1992）. Vocational rehabilitation. Handbook of psychiatric rehabilitation, 166, 244－275.

［60］Mowbray, C. T. , McCrohan, N. M. , & Bybee, D. （1995）. Integrating vocational services into case management：Implementation analysis of Project WINS. Journal of Vocational Rehabilitation, 5（2）, 89－101.

［61］Tsang, Hector, & Pearson, Veronica. （2000）. Reliability and validity of a simple measure for assessing the social skills of people with schizophrenia necessary for seeking and securing a job. Canadian Journal of Occupational Therapy, 67（4）, 250－259.

［62］Drake, R. E. , McHugo, G. J. , Bebout, R. R. , Becker, D. R. , Harris, M. , Bond, G. R. , & Quimby, E. （1999）. A randomized clinical trial of supported employment for inner－city patients with severe mental disorders. Archives of general psychiatry, 56（7）, 627－633.

［63］Bond, G. R. Supported employment：evidence for an evidence－based practice［J］. Psychiatric rehabilitation journal, 2004, 27（4）,：345.

［64］FALLOON, I. R. Family interventions for mental disorders: efficacy and effectiveness ［J］. World psychiatry, 2003, 2 (1), 20.

［65］British Columbia Ministry of Health Services. Family Support and Involvement—Best Practices for B. C. ' s Mental Health Reform, 1999, 5 (2): 78 - 80.

［66］曾华源, 白情如. 落实慢性精神病患的社区照顾建构工作场域的社会支持网络 ［J］. 社区发展季刊, 2004, 123.

［67］Thornicroft, G. The concept of case management for long - term mental illness. International Review Of Psychiatry, 1991, 3 (1), 125 - 132.

［68］Bachrach, L. L. Deinstitutionalisation: an analytical review and sociological perspective. US Department of Health, Education and Welfare, NIMH, Rockville, MD, 1976.

［69］Ivezić, S., Muzinić, L., & Filipac, V. Case management - a pillar of community psychiatry. Psychiatria Danubina, 2010, 22 (1), 28 - 33.

［70］Fleisher, P., & Henrickson, M. Towards a typology of case management. Retrieved October, 2002, 2, 2011.

［71］Firn, M. Assertive Outreach: A Strengths Approach to Policy and Practice: Peter Ryan & Steve Morgan. Psychiatric Bulletin, 2005, 29 (9), 357.

［72］Burns, T., Catty, J., Dash, M., Roberts, C., Lockwood, A., & Marshall, M. Use of intensive case management to reduce time in hospital in people with severe mental illness: Systematic review and meta - regression. BMJ: British Medical Journal, 2007, 335 (7615), 336.

［73］Vanderlip, E., Henwood, B., Hrouda, D., Meyer, P., Monroe - Devita, M., Studer, L. Moser, L. (2016). Systematic Literature Review of General Health Care Interventions Within Programs of Assertive Community Treatment. Psychiatric Services (Washington, D. C.), 2016, 68 (3): Appips2016: 100.

［74］Bond, G., Drake, R., Mueser, R., & Latimer, E. Assertive Community Treatment for People with Severe Mental Illness. Disease Management and Health Outcomes, 2001, 9 (3), 141 - 159.

［75］赵伟, 朱叶, 罗兴伟, 刘泖妍, 马晓倩, 王湘, 严重精神疾病社区管理

和治疗的主动性社区治疗模式（综述）［J］．中国心理卫生杂志，2014，28（02）：89 – 96.

［76］范晓倩，李冰，栗克清．精神分裂症患者主动式社区干预模式的卫生经济学评价［J］．精神医学杂志，2015，28（04）：311 – 313.

［77］Carson Weinstein，L，Henwood，B.，Cody，J.，Jordan，M.，& Lelar，R. Transforming Assertive Community Treatment Into an Integrated Care System：The Role of Nursing and Primary Care Partnerships. Journal of the American Psychiatric Nurses Association，2011，17（1），64 – 71.

［78］Chan，S.，Mackenzie，A.，Ng，D.，& Leung，J. An evaluation of the implementation of case management in the community psychiatric nursing service. Journal of Advanced Nursing，2000，31（1），144 – 156.

［79］Cole M B. Group dynamics in occupational therapy［M］．South African Journal of Occupational Therapy—Volume，2009.